本书受到国家社科基金重大项目（16ZDA277）、河南省哲学社科规划项目（2017CTY016）、河南省教育厅人文社会科学研究一般项目（2017-ZZJH-018）、河南省教育厅体卫艺处委托项目、国家留学项目（201708410330）共同资助。

The Study on a Comprehensive Evaluation
System of Optimal Physical Fitness for Adolescents
(Middle School Students)

# 青少年理想体质
# 综合评价体系研究
## （中学生）

彭玉林◎著

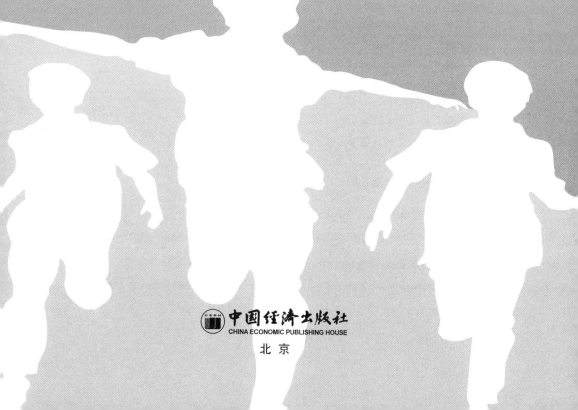

中国经济出版社
CHINA ECONOMIC PUBLISHING HOUSE
北京

**图书在版编目（CIP）数据**

青少年理想体质综合评价体系研究（中学生）／彭玉林著.
—北京：中国经济出版社，2018.6
ISBN 978-7-5136-5259-9

Ⅰ.①青… Ⅱ.①彭… Ⅲ.①中学生—体质—身体素质—评定—研究—中国 Ⅳ.①R179

中国版本图书馆 CIP 数据核字（2018）第 145251 号

责任编辑　赵静宜　尹思源
责任印制　巢新强
封面设计　久品轩

出版发行　中国经济出版社
印 刷 者　北京力信诚印刷有限公司
经 销 者　各地新华书店
开　　本　710mm×1000mm　1/16
印　　张　17.25
字　　数　256 千字
版　　次　2018 年 6 月第 1 版
印　　次　2018 年 6 月第 1 次
定　　价　62.00 元

广告经营许可证　京西工商广字第 8179 号

中国经济出版社 网址 www.economyph.com 社址 北京市西城区百万庄北街 3 号 邮编 100037
本版图书如存在印装质量问题,请与本社发行中心联系调换(联系电话:010-68330607)

# 前　言

"国家培养青年、少年、儿童在品德、智力、体质等方面全面发展"在我国《宪法》和《教育法》中都得到了明确阐述，拥有健康的体质同道德培养和智力提升同等重要。中学生正值青春期快速发育的阶段，生理和心理都会发生巨大的变化，而这个阶段是培养正确的人生观和价值观、掌握丰富科学文化知识的关键时期，同时也是健康体质形成的重要时期，然而目前仍有诸多因素限制了中学生体质健康、均衡的发展。性早熟、体力活动不足、超重、肥胖、近视、心理承受力差等"非健康体质"在中学生群体中较为突出，现实中虽然采取了一些措施来改善中学生体质，但是效果并不理想，而调动中学生积极参加体育锻炼是有效解决上述问题的重要途径。

构建一套合理有效的中学生体质综合评价体系，让学生了解自身所处的体质水平与健康、优良的体质标准还存在哪些差距，或许可以促成中学生参加体育锻炼的内在动力，从而激发其参与体育锻炼的兴趣，逐渐达到增强体质的目的。这种健康、优良的体质标准可以追溯到20世纪80年代我国相关领域的专家提出的"理想体质"概念，他们认为，身体各项能力全面发展，处于较高水平，能够适应学习、工作和生活需要的良好状态的体质就是"理想体质"。

本研究主要采用文献法、调查法和数学方法等研究方法来构建中学生理想体质综合评价体系，并对其进行检验。

通过文献法对国内外有关青少年体质的研究成果进行梳理。发现现有研究仅侧重学生体质评价的某一方面，尚不能全面反映中学生个体之间的体质差异，对体育干预措施的指导意义不强，且现行的学生体质综合评价机制较为单一。同时，结合青春期理论、生长发育理论探讨其与体质的关系，奠定了中学生理想体质研究的理论基础；并对相关概念进行界定，则进一步明确了中学生理想体质的基本内涵及具体表现。即中学生理想体质是指中学生在遗传的基础上，遵循青春期生长发育规律，通过后天塑造使其达到身体形态、生理机能、身体素质、心理素质和社会适应能力全面发展，以能够满足生活、学习需要的整体良好状态。

在理论分析的基础上，结合目前我国现行的学生体质检测指标和专家访谈结果确定了中学生理想体质初始指标框架，包括身体形态、生理机能、身体素质、心理状况、适应能力5个一级指标及12个二级指标。并采用德尔菲调查法确定了中学生理想体质评价指标体系，包括评价指标和指标权重。将一级指标调整为用于健康筛查的定性评价指标，包括身高、BMI、BI及心理素质；用于等级评定的定量评价指标，包括身高肺活量、身高握力、50米跑、耐力跑、立定跳远、坐位体前屈、力量。同时，对定量评价指标加权平均数做归一化处理，确定了中学生理想体质的评价指标权重。

利用全国学生体质与健康调研河南省数据库中2000年、2005年、2010年、2014年中学生（13~18岁）的样本数据进行分析，在确定各指标数据分布特征的情况下，采用LMS法（偏度—中位数—变异系数）进行正态化处理。依据中学生理想体质定性评价指标固有的《国家标准》或被学术界公认广泛用于相关评价的界值范围进行等级分类，运用指数法，方差分析与T检验等方法，确定了中学生理想体质定性评价指标健康筛查界值范围。定量评价指标依据各项素质全面发展，处于同类人群较高水平的原则和所选数据正态分布的基础上，通过定性评价指标进行健康筛查，再利用Z分法确定了中学生理想体质定量评价指标临界值及范围。

在此基础上，依据对中学生的界定及选取制订界值范围样本的局限性，对本研究的适用范围进行了阐述。结合中学生理想体质各评价指标意义及评价特点，确定了综合评价方法；对各指标变量名称进行变量声明，通过无量纲化转换公式，合成了中学生理想体质综合评价公式。并以综合评价合成公式为依据，编制了各评价指标不同性别、年龄的评分表，并最终构建了中学生理想体质综合评价体系。

根据中学生理想体质综合评价体系，并以 2014 年河南省学生体质与健康调研数据库数据为样本进行综合评价。结果显示，河南省中学生未通过定性评价的人数为 64.00%，达到理想体质标准的人数仅为 1.58%，未达到理想体质标准的人数为 34.42%。在未达到理想体质人群中，有 34.54% 的成绩基本达到《国家学生体质健康标准（2014 年修订）》及格以上水平。

本研究采用临界比值法（CR 值法）对中学生理想体质评价指标体系进行鉴别度检验。结果显示，各指标检验的临界比值显著性均达到 0.05 水平，对不同受试者都有较好的鉴别能力。通过指标之间及指标与总分相关分析，结果显示指标体系之间的会聚效度较好，说明该体系具有较好的结构效度。并将此综合评价体系与中学生体质 $P_{80}$/$P_{20}$ 及《国家学生体质健康标准》进行相关比较，其结果具有较高的一致性。

本研究所构建的"中学生理想体质综合评价体系"是对原有评价体系的有益补充和多元拓展，能够对中学生的体质状况进行较好的个体和群体绝对评价。

# 目　录

# 第一章　绪　论

## 第一节　选题依据

### 一、研究背景

全面实施素质教育，是 21 世纪迎接挑战、培养人才的战略基础与重要措施之一，是提升全民素质和基础教育水平的重要保障。中学生是祖国的未来，是建设、实现四个现代化的主力军，这个时期也将是他们人生中最为重要的阶段。在这个阶段中，中学生处于青春期发育过程中，生理和心理发生着巨大的变化，人生观和价值观也在不断地完善、形成。在此阶段内，除了培养中学生高尚的道德情操，正确的人生观、价值观和科学文化知识外，拥有一个健康的体质，则是其未来全面发展的基础。"国家培养青年、少年、儿童在品德、智力、体质等方面全面发展"在我国《宪法》和《教育法》中都得到了明确阐述，拥有健康的体质同道德培养和智力提升同等重要。但是，现阶段诸多因素束缚着中学生体质的健康、均衡发展，最直接的体现是近年来中学生群体的近视率、肥胖率直线上升，身体各项素质持续下降。长此以往，必将影响一代人的健康成长。

随着经济发展，国民经济条件和生活水平都有较大程度的改善。中学生群体存在不同程度的健康问题，如性早熟、体力活动不足、超重、肥胖、近视、心理承受力较差等。由此导致的学生体质健康问题，已成为各级政府和教育主管部门工作报告中的重要内容之一。国务委员陈至立在2006 年 12 月的全国学校体育工作会议上的报告《切实加强学校体育工作，促进广大青少年全面健康成长》中提到，当前青少年的身体素质和健康水平面临着严峻的考验。体质监测数据显示，青少年部分体能素质指标近二十年来持续下降，超重肥胖学生的比例迅速增加，城市学生中超重与肥胖的男生已接近了四分之一，中学生的视力不良率已经超过了三分之二，大学生的视力不良率高达83%，在近两年的征兵工作中，有63.7%的高中毕业生因体检不合格被淘汰。这些数据给我们以强烈的警示，青少年的体质健康问题，已经威胁到民族的发展、国家的安全。

增强中学生体质健康，是关系到国家和民族未来的头等大事。时至今日，尽管党和国家领导人非常重视中学生体质健康，相关部门和专家、学者也纷纷建言、献策，但收效甚微，仍然无法有效的阻止学生体质持续下滑的局面。面对这些情况，单纯从加强锻炼，增加体育课时数，延长课外活动时间等角度或许已经无法有效的调动学生参加体育锻炼的积极性。所以，我们应当换一个思路，从影响中学生体质健康的各个因素入手，进行综合、细致的分析，建立一套完整的、能够引导中学生体质全面发展、达到较高水平的综合评价体系，对中学生体质进行有效评价，使其了解自身需要达到的体质水平，以激发学生积极参加体育锻炼的兴趣。

## 二、研究意义

体质是展现人一生中劳动能力的物质基础，其在形成、发展和衰退中具有明显的阶段性。中学生正是处于体质发展过程中的重要阶段，其身体生长发育处于高峰期，这一阶段的体质发展水平将决定其今后生活、工作的质量，对其一生具有深远的影响和重大的意义。如何让中学生体质发展始终处于一个较高的水平和良好的状态是我们必须关注的重点。合理的体质评价标准可以促进中学生积极的进行体育锻炼，发挥其最大功效。然而，在20世纪80年代，我国相关领域的专家就提出了体质研究的最终目的是增强体质，并使之达到能够适应学习、工作和生活需要的良好状态的"理想体质"理念，指出研究"理想体质"的问题是体质研究工作中一个亟待解决的课题。这也正是本研究的切入点和关注的重点。

**（一）研究中学生理想体质是我国国情的需要**

体质是一种重要的非智力因素。健康的体质是中学生良好个性品质的重要组成部分，也是健康成长的基础，更是中学生能力发展的"催化剂"。目前，我国中学生多是独生子女，由于受到了过多的宠爱甚至溺爱，使其养成了骄横、任性的不良习惯。再加上中国传统教育中重视智育而轻视体育，缺乏对中学生体质健康的关注。所以，中学生要健康成长，必须培养其健康的体质。2010 年，全国学生体质与健康调研结果表明：自 2005 年以来，学生体质与健康状况总体有所改善，城乡学生的身高、体重和胸围等形态发育水平继续提高；肺活量水平在连续 20 年下降的情况下出现上升拐点；学生营养状况继续改善，低体重及营养不良检出率进一步下降；中小学生爆发力、柔韧性、力量、耐力等身体素质指标持续下滑的趋势开始得到遏制。与此同时，在此次调研中不难发现，学生体质与健康状况中，依然存在诸如大学生身体素质继续呈现缓慢减幅下降；视力不良检出率继续上升，并出现低龄化倾向；肥胖和超重检出率继续增加；龋齿患病率出现反弹等主要问题。通过往年关于学生体质健康调查结果的反馈可以得知，在 2005 年以前，中学生在体质健康方面中的某些机能和健康指标出现了不同程度的下滑，这也是影响大学生体质健康状况发展的因素之一。

因此，党中央国务院高度重视学生体质健康发展问题。2007 年 5 月国务院下发了《关于加强青少年体育增强青少年体质的意见》，重申了"健康第一"的指导思想，实施一小时体育锻炼时间、阳光体育运动推进等具体措施，制定出台了一系列促进学生体质健康的政策，先后颁布或下发了《国家学生体质健康标准》等多项法规。另外，加强促进学生体质健康的制度建设，完善了初中毕业升学体育考试制度、大课间体育锻炼制度等一系列政策的落实；连续 3 年召开了全国学校体育卫生经验交流会议，更是将学校体育卫生条件改善（包括师资、场地器材等）纳入相关教育工程和国培计划。一系列保障青少年体质发展政策和措施的出台，可见国家已经将青少年的体质健康问题提到至关重要的位置。研究中学生需要达到的理想体质水平，也是我国国情的需要。

**（二）研究中学生理想体质是提升中学生体质的需要**

目前，对于中学生理想体质的内涵和评价标准并没有严格的说明和统一的标准，而中学生体质健康综合评价结果得到的仅仅是好坏。在科学技术不断发展的今天，专家、学者们大多通过运用层次分析法、模糊综合评价法、偏移度法对体质健康进行分级评价，也有使用类似的体质评价系统进行评价，如许多地方体育局网站的体质健康在线评价系统、专业的体质健康评价软件等，这些都无法全面、客观的对中学生需要达到的体质水平进行综合的绝对评价。当前，身体成分、心血管机能、肌肉力量和耐力、柔韧性是与健康直接相关的主要因素，关系着我们学习、生活、工作的质量的认识已被世界大多数国家所认可，与健康相关体质测试项目及评价指标也被广泛应用于各国中小学生体质健康评价之中。当然，并不是每个中学生将来都成为竞技体育运动员，以追求身体素质的更高、更快、更强。所以，本研究所讨论的理想体质，正是基于"健康第一"的指导思想，依托我国现行的体质健康检测项目，各指标应当达到何等水平才最有利于中学生的健康成长。

通过以上论述以及我国的国情来看，中学生理想体质的内涵和中学生理想体质评价标准的研究，符合当前所提倡的中学生健康体质管理的趋势。因此，中学生理想体质评价标准的建立关乎到是否能够有效的评价中学生群体的体质健康，关乎到是否能够正确引导中学生体质健康的发展。基于此，进一步加强中学生理想体质的研究，则显得尤为重要，也是提升中学生体质的需要。

**（三）研究中学生理想体质是促进中学生健康成长的依据**

目前，我国对中学生的绝对评价方式主要是《学生体质健康标准》和中招体育考试。这种方式造成了学生"测什么项目练什么项目，什么时候测什么时候练"的现象，这种被动的发展局面也不利于学生体质的综合发展。这也就无法为中学生提供后续的体质健康保障和提升手段。所以，这种即时的、以达标为目的的评价和引导手段，使多数中学生只是关心体质测试的结果是否合格，而无法形成主动锻炼的终身体育生活方式，错过最佳体质健康促进时机。长此以往，必将影响这类人群的全面发展。

中学生理想体质综合评价体系建立的初衷，是使中学生体质综合评价更加全面、简洁。通过对理想体质综合评价体系的设计，不仅使中学生了解自身各项指标应该达到的水平，有助于制订更加合理、全面的锻炼计划，而且还可以引导学生主动锻炼的意识，最终形成终身体育的生活方式。为中学生体质健康的全面提升、持久发展以及健身习惯的形成、健康理念的固定具有重要意义。

一言以蔽之，中学生理想体质的研究是在当前中学生体质下降的形势下和努力改变这种局面的同时，我们必须面对的现实问题。中学生体质应该达到何等水平是我们追求的？身体形态、生理机能、身体素质、心理状况等指标应该如何评价？如何正确引导中学生在青春期发育阶段体质水平达到良好状态，最终形成终身体育的生活方式，是我们研究的重要方向。因此，建立一个科学合理的中学生理想体质综合评价体系，对于解决这些问题将有理论意义和实际意义。

# 第二节　文献综述

## 一、体质研究的发展与分类

因采用的视角不同，会有不同的分类。本研究立足于体质研究发展的视角，依据这一视角对目前所研究的科研成果进行梳理，从中得出，随着对体质研究的发展，基本上将体质分为三大类，即一般体质、理想体质和适度体质。

### （一）一般体质

一般体质，即指通常所说的宏观体质概念。体质是一个众人皆知的名词，大多数人对体质的直观印象，就是强健的体魄、矫健的身姿。然而，健康才是体质的内在表现。联合国世界卫生组织（WHO）于 1948 年在

《WHO宪章》中，首次制定了健康定义，即"健康（Health）不仅是免于疾病和虚弱，而是保持身体方面、精神方面和社会方面的完美状态"。WHO在1978年9月召开的国际初级卫生保健大会通过的《阿拉木图宣言》中又重申了健康的含义，指出"健康不仅仅是没有疾病或不虚弱，而是包括身体、心理和社会适应等方面的良好状态"。1997年十四国签署的《医学的目的：确定新的优先战略》声明中提出：所谓健康，是身心完整统一的体验，其特点是没有显著的疾病，能让人去寻求其基本目标，并进行正常的社会活动和履行工作职责。

我国对于"体质"概念的理解，通常是指体育、卫生、教育部门联合倡导的"体质研究"。内容涵盖了运动能力、身体素质等方面，在理论和实践方面均形成比较完善的体系，是目前普遍认可和关注的体质领域。我国体质研究专家将体质定义为：体质是人体的质量，它是在遗传性和获得性的基础上表现出来的人体形态结构、生理功能和心理因素的综合的、相对稳定的特征。体质涵盖了五个范畴：①身体形态发育水平（包括体格、体型、姿势、营养状况及身体成分）；②生理功能水平（机体新陈代谢水平以及各器官、系统的效能）；③身体素质和运动能力发展水平（速度、力量、耐久力、灵敏性、平衡性、协调性、反应时等素质，及走、跑、跳、投、攀爬等身体活动能力）；④心理发育（或发展）水平（本体感知能力、个性、意志等）；⑤适应能力（对内外环境条件的适应能力、应激能力和对疾病的抵抗能力）。

在人类生命历程中，体质具有独特的性质，它是一种物质基础，是人的生命工作能力和活动的体现。在其形成、发展和消亡的进程中，体现出其固有的阶段性和差异性。从人的最好功能状态、严重的疾病及各种功能障碍等方面，均体现出各种各样的不同体质水平。虽然这一概念在当前已被广泛使用，但学术界对其内涵仍存在一定的争论，主要表现在体质是否包括心理因素及体质与健康的关系。

1. 国内研究现状

世界上很多国家对体质健康方面的研究都十分重视，我国也不例外。

1949年以前，许多学者就已经对部分青少年儿童的身体发育做过调查；1979年对全国16个省市的青少年儿童进行了体质调查研究；从1985年开始，每5年一次对全国的学生进行了大规模的体质与健康调研；1988年7月的体质研究会对体质进行了详细的研究，并制定了健康体质的理想状态。以往的这些体质研究工作主要是一些大范围的体质调查及体质理论的雏形研究，而针对体质健康监测管理的研究，还未形成一套系统的理论体系。

从笔者查阅的文献中可以发现，我国关于体质研究最早可以追溯到1934年，当时厦门大学林惠祥教授编著的《文化人类学》中，首次提到体质人类学是人类学的重要组成部分。书中强调体质人类学即为"种族人类学"，即应用比较的方法研究各民族的体质特征，并寻找一定的标准，以审视各民族相互间的遗传关系，以此区分人类。在此后数年间，我国的人类学专家、学者从不同角度和不同学科的交叉中进行总结、划分，把人类起源学、人种学、人体形态学、人体测量学和人类遗传学等学科进行了综合研究，重新界定了人类体质学的内涵。人类学学会在1982年编辑出版的《中国八个民族体质调查报告》、黄新美等人在1983年编著的《体质人类学基础》、邵象清编著的《人体测量手册》等，均为体质人类学领域的发展奠定了坚实的基础。

经过多年的发展，在前人研究的基础上，关于体质方面的研究逐渐演变为两个方向，医学界的体质观和体育界的体质观。

在体质的认识方面，医学界从体质特殊状态等方面进行了着重研究。以个体形成的规律作为基础来进行体质的研究，认为人是从受精卵开始伴随着体质的特有基因，在人体的成长、发育过程中起着重要的作用，在这个过程中，环境和遗传是主要因素。我国中医理论认为体质就是人体生命的重要表现形式，秦汉时期《黄帝内经》以来对其一直进行研究。中医提出"体质可分论、体病相关论、体质可调论"，认为人体是受到遗传、饮食结构和疾病的发生而影响到体质健康的，这些因素中有着千丝万缕的联系，是构成体病相关论的基础；基于体质偏颇状态及动态可变性特征，应从体质入手，调节人体整体机能，从而使其恢复健康，是体质可调论的基础。

王济提出：中医体质的关键是在体质可分、体病相关和体质可调三个领域内的认知。按照人类体质的个体差异性和群体趋同性是体质可分；在疾病防治中考虑体质的个体化因素，每种体质都有其易患的疾病，可以通过健康人群的体质辨识对相关疾病起到一定的预测作用即为体病相关；从偏颇体质这种"未病"状态进行调治，减少相关疾病发生的风险，则是体质可调。这些理论辨识应用于临床和公共卫生服务，在辨识过程中充分强调了服务对象的参与性。

景浩在《论体质与证的关系》一文中指出：体质是由先天遗传和后天获得所形成的在形态、功能活动方面固有的、相对稳定的个性特征，是指人体正气的盛衰和抗病能力的强弱，以及常态下人体阴阳、虚实、寒热、燥湿的属性。体质反映了人体的自我调节能力和对外界环境的适应能力。

目前最具代表性的定义有两个。一是由上海中医药大学匡调元教授所下的定义：体质是人群及人群中的个体在遗传的基础上，在环境的影响下，在其生长、发育和衰老的过程中形成的机能、结构与代谢上相对稳定的特殊状态。这种特殊状态往往决定着他对某些致病因素的易感性及其所产生的病变类型的倾向性。二是由王琦教授所下的定义：体质是个体生命过程中，在先天遗传和后天获得的基础上表现出的形态结构、生理机能和心理状态方面的综合的、相对稳定的特质。

体育界的体质观强调整体，认为体质是人机体构成所有要素的综合能力体现，也是一个统一的、相互联系的整体。其建立在人类生活劳动和物质的基础上，是生产力发展的一种潜能。在人的生理、心理两个方面同时作用，继承了人体先天遗传因素，同时对于后天的环境影响也有着巨大的改变，例如：种族、地域、性别、群体等，其发展有着普遍的规律性，也有个体发展的特殊性。与此同时，体格的发育与生理的功能水平主要是强调身体素质和运动能力，体育锻炼则是有效的增强体质的手段之一。国家体育总局体育科学研究所于道中先生在《体质健康概念与我国学生体质健康状况》一文中提出体质通常表现在以下几个方面：①身体形态：即体型、姿势、营养状况、体格及身体成分等；②生理功能水平：即机体新陈代谢水平以及各器官、系统的工作能力；③身体素质和运动能力发展水平：即心肺耐力、柔韧性、肌肉力量和耐力、速度、爆发力、平衡、协调、反应时等素质，以及走、跑、跳、投、攀爬等身体活动能力；④心理发育（或发展）水平：即本体感知能力、个性、意志等；⑤适应能力：即对内外环境条件的适应能力、应激能力和对疾病的抵抗力。

江崇民，张一民在《中国体质研究的进程与发展趋势》一文中总结提出：体质人类学是从生物和文化结合的视角来研究人类体质特征在时间和空间上的变化及其发展规律的科学。主要涉及三个内容：第一，研究人类的起源；第二，研究人类不同体质特征的形成与分布的原理；第三，研究人类的生长和发育、人体的结构与机能的关系，以及人类遗传和变异的关系等。

江崇民认为，体质是依附于人类自身健康的基本属性，其先天的遗传和后天的环境影响存在巨大的作用。从国家社会的发展角度来看，国民的身体素质、体质健康发展的水平好坏也直接影响到国家自身的发展，是一个战略性问题。因此，必须重视国民的体质健康，要采用必要的强制手段以不断改善和增进国民的身体素质，这也是每一个体育、卫生工作者的责任。

吴萍博士研究，在解放后体质的概念逐步清晰，它一方面凸显了人体生命的活动水平，另一方面也显示了身体的运动水平。在我国古代，"质"的含义是"体也、实也、本也"，在当代表述的增强体质和古代所表达的"体质丰伟"即为同一个意思，说明体质就是身体的实质。体质研究协会在1982年的泰山会议上达成共识：体质即人体的质量，它是在遗传性和获得性基础上表现出来的人体形态结构、生理功能和心理因素的综合的、相对稳定的特征。这是目前关于体质概念较为权威的界定。

刘东海等在《体质概念的内涵、外延及其综合评价》一文中表达以下观点：体质本是个动态的、相对稳定的、具有时空性的、多维的大概念、大系统。他认为体质学科是建立在体质对象系统化的基础上的，在长期的科学发展中，体质对象的系统化可以将体质学科固定其中。他将体质的概念分为狭义和广义两种，狭义的体质概念可以分为：①从健康角度可分为健康体质、亚健康体质、弱体质、病体质等；②从种族角度可分为黑、白、棕、黄种人体质等；③从民族角度可分为汉、蒙、回、维、藏等族体质等；④从性别角度可分为男性体质、女性体质等；⑤从年龄角度可分为胎儿体质、婴儿体质、幼儿体质、青少年体质、成年体质、老年体质等；⑥从运动专项角度可分为球类运动员体质、投掷运动员体质、体操运动员体质等。而关于精神病患者、心理疾病患者等其身体是属一种先天性病态体质，并不在健康人群体质范围内。广义的体质概念则是指，具有高级心理活动功能的生命体生存质量的一种规定性，包括表现与反映出来的形态结构、生理功能（含高级心理活动功能）、代谢方式等，是对不同类型、不同个体，不同体质期质与量总和的统称。

郝树源在"身心一元论"领域对体质的范畴进行了论述。他指出身体和心理、物质和精神是人体的统一体。两者之间存在辩证的关系，是相辅相成、相互作用的结果。即心理建立在身体的基础上，而身体的活动又反映出心理的变化，两者对立统一。故"体质指人体的质量，是人的有机体在遗传性和获得性的基础上表现出来的形态和功能上相对稳定的固有特性，包括生理机能、形态结构、运动能力和适应能力。"

### 2. 国外研究现状

美国在经济和科学技术领域领先世界，属于发达国家，他们非常重视对国民体质的研究，特别是对青少年体质的研究，在措施的制定和落实方面走在前列。美国相关政府部门注重体质的研究和学校体育课程的紧密结合。在各州、各学校根据自身的特点和实际情况实施具有地方特色的健身计划，在推进国民健康方面独树一帜。美国在体质认识方面的探讨分为以下三个时期。

第一时期（1958 年以前）：19 世纪末，相关领域专家提出了 Fitness Test 测试，经过若干年发展，美国成立了青年体质总统委员会（现更名为体质与运动委员会，PCPFS），采用了 Krus-Weber 测试，设计出 7 项指标对全美青少年体质进行测试，目的是通过全面了解美国各地青少年的身体发育状况和体质的相关联系和内在规律，制定出符合地域特色、适合不同地区青少年体质检测的锻炼标准。

第二时期（1959—1985 年）：在前期对全美青少年体质测试实施的基础上，分别于 1965 年和 1975 年进行了全美范围内的普查。相关专家、学者对体质研究领域的定义、指标设置和测试内容进行论证，并提出一些问题。这些问题主要集中在测试内容上，认为不能对测试过于偏重运动能力，无法体现普通人群体质的现状。对于技巧测试需要进行长时间的练习，才能达到相应的标准，这也违背了青少年身体、心理发育的规律，不能如实的表现出青少年体质发展的规律。基于此，PCPFS（体质与运动委员会）修订了相关的测试内容，去除 50 米冲刺跑和立定跳远，添加了肩胛下肌测定、仰卧起坐、1 英里跑和直腿坐位体前屈。制定了《增强体质与预防疾病的国家标准》，并规定每十年对全美范围内的青少年进行体质普查。

第三时期（1985 年以后）：1985 年以后，美国根据当时的实际情况和青少年身心发展的规律开始制定发展目标，于 1988 年推行了新的《最佳健康计划》，规划中着重对体质的内涵、体质测试对于国民身体发展的意义以及体质在经济发展中的重要意义等进行了阐述。这也引起了联邦政府的重视，国会经过辩论，正式确定为资助项目。与此同时，体质调查十年规划也出台，期间对于如何将体质测试纳入到国民素质提升的范畴中、体质对于青少年生长的影响和体育锻炼对体质影响等领域的问题进行了细致调研，标志着美国对青少年体质的研究进入正轨。

日本自明治维新以来，历届政府都非常重视青少年儿童体质健康状况，日本在这个领域积累了较为健全的调研资料，对于日本政府研究在当前政治、经济条件下青少年体质健康的发展起着至关重要的作用。日本称体质为体力，对于体质的研究也可分为三个时期。

第一时期（1945 年以前）：早在明治 12 年（1879 年），为了实施国家战略，日本政府开始对部分学生的身体活动能力进行调查，并逐步开始在全国范围内对青少年的身体形态、生理指标等进行测试，并以此来关注青少年的身体生长发育。相关专家对于体质影响青少年生长发育，体质检测对于促使青少年健康和体质与体育锻炼、心理干预及适应能力等方面进行了研究，根据相关研究结果和部分体质测试数据制定了相关的政策。然而，由于受到客观环境的影响，这项研究随着军国主义掌握政权而停滞不前。到 1939 年，日本政府为战争做了战前准备，发动了历史上规模最大的国民体质测定，以期实现对外扩张政策。

第二时期（1945—1960 年）：1945 年日本发动侵略战争失败后，政府当局为了尽快恢复国民体质健康水平，在全国范围内对 8~18 岁男、女青少年进行了体质测试。测试内容是依据青少年身心发展规律制定的跑、跳、投等项目，同时，在体质研究领域也取得了一些成绩，许多体质测试资料就是在这一时期完成的。这一时期对于体质的研究也进入正常的发展轨道，期间对体质在青少年身心发展方面的作用进行了解释，认为体质是先天存在于人体内的，具有遗传因素，但是后天的干预非常重要，干预手段的强弱直接决定了体质发展的好坏。并在测试、分析的基础上，着手制定了青少年体质干预措施。

第三时期（1960 年以后）：进入 20 世纪 70 年代，日本经济飞速发展，社会逐步走出战争的阴影，全面实现了信息化和国际化。但是，随之而来的老龄化也困扰了日本政府和相关机构。1963 年文部省针对 6~9 岁的学生，颁布了《小学低、中年级运动能力测验实施要案》，第二年，颁布了《运动测验实施要案》，主要针对 10~29 岁的小学高年级、初中、高中、中等专业学校、短期大学、大学和劳动青年。日本相关领域专家在体质研究方面颇有建树，对体质内在的关联做了详细的研究论证，对体质与青少年锻炼实施进行了系统的辩证，认为体质是在先天遗传基础上，经过后天体育锻炼和相关干预措施的实施而形成的个人固有身体特征。

日本政府从 1967 年开始，针对 30~59 岁壮年进行体力测定，并公布测试的结果。每年 5~6 月在全国范围内分别按各自《实施要案》对国民进行统一的体力测定，并由文部省提出年度的《体力、运动能力报告书》，以此公布全国体力测定的概况和结果。在 1999 年增加了测试法案中的内容，规定 10~29 岁年龄段要测试相应阶段的代表项目，并且根据经济水平和青少年身心的发展水平，重新划分了年龄段分为小学、中学、20 ~ 64 岁、65~79 岁共 4 段，这样做的目的就是为了加大低年龄阶段划分的跨度。

**（二）理想体质**

理想体质的概念最早是在 20 世纪 80 年代，由我国教育、卫生、体育等领域的专家提出。1988 年 7 月 19 日至 24 日，中国体育科学学会体质研究会第二届全国体质研究学术讨论会上专家们认为，体质是人的生命活动和劳动能力的物质基础，在其形成、发展和消亡的过程中，具有明显的阶段性。表现出从最佳功能状况到严重疾病和功能障碍等各种不同阶段的体质水平。理想体质应是指其中较高层次和较高水平。

体质研究的最终目的是增强体质，并使之达到能够适应学习、工作和生活需要的良好状态。因此，讨论和研究理想体质的问题是当前体质研究工作中一个亟待解决的课题。当然，讨论理想体质的概念不能离开体质的基本概念，即体质是指人体的质量。体质是在遗传和获得性的基础上表现出来的人体形态结构，生理功能和心理因素的综合的、相对稳定的特征。

于道中指出：所谓理想体质，是指人体良好的质量。它是一种状态，首先建立在遗传基础上，其次是后天经过努力，在人体形态结构、生理功能、运动能力、心理素质等方面有着良好的功能，并对外部环境有着良好的适应能力。它的主要标志表现在以下几个方面：①身体健康，主要脏器无疾病；②身体形态发育良好，体格健壮，体型匀称；③呼吸系统、心血管系统和运动系统具有良好的生理功能；④有较强的运动能力和劳动工作能力；⑤心理发育健全，情绪乐观，意志坚强，有较强的抗干扰、抗刺激的能力；⑥对自然和社会环境有较强的适应能力。他强调，理想体质是建立在人类生命中的劳动工作能力之上，具备明显的个体特征和阶段性，在不同的人群中，理想体质的表现也不同，是其较高层次中的突出水平。

刘卫东认为，理想体质建立在当代教育理念上，通过实事求是和"以人为本"的实践过程而获得的。他指出，人类的存在是社会性的，学校体育的对象就是个体人，理想体质是学校体育追求的一种境界，是一个开放的、存在于动态中的系列的系统。而不同的年龄阶段，对于理想体质的界定也是不同的。其制定的标准包含自然指标和定性指标，以身体各个方面的生理状况，社会适应能力，不同阶段的智力发育水平为基础。它是一个动态的、存在变量的系统。可简单描述为具备了遗传性，经过后天自然人的个人努力塑造和所处环境的影响，表现出来的对环境适应的一种能力，这种能力包括自身身体的形态结构、心理素质、生理成熟的功能，以及所具备的运动素养等。这些都是理想体质的定义内涵。

**（三）适度体质**

随着理想体质的提出，国内不断有学者对其进行研究。但都局限于对理想体质进一步的描述并提出建议，或在著作、期刊中作为概念、知识点提出。时隔10年，直至1998年刘东海在《论体质综合评价的战略思想》中提出"适度体质"。他认为，在控制论的指导下的体质以最经济的形式，建设更加符合生物学特点和生物力学结构，有利于人类的健康长寿，有利于发挥最大运动能力、劳动能力和适应能力的形态结构和内在结构，使人类能在自身体质下，获得巨大的综合效益，以利于人类更好地在地球上生存。这种控制下的体质，即适度体质。按照这种理论，体质综合评价必须是以控制下的体质指标的最佳量为标准，对青少年儿童的体质生长发育进行人为的、有目的的控制，使其向适度体质的方向发展，维持各类各项指标处于最佳状态，以保证我们的民族，乃至整个人类体质的相对稳定。刘东海描述的"适度体质"和1988年提出的理想体质理念如出一辙。

2004年，刘东海、夏国军在《重审并再论建立"适度体质"的思想及理论》中将"适度体质"进行了进一步论述，从现实的个体体质与未来的民族体质两部分分别下了定义。一是适度体质（狭义、近期）：以产生健康效益为第一，把个体体质的各类、各项指标的量实施科学最佳化适度规范，并控制在与其身高相适应的规范范围内，优化组合后的体质。此定义适用于现阶段的个体，以其自身身高为基础，对其他指标量实施科学适度最佳化规范控制，可用以单项指标的评价及综合评价。二是适度体质（广义、战略）：以最经济的手段和方法对体质各类、各项指标的量实施科学最佳化适度规范控制并优化组合，产生有利于民族乃至整个人类的健康与科学的可持续发展，并从中获得巨大的综合效益（健康效益、环境效益、社会效益、经济效益）的体质。此定义适用于中华民族乃至各种族体质的战略发展，最终是使后代个体体质的各类、各项指标量达到科学最佳化适度控制的规范，并优化组合向战略适度体质规范发展、靠拢、归顺，最后达到规范模式下的相对统一，这是体质发展的第二步。

刘东海"适度体质"的提出对理想体质的进一步研究提供了思路，但也仅限于理论的研究，没有提出切实可行的研究方法和标准，更没有涉及综合评价。

## 二、学生体质评价的思路与实践

### （一）学生体质评价思想

青少年儿童体质健康状况的变化必须要根据学生体质评价来系统的掌握，它也是增强体质的措施之一。体质评价与体质测试密不可分，体质测试为体质评价提供能反映体质基本状况的有代表性和准确可靠的原始数据资料，是体质评价资料的重要来源。体质评价依据收集的定性和定量的数据资料，按照一定的评价理论、标准和方法，以评定具体对象体质优劣的过程。其中包括反映体质某一方面的单项评价和全面反映体质水平的多项综合评价。随着社会的进步、科技的发展，国内外对青少年学生体质评价的思想也在不断的变化。

1. 国内学生体质评价思想

学生体质评价的目的，是为了掌握青少年儿童体质的状况及其发展变化，检查、评定增强体质的效果，分析研究影响体质强弱的各种因素，为科学体育锻炼、改善营养、卫生条件等提供科学依据，以便更有效地提高青少年儿童体质水平。其具体任务包括：掌握学生体质状况，探究其发展变化的客观规律，为体育的科学化提供依据；检查、评价学生体质增强的效果；为学校体育教学训练和体质研究、运动员选材、制定运动处方等提供依据；为医学、卫生、国防，以及国民经济等方面提供有关资料；为政府部门有关决策提供资料或依据。

确立一个科学、有效的体质评价体系、评价标准必须建立在科学的评价思想之上，应充分考虑青少年儿童时期学生生长发育规律、各指标特点以及理想的体质评价模式，以便确立正确的评价观念。早期研究认为，对于反映体质状况的单项指标的评价（包括基本测试指标和由此派生的指数），必须考虑这些指标和指数的特定含义。有些指标和指数越大越好，有些指标越小越好；有些在生长发育的某个阶段越大越好，而在另一个阶段就不一定是越大越好；有些既不是越大越好，也不是越小越好（如血压及脉压差等），而是需要确定一个正常值范围。

学者认为，就当前我国青少年儿童生长发育状况而言，在生长发育阶段，建立在高一点、重一点、大一点的基础上（指在正常值范围内），是一种积极的评价观念。而对于体质的综合评价，由于构成体质的各种成分（如形态结构、生理机能、身体素质等）对体质的影响和作用大小不一，有些受遗传因素影响较大，有些受后天环境、营养、体育锻炼的影响大些。

在设计体质的综合评价方法、评价标准时，应当根据各类指标对体质的影响和作用大小，以及各类指标本身受遗传、环境、营养、体育锻炼等因素的影响大小，考虑他们各自在体质综合评价中的"权重"。一般而言，体格、体型受先天遗传因素的影响较大，评价时应赋予较小的"权重"，而生理机能和运动素质受后天环境、营养，特别是体育锻炼的影响较大，在综合评价中应赋予较大的"权重"，适当提高它们在综合评价中的地位。从鼓励积极参加体育锻炼、增强体质、增进健康的意义上讲，这种评价观念才是积极的、合理的。

我国针对学生进行的体质量化评价主要采取的是"体育锻炼标准"，虽然各时期名称不同，但均是通过对于体质相关指标（项目）的测量（测试），并依据一定的标准对各年级学生体质状况进行评定的。根据社会不同时期的发展需要，以及对青少年体质健康、测试项目与体质关系，以及测试手段研究的不断深入，体质评价思想也在发生着变化。

从新中国成立初期的《劳卫制》到《国家体育锻炼标准》《学生体育合格标准》，学生体质测试内容和评价标准在不同时期均有所变化。无论学生体质评价思想如何变化，其总目的都是一致的，即通过测试和评价激发学生体育锻炼的兴趣，促进学生健康成长。由于随着社会的发展，学生所处的生活环境也发生了巨大变化，业余生活有了更多丰富多彩的娱乐活动，体育活动时间不可避免地受到挤压。而对于大多数学生而言，体育锻炼的目的是追求健康，而非争夺"锦标"。因此，当前学生体质评价思想更趋向于对学生健康相关体质而非运动相关体质进行评价。从 2014 年公布的《国家学生体质健康标准》来看，既要考虑到青少年体质下降的现状，又不能迁就现实，就设立了一个努力锻炼后可达到的标准，总体来说，标准还是降低了。

2. 国外学生体质评价思想

美国 20 世纪 50 年代开始大规模体质测试活动，这主要源于 1954 年，Kraus 等人依据 Kraus-Weber 测试法对美国与欧洲裔学生进行测试，结果显示 56%的美国学生至少有一项内容没有通过，而欧洲裔学生只有 8%，这一结果引起美国社会和政府的重视，学生体质问题也成为历届政府的重要工作之一。

1958 年美国健康、体育、娱乐及舞蹈联合会（AAHPERD）设计的体质测试项目为 50 米跑、立定跳远、垒球掷远、往返跑、600 米跑、引体向上、仰卧起坐七项指标对全国青少年进行了体质普查。这一时期对学生体质测试与评价，是为了尽快提高学生身体素质，对青少年体质的关注多与征兵有关。然而，随着人们对体质健康认识的深入，体质评价思想也有所变化，逐渐意识到高水平的速度、爆发力和上肢力量与人体健康并无直接关系，德克萨斯州在推出的体质—运动能力测试中首先将体质与运动能力分开。

在 1975 年、1985 年分别把垒球掷远、往返跑、立定跳远和 50 米跑删除，增加了 1 英里跑和坐位体前屈，最终形成现在的以健康素质为主的有氧能力、肌肉力量/耐力、身体成分、柔韧性四项指标（或五项指标）。

日本先后颁布了不同年龄段学生的体力测试项目和标准，对不同年龄阶段学生的测试内容也有所不同。他们认为，为使身体能够敏捷而协调地进行各种活动，提高协调各种体力要素的能力是非常重要的，而小学、中学时期正是这种能力发展的显著时期。

因此，对 20 岁之前的学生除要测试各年龄组通用的握力、仰卧起坐、坐位体前屈测定指标外，还要测试反复横跨（1 米）、耐力跑（男 1500 米，女 1000 米。可选择 20 米往返跑）、立定跳远、50 米跑、投球（手球）；20 岁以后的其他项目为反复横跨（1 米）、快走（男 1500 米、女 1000 米，可选择 20 米往返跑）、立定跳远，与运动能力相关的速度、上下肢爆发力、耐力项目基本不再测试，所测项目均是与健康相关的项目。从测试内容来看，日本更注重 20 岁之前学生的身体素质锻炼，对 20 岁以后的学生主要从关注大学生健康的角度和以后参加社会生活角度出发，实现了学校体育和社会体育的接轨和融合。

**（二）学生体质评价形式**

1. 国内学生体质评价主要形式

国内关于学生体质评价主要有三种形式，即学生体质达标、学生体质与健康调研和学生体质监测。

（1）学生体质达标

学生体质达标由国家教育主管部门发起，由学校依据国家公布的测试方案实施的学生体质评价形式。具体测试评价制度经历了《劳卫制》《国家体育锻炼标准》《学生体质健康标准》等不同形式。

新中国成立初期，为了改善学生体质不高的状况，在借鉴前苏联经验的基础上，制定了与《劳卫制》相仿的《体育锻炼标准》，在部分城市学校试点的基础上，于 1954 年由原国家体委颁布了《准备劳动与卫国体育制度暂行条例和项目标准》，并逐渐在全国实施。《劳卫制》的推行和实施，有效掀起了各级各类学校开展体育活动和项目测试的高潮，为快速提高学生身体素质起到了较好的推动作用。但是，由于后来中苏关系变化和三年自然灾害的影响，粮食与副食品严重短缺，严重影响了体育活动的开展，《劳卫制》项目锻炼和测试已很难进行，在基本营养无法保障的情况下，学生体质水平急剧下降。为适应当时现状和提高中小学生体质的需要，原国家体委废除《劳卫制》，于 1964 年颁布《青少年体育锻炼标准》，并在全国实施。随后的"文化大革命"使该《标准》被迫停止使用。"文化大革命"也使中小学生体质状况受到严重影响，如广东省 1977 年高校、中专招生初选合格的 48580 名考生中，录取时因各种疾病受专业限制的竟高达 13924 人，将近三分之一。因身体不合格而落选的就有 1853 人。

1972 年，原国家体委提出了"关于试行《体育锻炼标准》的意见"，由国务院批准，于 1975 年公布《国家体育锻炼标准》开始在全国实施，并分别于 1982 年、1989 年、2003 年进行了三次修订。2013 年进行的是第四次修订，也已于 2014 年 4 月公布。《国家体育锻炼标准》的实施为人民群众进行体育锻炼起到了导向作用，也为体育锻炼效果的评估提供了依据。期间为有针对性地培养学生体育锻炼习惯的养成，增强学生体质，2002 年由教育部、国家体育总局联合下发了《学生体质健康标准（试行方案）》，作为《国家体育锻炼标准》在学校的具体实施。但在实施过程中暴露出个别项目权重系数偏低、及格线偏低等问题，对学生进行锻炼的激励作用未能充分体现等缺点。

为了对其进行完善，2007 年，教育部、国家体育总局联合发文，要求各级各类学校执行《国家学生体质健康标准》。《国家学生体质健康标准》的修订和完善，对学生锻炼和体质测试起到了更好的导向作用，在其他相关政策的配合下，经过几年的实施，学生体质状况得到了一定的改善。

2014 年教育部对《国家学生体质健康标准》又一次进行了修订。修订后的标准适用对象划分为以下组别：小学、初中、高中按每个年级为一组，其中小学为 6 组、初中为 3 组、高中为 3 组。大学一、二年级为一组，三、四年级为一组。小学、初中、高中、大学各组别的测试指标均为必测指标。其中，身体形态类中的身高、体重，身体机能类中的肺活量，以及身体素质类中的 50 米跑、坐位体前屈为各年级学生共性指标。本标准的学年总分由标准分与附加分之和构成，满分为 120 分。标准分由各单项指标得分与权重乘积之和组成，满分为 100 分。附加分根据实测成绩确定，即对成绩超过 100 分的加分指标进行加分，满分为 20 分；小学的加分指标为 1 分钟跳绳，加分幅度为 20 分；初中、高中和大学的加分指标为男生引体向上和 1000 米跑，女生 1 分钟仰卧起坐和 800 米跑，各指标加分幅度均为 10 分。按照该标准的要求，每个学生每学年评定一次，对测试成绩评定达到良好及以上者，方可参加评优与评奖，成绩达到优秀者，方可获体育奖学分，普通高中、中等职业学校和普通高等学校学生毕业时，测试成绩达不到 50 分者按结业或肄业处理。

在中小学生体质标准设立的研究领域，尚无学者单独进行研究、发表。可查阅到的资料显示，只有国家相关部门制定的上述标准。然而，从我国最早的《体育锻炼标准》到《国家学生体质健康标准》中各项指标标准的设定，只是通过性别、年级进行分类制定，这种做法虽然表现出对于我国中小学生体质评价可操作性强的特点。但是，只考虑上述因素，没有考虑遗传因素及中小学生生长规律、发育特点进行评价，对中小学生个体也是不公平的。

（2）学生体质与健康调研

学生体质与健康调研是由教育部、国家体育总局、卫生部等六部委组织实施的针对在校学生体质与健康的测试与评价活动，目的在于了解我国儿童青少年学生体质健康现况及趋势，及时掌握儿童青少年的生长发育现状与变化趋势，对存在的问题和原因进行剖析，进一步探索促进学生体质健康状况的干预政策和措施，为科学开展学校体育卫生工作提供了重要的科学依据。

1979 年，我国进行了 16 省市城市学生体质调查，其内容包括身体形态、身体机能和身体素质三个方面，首次比较全面地了解了国内儿童、青少年的体质状况。从 1985 年开始每五年一次的全国学生体质与健康调研，至 2014 年已进行了七次，形成了比较完整的国家级数据库，其重大社会、经济意义主要表现在以下四个方面：一是全面总结、分析我国儿童青少年学生的体质与健康状况，以及学校体育、卫生工作取得的成绩，提供了客观、科学的依据；二是揭示了目前我国大、中、小学生群体中普遍存在的体质健康问题；三是以儿童青少年学生形态变化为主的成长长期趋势，是我国自改革开放以来国民经济取得巨大发展和社会进步的真实反映；四是调研资料在许多相关学科具有很高的科研价值。

学生体质健康调研的测试项目指标随着我国社会、经济、文化的发展及对体质理解的深入也有所变化。从表1-1中可以看出，1985年调研指标较1979年有较大变化，身体形态指标进行了精简，增加了健康指标，身体素质指标增加了耐力跑能力测试项目，且以后保持了相对稳定。这些变化与1982年在泰安召开的体育科学学会体质研究会对体质内涵的界定有密切关系。

表1-1　中国1979—2014年学生体质与健康调研指标体系

| 年份 | 身体形态指标 | 生理机能指标 | 身体素质指标 | 健康状况指标 |
|---|---|---|---|---|
| 1979 | 身高、体重、胸围、坐高、上臂紧张围、上臂放松围、上股长、手长、肩宽、盆宽、小腿长、加足高、足长、大腿围、小腿围 | 脉搏、血压、肺活量 | 1分钟仰卧起坐。60米跑、屈臂悬垂、立定跳远、50米×8往返跑 | — |
| 1985 | 身高、体重、胸围、坐高、肩宽、骨盆宽 | 脉搏、血压、肺活量 | 50米跑、引体向上、斜身引体、1分钟仰卧起坐、立定跳远、1000米跑、800米跑、立位体前屈、50米×8往返跑 | 视力、沙眼、心脏、肺、肝、脾、神经衰弱、龋齿、脊柱侧弯 |
| 1991 | 身高、体重、胸围、坐高、肩宽、骨盆宽 | 脉搏、肺活量、收缩压、舒张压（变音）、舒张压（消音）、月经初潮（女）、首次遗精（男） | 50米跑、引体向上、斜身引体、1分钟仰卧起坐、立定跳远、1000米跑、800米跑、立位体前屈、50米×8往返跑 | 儿（内）科体检、视力、龋齿、血红蛋白、粪蛔虫卵 |

| 年份 | 身体形态指标 | 生理机能指标 | 身体素质指标 | 健康状况指标 |
|---|---|---|---|---|
| 1995 | 身高、体重、胸围、坐高、肩宽、骨盆宽、皮褶厚度 | 脉搏、血压、肺活量、月经初潮（女）、首次遗精（男） | 50米跑、引体向上、斜身引体、1分钟仰卧起坐、立定跳远、1000米跑、800米跑、立位体前屈、50米×8往返跑 | 儿（内）科体检、视力、龋齿、血红蛋白、粪蛔虫卵 |
| 2000 | 身高、体重、胸围、坐高、肩宽、骨盆宽、皮褶厚度 | 脉搏、血压、肺活量、月经初潮（女）、首次遗精（男） | 50米跑、引体向上、斜身引体、1分钟仰卧起坐、立定跳远、1000米跑、800米跑、立位体前屈、50米×8往返跑、握力、背肌力 | 儿（内）科体检、视力、龋齿、血红蛋白、粪蛔虫卵 |
| 2005 | 身高、坐高、体重、胸围、皮褶厚度 | 脉搏、血压、肺活量、月经初潮（女）、首次遗精（男） | 50米跑、引体向上、斜身引体、1分钟仰卧起坐、立定跳远、1000米跑、800米跑、坐位体前屈、50米×8往返跑、握力 | 儿（内）科体检、视力、龋齿、血红蛋白、粪蛔虫卵 |
| 2010 | 身高、体重、胸围、坐高、皮褶厚度、腰围、臀围 | 脉搏、血压、肺活量、月经初潮（女）、首次遗精（男） | 50米跑、引体向上、斜身引体、1分钟仰卧起坐、立定跳远、1000米跑、800米跑、坐位体前屈、50米×8往返跑、握力 | 儿（内）科体检、视力、龋齿、血红蛋白、粪蛔虫卵 |
| 2014 | 身高、体重、胸围、坐高、皮褶厚度、腰围、臀围 | 脉搏、血压、肺活量、月经初潮（女）、首次遗精（男） | 50米跑、引体向上、斜身引体、1分钟仰卧起坐、立定跳远、1000米跑、800米跑、坐位体前屈、50米×8往返跑、握力 | 儿（内）科体检、视力、龋齿、血红蛋白、粪蛔虫卵 |

注：廖文科.中国7~18汉族学生体质与健康动态变化与综合评价研究［D］.长沙：中南大学，2009.

（3）学生体质监测

学生体质监测是为进一步贯彻落实《中共中央国务院关于深化教育改革全面推进素质教育的决定》《国务院关于基础教育改革与发展的决定》，全面提高学生的体质健康水平，建立了“全国学生体质健康监测网络”。

自 2002 年开始，由教育部组织实施的对学生体质健康状况进行测试的活动，监测工作每两年进行一次，并及时将监测结果向全社会公告，以引起社会各有关部门和学校对青少年学生体质健康的关注和重视。

其建立全国学生体质健康监测网络的目的主要是掌握我国学生体质健康状况发展动态，为进行学校体育、卫生方面的宏观决策提供科学依据；为学校体育、卫生及科学研究提供基础资料；为针对性地开展和改进学校体育、卫生工作提供科学依据；为客观评价学校体育、卫生工作的质量和效果提供科学依据；建立两年一次的教育部学生体质健康状况公告制度，推动学校卫生信息化管理工作。

监测项目包括身体形态、生理机能、身体素质、健康状况 4 个方面的 13 项指标（身高、体重、胸围、肺活量、握力、50 米跑、立定跳远、1 分钟仰卧起坐、坐位体前屈、台阶试验、视力、龋齿、血红蛋白）。

**2. 国外学生体质评价主要形式**

美国关于青少年体质测试发展也随着时代的发展和对体质与健康认识的深入逐渐发生着变化。美国青少年大规模体质测试研究始于 Kraus 和 Hirschland 进行的针对小学生肌肉适能的测试，并于 1953 年发表了《肌适能与健康》（Muscular fitness and health）和 1954 年发表了《学校儿童最低肌适能测试》（Minimum muscular fitness tests in school children），研究显示美国儿童测试及格率远低于欧洲裔儿童。虽然许多人对其采用的"Minimum Muscular Fitness"标准及测试对象有所质疑，但此时正值朝鲜战争结束不到一年的时间，艾森豪威尔也刚当选总统，这份旨在提高美国青少年体质健康水平的研究受到总统的重视，并与 1956 年成立"青少年体质总统委员会"（President's Council on Youth Fitness，PCPFS，即今天的体质与运动总统委员会）。

美国自此开始了青少年体质测试与评价标准的研究，并一直延续至今，随着对体质健康评价思想的改变，测试形式也不断改进。20 世纪 50 年代至 80 年代早期，美国主要采用的是青少年体质测试内容（Youth Fitness Test，YET），用每次测试结果与上一次结果进行比较来考察青少年体质变化现状。期间分别在 1965 年和 1976 年进行了两次测试项目的少量修改，包括增加了检验有氧能力的长距离跑项目（12 分钟、9 分钟、1.5 英里和 1 英里跑）。一些州在 YET 基础上对测试项目也有所增加。

1975—1980 年，美国健康、体育、休闲、舞蹈联盟（AAHPERD）与体质委员会、测量与评价委员会都在考虑青少年体质测试改革，并于 1980 年形成了与健康相关的体质测试（Health Related Physical Fitness Test，HRPFT）内容，体质成分（皮褶厚度）正式成为体质测试项目，AAHPERD 并于 1984 年出版了 HRPFT 技术手册，奠定了与健康相关的体质测试理论基础、分析了与健康相关的概念和心理学特点。美国体质测试项目变化的意义在于体质的研究和追求更加重视健康而非一味追求运动能力。

20 世纪 80 年代后期，美国存在三套青少年体质测试系统，即总统挑战计划、最佳体适能和 FITNESSGRAM。有调查显示，虽然很多学校并没有进行特别要求，但 76.5%～76.8% 的学校采用至少一种测试方案。1981 年 FITNESSGRAM 得到推广，1986 开始在全国实施，并逐渐与总统挑战计划成为全美最重要的体质测试系统，如今已成为美国最主要的体质测试系统。它运用大量的场地和实验室测试数据进行多元回归分析，确定了测试项目即各指标权重，最终建立了青少年体质测试的参照常模，并确定了健康风险临界点和等级划分。其测试项目见表 1-2。

表 1-2　FITNESSGRAM 测试项目

| 有氧能力 | 身体成分 | 肌肉力量/耐力 | | | 柔韧性 |
|---|---|---|---|---|---|
| | | 腹部肌肉 | 躯干肌肉 | 上肢肌肉 | |
| PACER（20m）* | 皮褶测试* | 仰卧起坐 | 俯卧背伸 | 90 度俯卧撑* | 修正坐位体前屈 |
| 一英里跑 | BMI | | | 修正引体向上 | 双臂后屈伸 |
| 一英里走 | 生物电阻分析 | | | 屈臂悬挂 | |

注：* 为推荐项目。

美国的研究也为我们带来很多启示，最重要的是青少年体质追求的应该是与健康有关的各项指标水平；其次，通过大量测试数据的分析，建立体质综合评价模型有利于体质评价实践的推广和应用。

## （三）学生体质评价方法

### 1. 国内关于学生体质评价的方法

国内体育学界依据评价内容的不同，将体质评价方法分为体质单项评价方法和体质综合评价方法，在实践中两种评价方法会结合使用。要对学生体质进行评价，首先必须通过较大规模横剖面调查制定评价标准。制定全国性或区域性学生体质评价标准，同性别每个年龄组学生的样本量，最低不能少于500人，千人以上更理想。省市级的评价标准，同性别每个年龄组的样本量不能少于300人。

（1）体质的单项评价方法

体质的单项评价，是指对体质相关内容的测量（测试）指标分别进行评价的方法。其中形态发育和机能水平普遍采用离差法、百分位法、指数法和相关法等，身体素质和运动能力的评价多采用标准百分法、百分位法、指数法、累进计分法和相关法等。在实践中最常用的是百位数法和指数法。

离差法，是指以大量的横剖面调查资料中的平均数为基准值，以标准差为离散距，分等级评价身体发育的方法。使用离差法制定学生体质评价标准，所测量（测试）指标数值需要呈正态分布或基本上近似于正态分布。用离差法划分各评价等级标准见表1-3，根据该划分评价等级标准，可以建立"身体发育评价表"，也可建立"身体发育评价图"。身体发育评价表，应按城乡、男女类分别制定。用该表进行学生身体发育单项指标进行个体评价时，首先根据被评价者所属城、乡及性别，找到相应指标的身体发育评价表，然后按被评价者的年龄和该指标的实测值，在表中找到所属的发育等级即可。

表1-3 离差法划分评价等级标准

| 评价等级 | 标 准 | 理论百分数（%） |
|---|---|---|
| 上（好） | $(\bar{X} + 1.28S) + 0.1$ 以上 | 10 |
| 中上（较好） | $(\bar{X} + 0.67S) + 0.1$ 至 $(\bar{X} + 1.28S)$ 包括 $(\bar{X} + 1.28S)$ | 15 |
| 中（一般） | $(\bar{X} \pm 0.67S)$ 包括 $(\bar{X} \pm 0.67S)$ | 50 |
| 中下（较差） | $(\bar{X} - 0.67S) - 0.1$ 至 $(\bar{X} - 1.28S)$ 包括 $(\bar{X} - 1.28S)$ | 15 |
| 下（差） | $(\bar{X} - 1.28S) - 0.1$ 以下 | 10 |

百分位法，是指以大规模横剖面调查数据的中位数（第 50 百分位数）为基准值，以其余各百分位数为离散距评价学生身体发育的方法。该方法不仅适用于正态分布的资料，也适用于非正态分布的资料。百分位数一般划分五个评价等级，各评价等级标准见表 1-4，可以按该表制定城乡、男女不同类别学生身高、体重、胸围指标的百分位等级评价表。

表 1-4 百分位数法划分评价等级标准

| 评价等级 | 标 准 | 理论百分数（%） |
|---|---|---|
| 上（好） | 90%位数+0.1 以上 | 10 |
| 中上（较好） | 75%位数+0.1 至 90%位数（包括 90%位数） | 15 |
| 中（一般） | 25%位数至 75%位数（包括 25%位数和 75%位数） | 50 |
| 中下（较差） | 25%位数-0.1 至 10%位数（包括 10%位数） | 15 |
| 下（差） | 10%位数-0.1 以下 | 10 |

指数法，是根据人体各部分之间的比例和相互关系，并借助于一定的数学公式，将两项或两项以上指标联系起来并结合成某种指数，用以评价学生身体发育水平的方法。如身高体重指数、肺活量体重指数范围均属此类方法制定的身体发育水平的评价标准。

普通相关法，是先用离差法（或百分位法）对身高作分等评价，再以身高为自变量，分别以体重、胸围为因变量的回归直线为基准值，以其估计标准误差为离散距，对身高、体重、胸围等项发育指标进行综合评价的一种学生身体发育评价方法。该方法除了能评价学生身体的发育水平外，还能评价身体发育的匀称程度，并作多指标的综合评价，在一定程度上克服了离差法和百分位法的缺点。

身体素质和运动能力的单项评价一般采用标准百分法、百分位法、指数法等。标准百分法实际上是利用离差法的原理来制定评分标准的，只不过评价等级分得多些、分得细些。一般认为，由于身体素质是跑得越快、跳得越高、投得越远越好，评分表的两级分数规定在 $\overline{X} \pm 3S$ 范围内，更能反映总体的实际情况。

（2）体质的综合评价方法

1982 年，在山东泰安召开的全国体质研究学术会议提出了"体质综合评价"的概念，并在体质研究会的倡议下成立"中国学生体质综合评价方法研究课题协作组"，并设立国家体委委管课题，设计了综合评价应采用的各项指标、权重及各指标的评价标准。该课题研究指出，体质综合评价的关键主要是筛选评价指标体系，确定指标权重和制定评价标准和方法。但该研究也只是制定了所选各指标的标准，并未形成体质综合指数，且指标偏多，在实践应用中非常不便。

体质指标的选取随着研究的深入也在发生着变化。早前研究认为，形态指标的选取用维尔维克指数，即（体重+胸围）/身高×100，后期研究多采用身高体重指数（BMI），即 $BMI = 体重(kg) \div 身高(m)^2$。机能指标一般选用肺活量/体重指数。随着形态、机能指标的变化学生身体素质指标经历了多次变化。

《劳卫制》时期身体素质测试指标除包括力量素质、速度素质、耐力素质、柔韧素质等基本指标外，还进行手榴弹掷远、爬绳等与军事技能相关的指标，体现了当时体质评价的军事备战、服务国防的思想；实施《国家体育锻炼标准》初期仍保留着手榴弹掷远等个别军事技能类项目，1982 年第一次修改后，删除了军事技能类测试项目，并根据速度、耐力、上下肢爆发力划分了五类；2014 年公布实施的《国家学生体质健康标准》对素质测试项目进行了精简，并根据不同年级测试项目也有所变化，其中 50 米跑和坐位体前屈为小学一年至大学四年级共同包含的项目，除这两项外，小学一、二年级还有 1 分钟跳绳，小学三、四年级在此之上又增加了 1 分钟仰卧起坐，小学五、六年级在三、四年级基础上又增加了 50 米×8 往返跑，初中、高中、大学各年级除测试 50 米跑和坐位体前屈外，增加的是立定跳远、引体向上（男）/1 分钟仰卧起坐（女）和 1000 米跑（男）/800 米跑（女）。有学者通过试验研究探讨了体质相关身体素质测试项目的选用效果，认为，有氧能力测试项目（1000 米/800 米和台阶试验），不能准确测试青少年有氧能力水平，而 20 米折返跑作为评价青少年有氧能力的测试指标较为合适。

除指标选取的变化外，大家逐渐认识到运用单个指标进行体质综合评价的局限性，开始探讨体质综合评价的新思路，试图能够通过较少的体质相关指数对青少年体质做出准确评价。总体而言，目前学者提出较多体质综合评价方法有层次分析法、聚类分析法、模糊评判法、主成分分析法等。

有学者通过层次分析法、模糊综合评价法相结合的方式，建立了体质综合评价的数学模型。其中层次分析法主要进行的是权重的确定，即通过聘请专家对体质相关指标重要性程度进行两两比较，构造判断矩阵并计算各指标权重；模糊评价法的作用主要是依据专家判断结果建立模糊数学矩阵，最终通过各指标权重与模糊矩阵相乘的结果对学生进行体质综合评价。

有学者更详细地介绍了同时运用层次分析法和模糊数学评判法进行学生体质综合评价的过程，试图通过对体质健康所包含的内容进行一定程度的综合概括，从而能以一种尽可能完善的方式在理论上解决体质健康综合评价的问题。即第一步，用特尔菲法将体质评价相关指标征询儿少卫生专家的意见，确定儿童青少年健康综合评价的内容、评价指标、各指标权重系数、综合评价方法，并编制调查问卷；第二步，利用编制的体质调查问卷针对部分城市学生进行体质相关指标的测试和测量，运用层次分析对综合指数对应评估等级做出优劣判断（上等≥79、中上≥75、中等≥69、中下≥65、下等<65），进行个体健康综合评价；第三步，在个体健康综合评价的基础上，着眼于因素集、评价因素集、权重集等建立不同地区、不同年龄段学生模糊判断矩阵，采用矩阵乘法对不同地区、不同年龄段的学生进行群体体质综合评价。

层次分析法是一种典型的定性与定量相结合的系统工程方法，将人们对复杂系统的判断过程数学化，使人们的主观定性判断进行定量化，被广泛用于指标权重的确定。但随着研究的深入，学者认为单用层次分析法确定指标的权重存在一定的局限性，如判断一致性与矩阵一致性检验问题，实际应用时多数凭经验和技巧进行修正，缺乏相应的科学理论和方法指导。因此，有学者提出了模糊层次分析法（FAHP），与层次分析法不同的是 FAHP 通过元素的两两比较构造的是模糊一致判断矩阵。而建立模糊一致判断矩阵，以及由模糊一致判断矩阵求权重的方法也和判断矩阵求权重的方法不同。其优势是依据 FAHP 原理调整模糊矩阵的元素可很快使模糊不一致矩阵具有模糊一致性，克服了普通层次分析法要经过若干次调整、检验才能使判断矩阵具有一致性的缺点。

有学者通过 K-均值聚类法建立了大学生体质综合评价的分等级判定模型，使学生的体质状况能够量化处理。K-均值法又叫作快速聚类法，其思路是按照一定原则选取一批凝聚点（K 点），作为初始聚类中心，计算各个样本到 K 点的距离，把样本归到离它最近的 K 中心点所在的类，形成初始分类，然后再计算新形成的每一个聚类的数据对象的平均值来得到新的聚类中心，然后按最近距离原则修改不合理的分类，直到合理为止。K-均值聚类法中初始聚类点的选取非常重要，对初始值的依赖较大。如果事前已经确定要分类的个数，这种方法是一种较简单的计算方法，但如果初始聚类点选取不适当则可能会使聚类结果陷入僵局，只出现局部最小而难以得到全局最小。

有学者利用部分高校学生体质相关指标数据，采用主成分分析方法将较多的体质指标用 4 个主成分代替，反映了原始指标的大部分内容，也达到了使体质综合评价更简洁的目的。

另外，也有学者在研究多种综合评级方法的基础上，结合人类发展指数、人类贫困指数等有关综合指数数学模型，利用综合指数法并以 2000 年国民体质监测为基础，建立了国民体质综合指数数学模型，作为计算我国人口总体综合体质水平的无量纲动态相对数的数学模型，使国民体质可以通过一个综合指数进行评价。并将国民体质综合指数解析为全年龄段国民体质综合指数、各年龄段人群体质综合指数和各地域人群体质综合指数等三种主要形式。

有学者在对综合指数法、秩和比法、TOPSIS 法、密切值法等综合评价方法进行对比研究的基础上，建立了学生体质与健康综合评价指标体系，利用 1985—2005 年全国学生体质与健康调研数据，并同时利用综合指数法、秩和比法、TOPSIS 法、密切值法及四种方法的联合对 1985—2005 年我国学生体质状况进行了综合分析，探讨联合的综合评价方法在学生体质评价中的应用价值。结果显示四种综合评价方法的评价排序结果具有较好的一致性，均可作为中国汉族学生体质与健康的综合评价方法。

此类研究通过建立的数学模型可以计算出体质综合指数，能够较简洁地对体质进行直接评价，突破了以单指标进行评价的局限，但只考虑了体质综合指数的计算公式，尚未建立体质综合评价标准。

要对身体素质发展情况进行全面评价，还需要对其进行综合评价。综合评价多采用 $Z$ 标准分或 $T$ 标准分进行无量纲化转换进行综合评价，公式为：$Z = \dfrac{(X_i - \overline{X})}{S}$，$T = \dfrac{10(X_i - \overline{X})}{S} + 50$。国内多采用标准百分法或百分位法，将各项成绩转换成标准百分，累加成总分，进行比较或评价。对个体身体素质的全面发展水平进行综合评价时，可根据被评价者性别、年龄查阅相应的单项评分表，并将各单项得分合计成总分。可对总分直接进行比较，也可查综合评价表，对其所属综合评价等级进行比较。对集体进行综合评价时，可按集体的评价总分进行直接比较，也可将每个集体中每个人总分按综合评价标准查出所属评价等级，然后按 5、4、3、2、1 计算集体总分并进行比较（人数应相等）。

**2. 国外关于学生体质评价的方法**

国外关于学生体质评级的方法在不同时期也有所变化，美国先后采用的主要有常模参照、进步程度和正常值参照等形式。

1980 年美国健康、体育、娱乐（与舞蹈）联合会（AAHPERD）公布的健康相关体质测试（HRPFT）手册中，除身体成分以外，其他各指标评分在第 75 百分位数以上，身体成分在第 50 百分位数以上者，获得"全国体质冠军奖"；各指标在 50~74 百分位数，体成分在 25~49 百分位数者获得"全美奖"；所有参与者获得"进步奖"。1983 年以后逐渐过渡到采用正常值标准，1987 年，FITNESSGRAM 体质测试和评价引入健康相关体质临界值（CR），通过以往与健康相关数据、比较标准、专家意见等为每项指标只设立一个标准临界点，测试成绩高于该标准为达标，否则不达标，临界值以下不再有评价。1992 年再用体质分区，将体质水平分为待提高区和健康体质区，旨在确定一个与良好健康状况相关的最低标准，目标是所有人都能达到或超过健康体质区。

日本是对学生体质开展测试和评价较早的国家。早在明治 12 年（1879 年），就对部分学生进行了体质测试，指标包括身高、体重、胸围、上臂围、下肢围、饮食量、肺活量和握力 8 项指标，后来又增加了力量（曲臂悬垂）及疾病状况的检查。

"二战"后，日本体育观念侧重竞技价值，并分别于 1949 年、1952 年、1953 年、1954 年、1957 年和 1956 年对 8~18 岁男、女学生进行了跑、跳、投、悬垂及灵活性的测定。1963 年、1964 年文部省分别对 6~9 岁学生、10~23 岁学生颁布了运动能力测验实施要案，对学生进行体力诊断测试和运动能力测试。这一时期体质评价思想偏重竞技运动能力，在实施过程中，由于运动强度过大，逐渐意识到运动能力测试不适应学生对健康与快乐的追求，测试指标随着对体质测试思想的转变也不断修正。

测试项目逐渐向健身相关指标发展，1999 年施行的新测试指标，在基本运动能力的基础上增加了健康评价的内容，删除了台阶运动、背肌力、俯卧撑、引体向上和斜身引体等测试指标；设置了各年龄组通用的测定指标：握力、仰卧起坐、坐位体前屈。这些指标有利于纵向比较和评价，使学生体质评价更为细致、合理。对学生体质评价一般采用 T 标准分法，即每年测试结束后，各学校在将数据上报国家数据库外，还公布学校的平均数和标准差，学生计算自己各项成绩的 T 得分，对照学校平均成绩判断自己得分在学校中的位置；各学校也会依据国家公布的平均数和标准差，分析本校学生体质的情况。

## 三、问题与思考

随着社会对中小学生体质健康关心程度的提高，体育、卫生等研究领域已经对学生体质有众多研究。我国对体质的研究从了解人的体质状况和发展趋势为目的进行研究，并一直延续至今，即一般体质研究。在整个的发展过程中，相关专家和学者对人的体质的要求有了较高的要求，在其形成、发展的过程中表现出较高层次和较高水平的人体良好的质量，即理想体质，并指出理想体质是学校体育追求的一种境界，也是一个开放的、存在于动态中的系列的系统，制定标准应包含自然指标和定性指标；随后有学者又提出了在控制论指导下的体质各评价指标要以身高为参照，其他指标综合、协调发展的状态，有利于运动能力、劳动能以及适应能力的发挥，以控制下的体质指标的最佳量为标准，即适度体质。此类研究对人的体质提出了不同的要求，皆为保障人的生存能力及生活质量。理想体质、适度体质的观点和思想为本课题研究的设计和开展提供了思路，也为进一步构建评价体系提供了依据。

国内外学生体质评价思想也在随着社会的进步和对体质的理解发生着变化，逐渐由"运动体质"向"健康体质"转变，在指标的选取上逐渐删除了追求绝对速度、力量的体能指标，转而增加或修订为更能反映人体健康状况的心肺机能、有氧耐力等指标，提高了测试效度；评价形式和具体评级方法更加趋于合理。按照《学生体质健康标准》进行的全国学生体质测试，结合定期开展的体质调研和体质监测，确立了我国学生体质评价机制。2014年教育部公布实施的《学生体质健康监测评价办法》等三个文件进一步完善了我国学生体质评价制度，为开展学生体质评价工作建立制度保障。

当前研究，普遍采用赋予身体形态、身体机能、身体素质等各类指标不同的"权重"，再用线性判别函数式对体质进行综合评价的方法、用最优回归方程式对体质综合评价的方法（根据各类指标标准回归系数和回归贡献的大小规定相近的比例）先聚类后判别的综合评价方法、用标准 T 分和回归进行体质综合评价的方法等。而各指标权重多采用主成分分析法和层次分析法获得。

综观这些研究可以看出，首先，学者们较大部分研究主要是围绕学生体质的某一方面，例如，学生身体素质的测试，心理测试，某一生长发育时期素质的测试等，理论研究较多，实践研究较少。且某些项目实施的领域不具有可推广性，如1min台阶测试中，在得出受试者心率数值评价等级相同的情况下，是否能够真实的反映出其心肺功能？这些问题反映出在同一测试项目上评价指标无法真实体现受试者的实际体质状况。其次，学者们较为理想化的把学生体质的评价进行等级划分，按照这个等级去制定相应的权重系数，这样也无法真实的反映出受试者个体的差异，只是在整体评价中显示出样本总体发展趋势。而对于个体而言，则无法得到其自身的合理评判。

如何结合学生身心发展的规律和我国当前学生体质现实状况，把一套科学合理、切实可行的评判标准引入到学生体质研究中去，是一个崭新的重要课题。尽管在这个领域内，综合性的先行研究还不多见，但国外及中国学者的一些局域研究为本课题的进行提供了很有价值的参考资料及依据，为本研究的展开指明了方向，描绘出了可以参考的基本结构与框架。

本研究试图在借鉴前人的先行研究和我国改革开放后的经济发展、人民生活水平不断提高的基础上，对中学生应该具备的、较为良好的体质水平进行界定，即中学生理想体质。在研究过程中根据不同指标特性、意义，制定不同评价形式的标准，以期建立一个科学合理、切实可行的中学生理想体质综合评价体系，为正确引导学生积极锻炼，促进体质发展提供理论与实践依据。

## 第三节　研究对象

本文的研究对象为：中学生理想体质综合评价体系。

本研究的调查对象如下。

一是用于中学生理想体质评价指标体系确定的咨询专家。选择学校体育、学校卫生领域从事学生体质健康方向研究，工作十年以上的专家、教授。调查总人数为48人。其中，科研机构14人、高等学校28人、行政机关6人，组成专家咨询组。在科研机构专家中，选择了长期研究青少年体质健康方面的3名副高职称专家，3位专家在本研究领域有较高的权威；行政机关专家的选择，主要以长期从事学校体育、学校卫生行政管理岗位的处级以上干部为标准，见表1-5。

表1-5　咨询专家组织结构

| 职称/职务 | 科研机构 | | 高等学校 | | 行政机关 | | 合计 |
|---|---|---|---|---|---|---|---|
| | 学校体育 | 学校卫生 | 学校体育 | 学校卫生 | 学校体育 | 学校卫生 | |
| 正高 | 6 | 5 | 14 | 14 | 3 | 3 | 45 |
| 副高 | 1 | 2 | 0 | 0 | 0 | 0 | 3 |
| 合计 | 7 | 7 | 14 | 14 | 3 | 3 | 48 |

二是用于中学生理想体质评价标准制订的样本人群。按照教育部对学生体质与健康5年进行一次调研的工作安排，依据年代的划分原则，选择进入21世纪以来十年的学生体质与健康调研数据建立数据库。分别为2000年、2005年、2010年河南省各省辖市中学生（13~18岁）数据，总有效样本量为71225人，其中男生35749人、女生35476人，见表1-6。选择的检测项目将按照中学生理想体质评价指标确定。

表1-6　河南省学生体质与调研不同年度各年龄性别学生人数

| 年龄 | 2000年 | | | 2005年 | | | 2010年 | | | 合计 | | |
|---|---|---|---|---|---|---|---|---|---|---|---|---|
| | 男 | 女 | 合计 | 男 | 女 | 合计 | 男 | 女 | 合计 | 男 | 女 | 合计 |
| 13 | 2093 | 1962 | 4055 | 1728 | 1692 | 3420 | 2199 | 2308 | 4507 | 6020 | 5962 | 11982 |
| 14 | 2118 | 1995 | 4113 | 1705 | 1661 | 3366 | 2217 | 2264 | 4481 | 6040 | 5920 | 11960 |
| 15 | 2132 | 2201 | 4333 | 1710 | 1671 | 3381 | 2259 | 2239 | 4498 | 6101 | 6111 | 12212 |
| 16 | 2051 | 1960 | 4011 | 1615 | 1619 | 3234 | 2248 | 2278 | 4526 | 5914 | 5857 | 11771 |
| 17 | 2091 | 1897 | 3988 | 1610 | 1646 | 3256 | 2234 | 2318 | 4552 | 5935 | 5861 | 11796 |
| 18 | 1884 | 1828 | 3712 | 1607 | 1604 | 3211 | 2248 | 2333 | 4581 | 5739 | 5765 | 11504 |
| 合计 | 12369 | 11843 | 24212 | 9975 | 9893 | 19868 | 13405 | 13740 | 27145 | 35749 | 35476 | 71225 |

三是用于中学生理想体质综合评价体系检验的样本人群。选取了
2014 年河南省学生体质与健康调研数据库中 5 个省辖市中学生（13～
18 岁）数据。有效样本 11834 人，其中男生 5955 人、女生 5879 人，
见表 1-7。

表 1-7　2014 年部分省辖市体质与调研年度各年龄性别学生人数

| 年龄 | A | | B | | C | | D | | E | | 合计 | |
|---|---|---|---|---|---|---|---|---|---|---|---|---|
| | 男生 | 女生 | 男生 | 女生 | 男生 | 女生 | 男生 | 女生 | 男生 | 女生 | 男生 | 女生 |
| 13 | 200 | 199 | 199 | 197 | 202 | 200 | 200 | 200 | 198 | 193 | 999 | 989 |
| 14 | 200 | 200 | 198 | 198 | 201 | 200 | 200 | 200 | 193 | 143 | 992 | 941 |
| 15 | 198 | 200 | 198 | 200 | 201 | 200 | 199 | 200 | 198 | 200 | 994 | 1000 |
| 16 | 200 | 200 | 193 | 198 | 202 | 202 | 200 | 199 | 199 | 198 | 994 | 997 |
| 17 | 200 | 200 | 200 | 200 | 197 | 201 | 200 | 199 | 195 | 198 | 992 | 998 |
| 18 | 198 | 200 | 198 | 200 | 200 | 200 | 199 | 174 | 189 | 180 | 984 | 954 |
| 合计 | 1196 | 1199 | 1186 | 1193 | 1203 | 1203 | 1198 | 1172 | 1172 | 1112 | 5955 | 5879 |

# 第四节　研究方法

本研究主要研究方法为文献法、调查法、数学方法。

## 一、文献法

收集与本选题相关期刊论文、学术论文、图书，按研究需要和学术档
次分类进行梳理归类和取舍。用于文献综述和理论基础研究，并在研究过
程中根据研究需要适时增加。

一是以体质、理想体质、体质评价；中学生、青少年；青春期、生长发
育、身体素质、心理发育、适应能力为关键词单独和组合使用，通过中国期
刊网、中国知网、国家图书馆网络资源、读秀网、河南大学图书馆、香港中

文大学网络图书馆等查阅相关资料。以 2005 年以后的文献资料为主。

二是对获得的文献资料进行分类、整理，对理论基础进行分析、阐述，对相关概念进行界定，并依据此提出中学生理想体质评价初始指标。

## 二、调查法

一是制定关于中学生理想体质相关内容的调查、访谈提纲，对体育学、儿少卫生学、心理学、教育学等领域专家、学者及一线的工作者和相关职能部门，结合中国现行的学生体质检测项目进行访谈，获得建议。最终确定用于进行专家咨询的中学生理想体质的初始指标。主要访谈提纲如下：

第一，当前中学生体质评价的意义及存在的问题；

第二，反映中学生体质发展的重要指标；

第三，运动相关体质与健康相关体质的内涵及其关系；

第四，体质评价指标选取的依据；

第五，体质促进对青少年全面发展的意义；

第六，理想体质研究的基本途径；

第七，社会关于青少年体质发展的基本愿景；

第八，理想体质评价体系的建立是否能够促进中学生体质发展。

二是运用德尔菲法就中学生理想体质评价初始指标，制定《中学生理想体质指标体系专家咨询信》，向专家咨询组进行三轮专家咨询，对得到的三轮信息分别进行统计，对每项指标特征数值和判断依据、熟悉程度数值进行分析、检验。根据删除、增加指标原则，确定中学生理想体质评价指标；对评价指标加权平均数进行归一化处理，确定中学生理想体质评价权重系数。

三是按照教育部统一的工作部署，依据《全国学生体质与健康调研检测细则》的要求，对 2014 年河南省学生体质与健康监测点校，按照随机整群抽样的原则进行调查。根据本研究需要，在 2014 年河南省学生体质与健康调研过程中增加了心理素质指标调查，心理问卷调查与调研工作现场检测同步进行，并使其编码同调研检测卡片编码一一对应。学生体质与健康调研检测指标数据采用《全国学生体质与健康调研数据录入与统计系统》软件进行录入、统计，心理素质指标数据采用 EPIDATA3.0 软件进行录入、统计，由于两种软件不一致，通过 EXCEL2007 软件将两个数据库进行合并。2000 年、2005 年、2010 年学生体质与健康调查工作同样按照以上调查要求进行，保持了工作和数据的连续性。笔者作为河南省学生体质健康调研组成员，全程参与了 2005 年、2010 年、2014 年河南省学生体质健康调研工作。

### 三、数学方法

一是对通过德尔菲调查法反馈的结果进行数理统计、分析，最终确定中学生理想体质评价指标及权重。具体计算公式如下。

（1）加权平均数

加权平均数，是指各指标数值乘以相对应的权数，然后所有指标数值求和除以总的指标数。用于评价指标重要程度和专家权威度，取值范围在 0~1，数值越大代表指标的重要性和专家权威度越大

$$M_j^1 = M_j C_{rj} \tag{1-1}$$

$$M_j = \frac{1}{m_j} \sum_{i=1}^{l} C_{ij} \tag{1-2}$$

$$C_{rj} = \frac{C_{aj} + C_{sj}}{2} \tag{1-3}$$

式中，$M_j^1$ 表示 $j$ 指标的加权平均数；$M_j$ 表示所有咨询专家对 $j$ 指标的平均数；$C_{rj}$ 表示所有专家对 $j$ 指标的权威系数的平均数；$m_j$ 表示对 $j$ 指标进行评价的专家数；$C_{ij}$ 表示 $i$ 专家对 $j$ 指标的评价分值；$C_{aj}$ 表示所有专家对 $j$ 指标判断依据系数的平均值；$C_{sj}$ 表示所有专家对 $j$ 指标熟悉程度系数的平均值。

（2）变异系数

变异系数是指标准差与平均数的百分比，用于反映指标取值波动程度的方法。这里指专家对某项指标评价时对指标重要性的意见离散度，值越小代表专家之间意见的离散度越小

$$V_j = \frac{\sigma_j}{M_j^1} \tag{1-4}$$

（3）等级和及算数平均数

等级和是指专家对某项指标评价数值等级的和，算数平均数是指所有专家对所有指标评价的等级平均数值

$$S_j = \sum_{i=1}^{m_j} C_{ij} \qquad (1-5)$$

$$M_{sj} = \frac{1}{n} \sum_{j=1}^{n} S_j \qquad (1-6)$$

式中，$S_i$ 表示 $j$ 指标的等级和；$R_{ij}$ 表示 $i$ 专家对 $j$ 指标的评价等级；$n$ 表示指标数。

（4）专家协调系数

专家意见协调数是指所有专家对所有指标的协调系数，取值范围在 $0 \sim 1$ 之间，数值越大说明协调程度越高；并采用 $x^2$ 检验对其进行显著性检验

$$W = \frac{12}{m^2(n^3 - n) - m \sum_{i=1}^{m} T_i} \sum_{j=1}^{n} d_j^2 \qquad (1-7)$$

$$T_i = \sum_{i=1}^{L} (t_i^3 - t_i) \qquad (1-8)$$

式中，$n$ 表示指标数；$m$ 表示专家数；$T_i$ 表示相同等级的指标。L 表示 $i$ 专家在对指标评价时相同数值的组数；$t_i$ 表示在 L 组中等级数相同的数值；$d_j$ 表示指标等级与算数平均值的差。检验公式如下：

$$x_R^2 = \frac{1}{mn(n+1) - \dfrac{1}{n-1}} \sum_{j=1}^{n} d_j^2 \qquad (1-9)$$

$x^2$ 检验 P<0.05，代表专家协调性结果可取；P>0.05，代表专家协调性结果不可取，自由度（v）= n-1。

（5）权重计算

$$W_j = \frac{j \text{指标的加权平均值}}{j \text{指标所属类别的所有指标的加权平均值的和}} \qquad (1-10)$$

二是运用描述统计方法，对 2000 年、2005 年、2010 年全国学生体质与健康调研河南省数据库中中学生理想体质的指标进行数据正态分布检验，确定数据分布特征。在此基础上，对呈非正态分布的评价指标，运用

LMS 法将实际测试数据分布的特征进行转换，使分析数据的分布特征趋于正态分布，从而保证制定标准的准确性。

（1）数据的正态分布检验

正态分布是数理统计中最重要的一个分布，也是体质评价中常用的一种分布。体质评价指标多呈非正态分布，如运动成绩等。对于正态分布的资料可以用均数与标准差联合的方法来确定正常值范围。对于非正态分布的资料，首先考虑通过相应方法使其转化为正态分布资料。因此，在进行统计分析前，需要了解指标的分布特征。

正态性检验用于检验某数值型变量是否符合正态分布。本研究采用"Kolmogorov-Smirnov"正态检验方法，简称 K-S 检验。当指标 K-S 检验显著性水平小于 0.05 时，说明该指标数据分布为非正态分布。

（2）LMS 法

LMS（Lambda/Skewness-Median-Sigma/Coefficient of Variation，偏度—中位数—变异系数）法是由英国学者 Tim Cole 教授在 20 世纪 90 年代创建的，并首次使用于青少年生长发育，建立了相应的参考值，其中 $L$ 用于正态分布转换，$M$ 反映结果变量随解释变量的变化趋势，$S$ 用于离散程度判断 LMS 法是通过 Box-Cox 转化，消除偏斜度使数据正态化，主要用于生长发育评价，不同国家、组织通过 LMS 法建立青少年 BMI 的超重、肥胖参考值，以及血压、腰围、体重、身高等指标的参考值。LMS 法转化正态、拟合曲线评价青少年体质健康已被国际公认，适合体质健康评价指标参考值的确定。LMS 法对百分位数和 $Z$ 分既沿袭又修正，在迄今为止的所有评价技术中，只有它真正实现了资料的正态化。

青少年的体质健康综合评价需要将各指标通过无量纲化转换，以更为准确的方式进行统计、分析，常用的方法有 $Z$ 分法。$Z$ 分法需要在近似正态分布的情况下才能够使用，而青少年体质健康指标多数为非正态分布，通过 LMS 法对用于评价的各指标进行正态化处理，且可以得到经过拟合的各百分位数和 $Z$ 分值，在操作过程中更为简单可行。此方法是建立在偏斜正态分布基础上，通过曲线的形状参数（偏度系数）、位置参数（中位数）

和大小参数（变异系数）三个核心参数之间的相互作用，使得数据转化为正态分布，拟合了百分位数曲线，使其光滑。青春期的生长发育和运动能力发育有发育突增期和发育敏感期，各年龄发育水平都不相同，需要考虑到随年龄发育变化的特点，由于 $L$、$M$、$S$ 三个参数决定了曲线的形状，能够很好的遵循各年龄段生长发育特点。

本研究使用的是英国伦敦大学 Tim Cole 教授研发的 $LMS$ 程序软件（$LMS$ Chartmaker Por 2.54），完成整个正态分布转换和 $Z$ 分值的提取、百分位数图的绘制。其原理是拉伸或缩短偏态分布左/右曲线，使数据分布趋于正态，依据 $L$、$M$、$S$ 转换后的百分位数曲线光滑程度判断拟合度效果。具体方法如下：

样本数据按照各指标的年龄、性别进行设置后，$L$、$M$、$S$ 通过有效自由度（Effective Degree of Freedom，EDF）的初始化设置，通过改变不同数值和模式进行转换。例如，初始化设置的有效自由度为原始年龄（Original Age）模式下的 3、5、3，通过每改变一个数值来比较转换效果，通常 M edf>S edf>L edf，模式选择有原始年龄（Original Age）模式、调整年龄模式（Rescaled Age）、转化年龄模式（Transformed Age）。经过多次的调整和和对比，最终选择符合要求的转换模型。同时，可以导出需要的图形及数据。

LMS 法中 Z 分值计算公式如下：

$$Z = \frac{(y/M)^{L} - 1}{L \times S}, \qquad if \ L \neq 0 \tag{1-11}$$

$$Z = \frac{\log(y/M)}{S}, \qquad if \ L = 0 \tag{1-12}$$

式中，y 是通过采用适当的性别、年龄数值后，计算 $L$，$M$ 和 $S$ 曲线而得的。两个公式都与 $L$ 数值息息相关。如果模型足够完善，$Z$ 分数接近正常分布，均值为 0，标准偏差 1，没有偏度。

如果 $L$ 的值为 1，原始数据为正常分布，传统的 $Z$ 分数公式为：

$$Z = \frac{y - M}{M \times S} \tag{1-13}$$

式中，$M \times S$ 为标准偏差。

LMS 法中百分数计算公式如下：

$$C_{100a}(t) = M(t) \cdot \left[1 + L(t) \cdot S(t) \cdot Z_a\right]^{1/L(t)} \tag{1-14}$$

式中，Za 为不同百分位数对应的正态离差；$C_{100a}$ 为 Za 所对应的百分位数 Za 分值；$t$ 为年龄，$M$ 曲线就是指标 $P_{50}$ 曲线。

三是，运用指数法、方差分析、$T$ 检验、卡方检验、$Z$ 分法、标准 $T$ 分法等数学方法，对河南省学生体质与健康调研样本数据进行统计分析，确定中学生理想体评价指标标准。

（1）指数法

指数法（Index Method），在体质评价中是利用数学公式，按照身体各部分比例关系，将两项或多项指标相连，转化成指数进行评价的方法。指数计算方便，便于普及，结果直观。常用的指数有三类：第一类由身高、坐高、胸围等指标组成，可从横截面、纵截面等不同角度评价体型；第二类如 BMI、体重/身高等，评价营养状况；第三类如握力/体重、肺活量/身高等，评价生理功能。

综合评价指数，是将评价结果数量化的一种技术处理，通过多指标进行综合，最后形成概括性的一个指数，通过指数比较，达到评价目的。综合评价指数的基础是单项指标，由于不同的单项指标不能直接进行加减乘除的运算，需要将数据处理技术与指数分析方法结合。构建综合评价指数一般需要通过选定评价指标、确定指标权重、评价指标无量纲化处理等步骤。常用的方法有统计标准化、相对标准化、功效系数等方法，主要用于综合评价指标合成。例如，身体素质指数，其计算公式如下：

$$z_i = \frac{x_i}{x_s} \tag{1-15}$$

式中，$x_S$ 为进行标准化确定的对比标准，$x_i$ 为实测值。

$$z_i = \frac{x_i - \min(x_i)}{\max(x_i) - \min(x_i)} \tag{1-16}$$

式中，$\max(x_i)$ 和 $\min(x_i)$ 分别为指标 $x_i$ 的最大值和最小值，$x_i$ 为实测值，按照此方法计算，$Z_i$ 的取值间距在 0~1。

身体素质指数（Physical Fitness Index，PFI），由于身体素质各项指标评价单位不同，不能有效综合评价，运用无量纲化处理方法，将指标值转换成没有单位的数值，综合评价身体素质。PFI是指身体素质各项指标Z分数之和。Z分法是一种特殊类型离差法。它不是以均值标准差表示，而是以中位数为中心，取正负Z分数为界值点，建立正常值及范围，体育统计中也称标准Z分。Z分没有单位，不用考虑性别、年龄、指标的变化。此项指标主要用于身体形态、生理机能相关性分析及综合体现身体素质整体水平使用。

$$PFI = Z_1 + Z_2 + Z_3 \cdots Z_n \tag{1-17}$$

本研究中PFI由50米跑、耐力跑（男生1000米，女生800米）、立定跳远、坐位体前屈、力量（男生引体向上，女生仰卧起坐）五项身体素质指标组成。Z值计算公式见1-11、1-12、1-13。

（2）方差分析与T检验

在科研工作中，对于呈正态分布或近似正态分布的计量资料，如身高、体重等，除了进行描述统计外，还要进行组与组之间平均水平的比较，即统计上常用的T检验和方差分析。如呈非正态或近似正态分布的资料，需转换成正态分布后再进行比较。方差分析主要用于三个及以上样本均数的比较，T检验主要用于单样本或两个样本均数的比较。取检验标准$a = 0.05$。

（3）卡方检验

X2分布是一种连续型随机变量的概率分布。拟合优度检验是根据样本的频率分布检验其总体分布是否等于某给定的理论分布。X2检验的理论基础是X2分布和拟合优度检验，基本思想是用同剂量度量实际频数和理论频数之间的偏离程度。X2检验可用于单样本分布的拟合优度检验，比较两个或多个独立样本频率或独立样本频率分布，比较配对设计两样本频率和两样本频率分布。

（4）标准T分法

标准T分是由标准Z分演变而来的。以标准差为单位的Z分，如果成绩低于平均水平，则Z分为负值，往往不习惯这种表达方式，通过对Z分数进行转换，得到标准T分。符合计算Z分的数据都适合于标准T分的计算。本研究选用标准 $T$ 分中"改变均数得分点的标准百分法"对定量评价指标界值范围制订评分表。根据"改变均数得分点的标准百分法"的特点，由于改变了评分点的位置，评分范围也有所改变。计算公式如下：

$$T = G + \frac{100 - G}{a\sigma}(x - \mu) \qquad (1-18)$$

式中，$G$ 为评分点，$a\sigma$ 为几个标准差，$\mu$ 为均数，$x$ 为实测值。

低优指标为：

$$T = G + \frac{100 - G}{a\sigma}(\mu - x) \qquad (1-19)$$

四是对 2014 年河南省学生体质与健康调研数据中中学生样本进行理想体质评价，运用鉴别度分析法和会聚度分析法检验"中学生理想体质评价体系"的结构效度。

鉴别度也叫作区分度，主要通过高低分组并通过各条目平均数差异的显著性水平进行检验。判断条目对不同群体的鉴别程度，最常用的是临界比值法（Critical Ration，CR），通过求出各条目的决断值（CR 值）。CR 值显著性水平小于 0.05，说明该条目达到 0.05 显著水平，具有较好的鉴别度，能够鉴别出不同被试的反应程度。CR 值显著性水平大于 0.05 表示条目鉴别度低。鉴别度通过独立样本 $T$ 检验进行考核。

指标之间及各指标与总成绩之间的相关程度也是检查体系结构效度的一个指标，各指标之间应确保在中度相关，相关度太高的因素表明二者同质性很高，可能反映比较接近或相同的倾向，是不合理的，而指标与总成绩的相关愈高愈好，表明指标与体系的同质性愈高，即指标的会聚效度越高。根据心理学家 Tuker 的理论，指标与测验总分的相关在 0.30~0.80、组间的相关在 0.10~0.60，表明测验的效度是令人满意的，且指标与总分相关系数应不低于项目之间的相关系数。

本研究的统计、分析过程，在 SPSS19.0 版本软件和 EXCEL2007 软件下进行运算、完成。数据的正态分布转换运用 LMS chartmaker Pro 2.54 软件完成。

## 第五节 研究路线

第一，通过对本研究相关的理论基础、概念等研究，界定中学生理想体质概念范畴。

第二，结合我国现行的学生体质检测、评价指标，分析中学生理想体质包含的内容及特点，选取若干指标，运用德尔菲法经过三轮咨询并对结果进行了统计、分析，确定中学生理想体质评价指标体系。

第三，基于中学生理想体质指标体系中各项指标数据的正态分布特征检验下，运用 LMS 法（Lambda-Median-Sigma LMS，偏度-中位数-变异系数）对非正态分布指标进行转换，在各项指标正态分布特征下，运用方差分析、$T$ 检验及 $Z$ 分法等数学方法对各指标进行分析，确定各项指标的界值范围。

第四，通过以上研究，确定中学生理想体质综合评价适用范围及方法，并对指标进行合成，在整合各指标界值范围的基础上编制评分表，构建中学生理想体质综合评价体系。

第五，根据中学生理想体质综合评价体系，代入 2014 年河南省学生体质与健康调研数据，计算出评价结果。通过效度检验等方法，检验中学生理想体质综合评价体系的可行性。

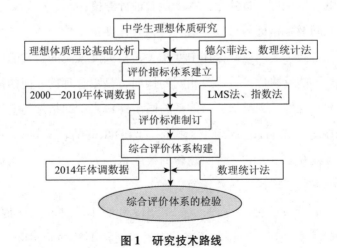

**图 1 研究技术路线**

# 第二章　中学生理想体质研究的
# 理论基础及相关概念界定

## 第一节　理论基础

### 一、青春期理论

青春期（Adolescence）是个体从童年向成年逐渐过渡的时期，是生长发育过程中的一个极其重要的阶段。根据现代青少年的生理、心理和社会性发育特点，WHO 将青春期定义为这样一个时期：个体从出现第二性征到性成熟的生理发展过程；个体从儿童认知方式发展到成人认知方式的心理过程；个体从经济的依赖性到相对独立状态的过渡。目前以 10~20 岁作为青春期阶段年龄。女性青春期发育的开始早于男性，结束也早，故女性青春期的时间跨度一般为 10~18 岁，男性为 12~20 岁。

青春期从体格生长突增开始，到骨骺完全融合、躯体停止生长、性发育成熟而结束。其间人体的形态、功能、性征、内分泌及心理和行为等各个方面都发生着巨大的变化，一般经历早期、中期和晚期三个阶段。青春早期主要表现为生长突增、身高突增高峰出现、性发育开始，持续约 2 年；青春中期特征明显，性器官、第二性征迅速发育，女生出现月经初潮，男生出现首次遗精，一般持续 2~3 年；青春后期体格生长速度明显减慢，但仍有增长，直至骨骺完全融合，性器官和第二性征持续发育直到成人水平，社会心理发展加速，持续两年左右。

青春发动期（Puberty），是指导致生理、性和心理社会成熟的过程。

青春发动期不同于青春期（Adolescence），它只是青春期的一个变化过程，即生殖系统发育与成熟的过程。从生物学角度来看，个体在青春发动期时第一次获得生育力（Fertility），并具备生殖功能。在青春发动期，个体的生理变化非常明显，包括体格生长突增、性腺和生殖器发育、第二性征出现等。青春发动期是青春期初始的 4~5 年，它始于一系列复杂的、尚未被探明的神经—内分泌网络的激活，而该网络在出生后一直处于静止状态。青春发动和生殖能力的成熟是由脑垂体分泌的卵泡刺激素（FSH）和黄体生成素（LH）的改变而决定的，而这些激素的分泌又受下丘脑促性腺激素释放激素（GnRH）脉冲式神经分泌频率和幅度的影响。

## 二、生长发育理论

生长，是指表现在身体各个组织、器官等身体外观的成分变化，它是基于细胞繁殖的基础上的。生长发育结束时个体达到成熟，形态、功能全面达到成人水平，各器官、系统功能基本完善，骨骼钙化完成，性器官具有繁殖子代的能力。

生长和发育虽有不同的概念和内涵，但在整个生长发育过程中互相依存，密不可分。生长是发育的前提，发育寓于生长之中。在器官的生长过程中，形态和重量的逐渐改变与增加表现出了功能的变化，这种变化是以分化和增强为基础的，而器官的功能完善又须在生长达到一定程度时才能实现。

生长发育的一般规律，是指大多数儿童在生长发育过程中所具有的现象。生长发育过程中因遗传、环境等多种因素的不同，导致生长和发育有早有晚，速度有快有慢，个体间差异很大。每个儿童的生长发育都有其特殊性，又都遵循一些普遍的规律。

生长发育是在机体和外界环境的相互作用下实现的。人体在神经—内分泌系统的调节控制下，各系统协调活动，使机体成为一个统一的整体与外界环境相联系，为适应外环境而发生相应的变化。人的生长发育既受遗传因素又受环境因素的影响，遗传因素决定生长发育的可能性，环境因素则决定生长发育的现实性。影响生长发育的环境因素包括营养、体育锻炼、疾病、生活作息制度、气候和季节、环境污染以及社会、家庭因素等。例如，环境中化学物质暴露对青春发育的作用是激烈争论的课题和研究的热点。相关研究表明，环境中广泛存在的内分泌干扰化学物质（Endocrine-Disrupting Chemicals，EDCs）可能是导致青春发育出现提前趋势的因素。

生长发育有一定的程序，各阶段间顺序衔接。前一阶段的发育为后一阶段奠定必要的基础；任何阶段的发育受到障碍，都会对后一阶段产生不利影响。身体各部的生长发育也有一定的顺序，青春期发育遵循"向心律"，下肢先于上肢，四肢早于躯干，呈现自下而上，自肢体远端向中心躯干的规律性变化。青春期足最早突增，最早停止增长；足突增后小腿开始突增，然后是大腿、骨盆宽、胸宽、肩宽和躯干高，最后是胸壁厚度。上肢突增顺序依次是手、前臂及上臂。手的骨骺愈合也由远到近，顺序依次为指骨末端→中端→近端→掌骨→腕骨→桡骨、尺骨近端。

整个生长期内个体的生长速度有时快，有时慢，是不均衡的。因此，生长发育速度曲线呈波浪式。从胎儿到成人，先后出现两次生长突增高峰：第一次从胎儿4个月至出生后1年；第二次发生在青春发育早期，女孩比男孩早两年左右。其中青春期的生长突增可划分为3个阶段，即起始期、快速增长期和减慢增长期。作为出生后身高增长的第二个高峰，青春期的身高增加值约为成年终身高的17%（男孩）和15%（女孩），其增长空间取决于青春期启动年龄的大小、青春期身高突增高峰（Peak Height Velocity，PHV）的高低，以及青春期生长的时间跨度。

生长发育过程中，各组织、器官的生长模式在时间进程上是不同的。其中神经系统在一个生长突增期内，快速增长显现明显，从胎儿到6岁。在其后的8~10年中，生殖系统没有任何变化，但是到了青春期前后，生殖系统出现了明显的变化，在性激素的作用下，机体开始全面的成熟。

在关键生长期内，一些重要的器官若受到干预无法正常的发育，就会出现缺陷或者功能障碍。这个时期，一旦错过治疗，就会造成一些无法挽回的后果。骨组织正是在这个时期开始进行生长发育，若出现不利于生长的因素，就会减少骨细胞的生长数量，骨骼生长就会停滞，此阶段若没有外部干预，在今后生长发育中长骨将无法继续正常生长，少年儿童的体格就无法展现其遗传的潜质。

## 三、青春期生长发育与体质的关系

青春期发育特点主要表现在以下几个方面：体格生长加速，以身高为代表的体格指标出现第二次生长突增；各内脏器官体积增大、重量增加，功能日益成熟；内分泌功能活跃，与生长发育有关的激素分泌明显增加；生殖系统功能发育骤然增快，并迅速成熟，到青春晚期已具备繁衍后代的能力；男女外生殖器和第二性征发育，使男女两性的外部形态特征差别更明显；在体格、功能发育的同时，青春期心理发展加快，产生相应的心理、行为变化，出现很多青春期特有的心理—行为问题。

### （一）体格发育

生长长期趋势（Secular Growth Trend）是近一个半世纪来最重要的人类生物学现象之一，主要表现有儿童少年群体身材一代比一代长得高、性发育提前、成年身高逐步增长的趋势。我国学生近年来体格发育也呈现出全方位的迅猛增长。据1979—2000年16省市资料显示，7~17岁青少年身高每10年的平均增长量，城、乡男生分别为2.95厘米和3.56厘米，城、乡女生分别为2.28厘米和2.88厘米；体重每10年的平均增长量，城、乡男生分别为3.90kg和2.56kg，城、乡女生分别为2.45kg和1.80kg。再者，性发育（以月经初潮年龄为代表）提前的趋势，在世界各地都可观察到。我国女孩的初潮年龄提前也很明显。北京女孩在1964—2000年初潮年龄从14.5岁提前到12.5岁，上海女孩在1972—2000年初潮年龄从13.9岁提前到12.1岁。生长长期趋势有明确的方向性：当社会经济发展、生活水平和营养状况明显改善时，表现为正向增长；发生战争、社会动荡、经济萧条、生活水平下降时，表现为停滞甚至下降。

身高和体重分别是反映身体线性生长和重量的代表性指标，两者的生长发育状况代表全身的体格发育水平。有关生长发育的研究中涉及最多的指标就是身高，因为身高是以骨骼生长为基础的，具有准确、稳定，测量简便等优点。生长突增的出现是男女儿童进入青春期的开始。突增起止的早晚、突增的幅度和突增的侧重部位等方面都显示着明显的性别差异。突增开始的年龄，女孩约为 9~11 岁，男孩通常晚 2 年，约为 11~13 岁。突增的幅度也不一样，男孩每年可增长 7~9 厘米，最多可达到 10~12 厘米，在整个青春期平均增长 28 厘米；女孩每年可增长 5~7 厘米，最多可达到 9~10 厘米，整个青春期平均增长 25 厘米。由于男孩青春期发育开始年龄比女孩晚 2 年左右，骨骼停止生长的时间也相应晚一些，并且男孩的突增幅度大，因此到成年时男性的平均身高一般比女性高 10 厘米左右。身高突增高峰（Peak Height Velocity，PHV）所处的时间年龄，男性约为 13~15 岁；女性约为 11~13 岁。男、女生身高发育曲线出现两次交叉现象：由于生长突增的开始年龄女孩比男孩早，因此从曲线上来看，女孩在 9~10 岁左右平均身高超过男孩，出现第一次交叉；女孩在生长突增高峰过后，生长速度明显减慢，而男孩的生长突增却正处于峰段，所以在 13~15 岁阶段出现第二次交叉现象。即使同性别的儿童，生长突增开始的早晚也不一样，随成熟类型的不同而异。通常用骨龄（BA）与时间年龄（CA）的差值来划分早熟型、平均型（一般型）、晚熟型。早熟型生长突增开始得早，生长期较短；晚熟型生长突增出现较晚、生长期长，最终身高常超过平均水平。

人体各个部分所组成的总重量就是体重。体重容易受到外界因素的影响而改变，其稳定程度较差。在营养、疾病等外因的作用下其增长的峰值并不明显，波动的幅度较大。着重反映骨骼、肌肉、脂肪组织和内脏器官在量方面的变化，所以即便是在青春期后仍可继续增长。身体成分简称体成分，指人体总重量中不同身体成分的构成比例，属于化学生长的范畴。体成分在研究体格发育与健康的关联方面发挥关键的中介作用。其模型在 Behnke 等提出的体脂重（Fat Mass，FM）、去脂体重（Fat-Free Mass，FFM）两成分模型基础上又建立了三成分、四成分及五成分模型。去脂体重又称为瘦体重（Lean Body Mass，LBM），包括全身的骨骼、肌肉和各种内脏器官，以及神经、血管等。瘦体重是活体组织中排除脂肪重量后的体重，属代谢活跃组织，是人体中相对恒定的部分。体脂重通指全身所有脂肪组织，但大部分储存在皮下组织里。青春发育期男女儿童的各种体成分总量都在增加，但各成分增加的比例方面存在明显的性别差异。男生由于分泌雄性激素较多，因此肌肉组织发育的功能强大，骨骼长、粗，体重增加时间比女孩长，20 岁时接近最高值。女孩瘦体重的增长相对较缓慢，突增幅度较男孩平缓得多，18 岁以后增长趋于停止。15 岁时，女生的瘦体重平均达到男生的 81%，但到 20 岁时，已经下降到同龄男生的 68% 左右。同时，体脂重也有明显的性别差异。青春早期男女孩的脂肪含量都有所增加。由于雌激素有促进脂肪组织沉积的作用，所以女孩的体脂量在整个青春期都是持续增加的，尤其以青春后期最为明显。男孩则不然，进入青春期后，体脂常出现负增长，体脂总量减少，直到进入青春晚期甚至青年期，才有脂肪的增加。男女脂肪量出现差异的主要原因是女性的脂肪细胞内脂肪含量较高，其脂肪细胞的数量其实与男性差别不大。胸围、肩宽、盆宽、上臂围、小腿围等体格发育指标，也都有各自的突增阶段，但仍然存在一定的性别差异。男孩肩宽的突增幅度大、女孩则以盆宽的突增更为明显，胸围的变化和肩宽相类似。总的来看，因为男孩生长期长，生长突增幅度大，所以多数指标发育水平大于女生，最终形成了身材较高大，肌肉发达，上体宽的体格特征；女生则是身材较矮，体脂丰满、下体宽的女性体格特征。

### （二）体能发育

根据世界卫生组织（WHO）的定义，体能（Physical Fitness），是指人体具备的能胜任日常工作和学习而不感到疲劳，同时有余力能充分享受休闲娱乐生活，又可应付突发紧急状况的能力。体能是健康概念的重要延伸，用以全面、准确评价人体的生理功能和健康状况。1985 年，美国学者 Caspersen CJ 等将体能分为健康相关体能（Health-Related Physical Fitness）和运动相关体能（Sports-Related Physical Fitness）两类，在体育科学界得到广泛认可和应用。两者分别以生理机能和身体素质指标反映。近年来，伴随社会经济发展和生活水平的提高，我国儿童青少年体格发育出现全方位增长，但生理机能和身体素质却出现停滞或下降的趋势。

1. 生理机能发展

青春发育开始后，各种内脏器官的生理功能也发生了明显的变化，在形态发育与功能发育的相互促进下，使机体发育渐趋成熟。

反映心肺功能的常用指标为心率、脉搏、血压、呼吸频率、肺活量等。心率、脉搏与呼吸频率的均值曲线随年龄增加而下降；而血压则相反，收缩压、舒张压和脉压均随年龄的增加而增高。肺活量能测试人体呼吸的最大通气能力，反映肺的容积和扩张能力，是反映人体呼吸功能的客观指标。肺活量与身体功能的多项指标高度相关，可以间接反映人体的最大摄氧水平和心肺功能，因此，也是评价人体生长发育水平和体质健康状况的一项常用指标。肺活量除了随年龄增加而增大外，还存在明显的性别差异，在整个生长期中男生始终超过女生，并且差别越来越大。13岁时女生肺活量约为男生的92%，18岁以后女生肺活量只有男生的70%左右。有学者对近20年武汉市城区中小学生肺活量进行分析，发现男、女生的肺活量总体呈下降趋势，这一结果与国内许多报道一致。

反映肌力发育的指标包括握力、背肌力等。青春期男女孩都有一个明显的突增阶段，突增开始年龄女孩是10~11岁，男孩是12~13岁。突增幅度则男孩明显高于女孩。握力的性别差异与肺活量相似，9岁时女性约为男性的88%，13岁时约为82%，18岁时约为64%。背肌力的男女差别就更为显著，9岁时女性约为男性的81%，13岁时降到78%，18岁时女性背肌力只有男性的58%。

2. 身体素质发展

青少年的体能发育，最突出表现在身体素质方面。身体素质不仅表现在体育锻炼上，在日常生活、学习及劳动中也会自然表现出来。身体素质的主要指标有速度、力量、耐力、灵敏度、柔韧性和协调性等。身体素质的发展有其生理功能基础，又与运动能力密切有关。在全国学生体质与健康调研的素质项目中，涉及中学生的速度指标有 50 米跑，力量指标包括立定跳远、引体向上（男）以及仰卧起坐（女），耐力指标有 1000 米跑（男）和 800 米跑（女），柔韧性指标包括坐位体前屈。

青春期素质发育有明显的阶段性特征。男孩的快速增长发生在 7~15 岁，15~20 岁增长趋缓，20~25 岁为一生中最高峰而且发展平稳。女孩的快速增长期为 7~12 岁，但在 13~16 岁阶段有相当部分女生素质发展呈停滞状、少数女孩甚至下降，16~20 岁多数女孩还可能出现缓慢增长。同时，青春期身体素质的发展还有性别差异。12 岁前男孩的各项指标仅略高于女生，13~18 岁男女差别才迅速扩大。不过，上面提到的现象主要依据现况调查，青春期素质发育水平与功能发育相比，更与体育锻炼程度有密切关系。换言之，女孩完全可以在坚持体育锻炼和科学运动训练的基础上，克服自身生理上的各种不利因素，大幅度提高素质水平。而且，这些有关素质的性别差异等变化规律主要反映在速度、力量、耐力等方面。与男孩相比，女孩在柔韧性、协调性（主要取决于神经系统的调节功能），以及平衡能力方面往往比男孩更具发展潜力。

青少年身体素质的发展存在敏感期。青少年在成长过程中，各种器官机能的发展是不均衡的，但身体素质有着较明显的发展规律，存在一个或几个某项身体素质增长速度特别快的时期，该时期即为相应身体素质的敏感期。从年龄来看，各个身体素质敏感期为：速度素质的敏感期一般为 14~16 岁，力量素质的最快发展期为 13~17 岁，16~18 岁是耐力素质的敏感期；灵敏度、柔韧性和协调性素质的敏感期一般都为 10~12 岁。针对我国青少年体质逐年下降的趋势，充分利用各项身体素质的发展敏感期，开展针对性训练，可取事半功倍之效，显著促进青少年身体素质的发展。

1985—2005 年的全国学生体质与健康调研的 20 年中，反映耐力素质的中长跑是中国学生体能中的最薄弱环节，呈现全方位、持续下降的趋势，下降趋势出现在所有性别—年龄组。男 1000 米跑，城乡中学生分别推迟 27.14 秒和 25.59 秒。女 800 米跑，城乡中学生分别推迟 25.29 秒和 26.82 秒。

### （三）心理发育

心理发育又称心理发展，指个体或种系从出生到死亡的整个生命期的持续的、有规律的心理变化过程。心理是人脑对客观现实的反映。大脑是心理活动的物质基础，客观现实是心理活动的内容和源泉，人通过一系列心理活动，在实践中能动地反映客观现实。青春期生长发育迅猛，是决定个体生理、心理、社会能力及道德情感的关键时期。青少年朝气蓬勃，但又处于健康危险行为的相对高发阶段，情绪、观念变化急骤，因此青春期常被称为"暴风骤雨"阶段。在心理发展上，他们主要在自我意识、性意识、认知发展方面表现出显著的自身特点，并出现身心发育的暂时性不平衡现象；心理发展较生理发育相对滞后，容易出现心理发展上的种种矛盾。

一方面，青春期是生理、心理发生巨变和自我意识迅速发展的时期；另一方面，青春期处于由儿童期向成年期的过渡阶段，是充满独立性和依赖性、自觉性和幼稚性错综复杂的矛盾时期。"成人感"和独立性是少年心理上的独特现象，表现为面对周围人对自己的评价很敏感，自尊心强，对成人依然把他们当小孩看尤其反感，对父母和老师往往故意表现出反抗情绪和疏远意图。与之相关联的则是同龄人集群的倾向，这种集群常常超出班级界限，形成少年独立的生活圈。他们与成人的关系越不协调，这一生活圈中的交往和相互影响也越大。

从一般意义上来讲，生理和心理相互联系，青春期生理的成熟要早于心理的成熟，生理发育为心理发育提供了一定的基础，许多青春期的心理变化正是源自巨大的生理变化，并与之相伴而生。青春期少年身心发展不平衡，由此感受许多心理矛盾、压力和冲突。在家庭和学校、社会的共同关心下，多数少年能健康、顺利地渡过这一时期，并由此基本塑造出良好的行为模式。少数人可能会在情绪、性格、日常行为等方面发生问题，出现各种心理—行为偏离，甚至发生精神疾病。随着生长发育的长期加速现象（长期趋势），性发育也不断提前。因此，对这一时期的教育问题，应引起高度关注。

作为构成体质的心理因素，心理对体质的影响是互为因果的，呈现出相互影响、相互促进、相互制约的关系。主要表现在三个方面：①人的体质强弱与心理发展水平相对应，表现出不同的体质水平，在认知、情感、意志和个性上存在着差异；②运动效能与心理因素关系上，心理能力对人体体能（生理机能和身体素质）潜力的运用、动员和发挥，起着巨大的精神力量；③心理因素与致病关系上，消极的心理因素能引起许多疾病，而积极的心理状态是保持和增进健康的必要条件。良好的心理素质对于人体健康，不仅有着能动地作用，而且在健康与疾病相互转化的过程中，对人的体质将产生深刻的影响。

中学生这一阶段的心理发育具备以下几个特点：①青春期的情绪特点：情绪容易波动，而且表现为两极性，即有时心花怒放，阳光灿烂，满面春风；有时愁眉苦脸，阴云密布，痛不欲生，甚至暴跳如雷；②青春期的人际交往特点：处在青春期的学生，渐渐地从家庭中游离，更多地与同伴一起交流、活动，结交志趣相投的同学为知心朋友；③青春期的情感特点：在这段时期，青少年的情感由原来对亲人的挚爱之情，向外拓展，其情感充分的体现了社会性；道德观也发生了变化，无法妥协和容纳不同意见的人与事，很容易受到伤害。这些心理变化的特点也会随之对其体质发生潜移默化的影响。

### （四）适应能力

"适应"（Adaptation）的定义可以从两个方面诠释：生物学上，适应是指能增加有机体生存机会的那些身体和行为上的改变；心理学上，适应是指个体在生活环境中，在随环境的限制或变化而变化、调节自身的同时，又反作用于环境的一种交互互动的动态过程，个体通过这一过程达到与环境之间的和谐平衡的状态。任弘博士在其《体质研究中人体适应能力的理论与实证研究》中对适应能力进行了定义，适应理论定义为：人维持身体与内外环境间平衡的能力。操作定义是：个体维持自身与其生存的自然环境、社会环境及生理环境间协调，最大限度地保持自身健康的能力。

目前我们所说的适应能力多为个体的社会适应能力。国外学者 DOLL

于 1986 年将社会适应能力定义为个人独立处理日常生活与承担社会责任达到与他的年龄和社会文化条件所期望的程度，人类有机体保持个人独立和承担社会责任的机能。潘绍伟，于可红在《学校体育学》一书中将社会适应能力定义为：社会适应能力指个体与他人及社会环境相互作用、具有优秀人际关系和实现社会角色的能力。

在理想体质的内涵和主要标志中，适应能力都作为一项指标呈现。适应能力和身体素质一样，是健康的外在表现。中学生正处于生长发育突增期阶段，逐渐趋向成人。各种体格发育指标、心血管系统、骨骼肌肉、呼吸消化系统、淋巴系统、生殖系统都在青春期加速增长，在青春期结束前达到顶峰。在此过程中身体素质的力量、速度、耐力指标都处在敏感发展期，快速发展。在此阶段适应能力也出现不同表现：①中学生适应能力是中学生在与生存环境中交互作用中的心理适应，即对文化、价值观念和生活方式的应对；②中学生适应能力是中学生心理与环境保持平衡的能力，即中学生为了满足环境的要求而逐渐学会独立地掌握规范、正确地处理人际关系、学会自我控制与调节，从而有效地适应生活的能力；③中学生适应能力是心理成熟的主要标志，即中学生独立处理日常生活和承担责任，达到其年龄和所处文化条件所期望程度的能力。对于自然环境的适应性来说，中学生每天处于学生学习和身体的健康发育阶段，校园便成了主要场所，而且自然环境相对统一。

## 第二节 相关概念界定

### 一、中学生

中学生（Middle School Student），是指在实施普通中等教育的学校就读的学生。我国分为初级中学学生和高级中学学生两个阶段，按照小学 6 岁、7 岁入学年龄推算，中学生年龄在 12 岁、13～17 岁、18 岁。在《全国学生体质与健康调研方案》中样本构成的规定，13～18 岁学生为中学生样本，并将中学生检测项目按照此年龄段进行检测。这个年龄阶段正处于青春期发育阶段，各项发育水平都处于不稳定的状态，及时的引导和干预对今后的工作和生活都有积极作用。中学生也是一个社会特殊群体，它受到社会方方面面的特殊关注，其具备了高关注度、高曝光度等特点，这些特点决定了这个群体的背后是千千万万不同背景、不同阶层和不同社会认知的家庭，而家庭又是社会的基本单元。所以说，中学生群体既是一个简单的受众群体，也是一个复杂的放射源体。

本书对中学生的界定为：在普通中学就读的 13～18 岁年龄段在校学生，不包括经过专业训练的体育生或运动员。

## 二、理想体质

经过充分讨论，专家们对理想体质的概念及主要标志取得了较为一致的意见，认为理想体质，是指良好的人体质量，是在遗传的基础上，经过后天的努力塑造所达到的形态结构、生理功能、心理素质和对外环境适应的整体良好状态。理想体质的主要标志为以下六个方面：一是身体健康，主要脏器无疾病；二是形态发育良好，体格健壮、体型匀称；三是呼吸系统、心血管系统、骨骼肌肉系统具有良好的生理功能；四是有较强的运动能力和劳动工作能力；五是心理发育健全、情绪乐观、意志坚强、思维敏捷、反应迅速；六是对社会和自然环境有较强的适应能力。

其中，"身体健康、主要脏器无疾病"所指指标为临床医学的内科检查项目，主要包括：查阅病史、心、肝、肺、肾等重要脏器疾病；身体发育异常；身体残缺、畸形；急性病等。康复、治疗的过程是临床医学的研究领域，且检测手段及要求较为专业，一旦发现病例无法通过体育锻炼的手段进行康复、治疗，就超出了本学科的研究范围。由于学生体质与健康调研现场检测前，由专业医务人员对受试学生进行了内科检查，要求凡达到上述情况之一者，均不得参加身体素质测试，也不列入体测统计样本。所以用于制定评价标准及验证数据均为身体健康，主要脏器无疾病学生测试数据。

而在"对社会和自然环境有较强的适应能力"方面，部分专家认为适应能力评价可以作为中学生理想体质评价指之一标，评价重点应以社会适应能力评价为主。2004 年国务院颁布的《中共中央国务院关于进一步加强和改进未成年人思想道德建设的若干意见》中也把未成年人的心理健康和社会适应能力作为重要的培养目标。

因此，本书对理想体质主要标志界定为：形态发育良好，体格健壮、体型匀称；呼吸系统、心血管系统、骨骼肌肉系统具有良好的生理功能；有较强的运动能力和劳动工作能力；心理发育健全、情绪乐观、意志坚强、思维敏捷、反应迅速；有较强的社会适应能力。

理想体质是对一般体质的延伸，也是在一般体质研究的目的、形式基础上的提高，亦和适度体质形成对应和互补。虽然对我们需要达到的体质状态提出了具体的要求，但在不同群体、不同阶段对理想体质的理解有所不同，在研究过程中应区别对待。

### 三、中学生理想体质

中学生的体质健康是中学生在自身发展中的一项重要指标，其必须要加以外部力量的干预，才能使其在一个健康的范畴内循序发展。其内涵包含狭义的自身发展水平和广义的群体发展水平。狭义的体质健康，是指自身的青春期发育水平是否达到相关要求的水平，是否在同一地区内处于较好水平，自我的身心发展是否合乎健康体质的要求。而广义的体质健康不仅包括中学生本人的健康发展，还有其健康发展是否受到外界的干预，包括家庭、学校，而核心则是中学生将自己的体质健康发展放到整个群体中，同整个群体的发展紧密联系在一起。也只有将整个中学生群体视作一个有机的统一体，才能够通过整体的发展来辨识某一个体是否健康发展。同时，正是每一个个体的健康发展才拼填出整个群体的健康发展。从某种程度上来讲，前者是后者的前提、基础，后者是包括前者在内的一种综合表现。需要注意的是，我们强调中学生理想体质，并非只要整个群体的理想健康而忽视了个体的健康发展，而是为了说明个体的理想体质是基础，中学生群体的理想体质是建立在每一个个体理想体质之上的。

综上，在本研究中将中学生理想体质定义为：中学生在遗传的基础上，遵循青春期生长发育规律，通过后天塑造使其达到身体形态、生理机能、身体素质、心理素质和社会适应能力全面发展，以能够满足生活、学习需要的整体良好状态。主要表现为形态发育良好，体格健壮、体型匀称；呼吸系统、心血管系统、骨骼肌肉系统具有良好的生理功能；有较强的运动能力和学习劳动能力；心理发育健全、情绪乐观、意志坚强、思维敏捷、反应迅速；有较强的社会适应能力。

# 第三章 中学生理想体质指标体系的建立

## 第一节 中学生理想体质初始指标选择

指标的初选是确定指标体系的关键，是本研究的前提。通过相关理论基础、以往中学生体质评价理论研究，结合实践应用和专家访谈建议，在遵循科学性、全面性、可操作性原则下选择中学生理想体质评价初始指标，制定用于专家咨询的指标框架。

### 一、身体形态初始指标

身高和体重分别是反映身体线性生长和重量的代表性指标，两者的生长发育状况代表全身的体格发育水平。有关生长发育的研究中涉及最多的指标就是身高，因为身高是以骨骼生长为基础的，具有准确、稳定，测量简便等优点。体重是反映组成人体各个部分总重量的指标。由于容易受到营养、疾病等环境因素的影响，稳定性比身高差，但它的变化规律与身高相似。但体重指标不考虑身高因素，就无法评价体型的匀称度，为更加全面、合理的评价中学生身体形态，选用了体质量指数代替体重指标对身体的形态进行评价。根据我国目前常用的评价身体形态指标，在征求专家意见的基础上确定了身高和体质量指数为身体形态评价初始指标。

体质量指数（Body Mass Index，BMI）是目前国际学术界公认的体质评价重要指标，在体育、卫生等领域广泛运用。BMI 是运用身高和体重的比例评价人体的营养状况，也能够评价体型的匀称程度和体脂含量的常用指数。主要用于筛查肥胖和营养不良，目前我国已经建立了《中国学龄儿童青少年超重—肥胖筛查体重指数值分类标准》《学龄儿童青少年营养不良筛查界值范围》。

BMI 公式为

$$BMI = \frac{体重(kg)}{\left[身高(m)\right]^2} \qquad (3-1)$$

## 二、生理机能初始指标

反映心肺功能的常用指标为心率、脉搏、血压、呼吸频率、肺活量等，在全国学生体质与健康调研的生理机能项目中，评价心血管功能指标有脉搏和血压，评价肺功能指标是肺活量。脉搏是反映心血管功能的重要指标；因年龄、性别、健康状况和锻炼水平的不同，个体间有很大的差异；血压是血液在血管内流动时，作用于血管壁的压力，它是推动血液在血管内流动的动力，脉搏和血压可以直接评价人的心血管系统水平。心率、脉搏的均值曲线随年龄增长而下降；血压则相反，收缩压、舒张压和脉压均随年龄的增长而上升。肺活量，是指一次尽力吸气后能呼出的最大气量，能测试人体呼吸的最大通气能力，反映肺的容积和扩张能力，是评价人体呼吸系统水平的客观指标。肺活量与身体功能的多项指标高度相关，因此也是评价人体生长发育水平和体质健康状况的一项常用指标。握力指标不但能够反映肌肉发育水平，而且是反映体格发育、评价体格健壮的重要指标，更是运动系统的主要组成部分。有研究表明，一个人的握力与其全身力量呈高度相关。

由于在生理机能评价中，血压、脉搏单独评价也无法反映心血管整体状况，这些指标其中一项变化，直接影响整体水平。为能够对此类指标进行整体综合评价，使评价结果更加科学，在征求专家意见后，选用了布兰奇心功指数代替了血压、脉搏指标对心血管功能进行评价，选用肺活量指标对肺功能发育水平进行评价，选用握力指标对肌肉发育水平进行评价。

布兰奇心功指数（BI）是评价人体心血管系统的综合指数，是在评定心率的同时，考虑了血压的因素，能够全面的评价心脏和血管的功能，较多的用于各类心血管功能评价中。通过测量心率和血压，利用心率和血压的关系进行评价。在学生体质与健康调研检测指标中只有脉搏指标，在正常情况下脉搏和心率是一致的，因此，在评价时可以将脉搏检测结果用于心率。BI 公式为：

$$BI = 心率(次／分) \times [收缩压(mmHg) + 舒张压(mmHg)]/100$$

$$(3-2)$$

### 三、身体素质初始指标

身体素质不仅表现在体育锻炼上，在日常生活、学习及劳动中也会自然表现出来。身体素质的发展有其生理功能基础，又与运动能力密切相关。身体素质的主要指标有速度、力量、耐力、灵敏度、柔韧性和协调性等。青春期身体素质发育存在明显的阶段性，青春期身体素质发育水平与功能发育相比，更与体育锻炼程度有密切的关系。换言之，女孩完全可以在坚持体育锻炼和科学运动训练的基础上，克服自身生理上的各种不利因素，大幅度提高身体素质水平。而且，青少年身体素质的发展存在敏感期。青少年在成长过程中，各种器官机能的发展并不均衡，但身体素质有着较明显的发展规律，存在一个或几个某项身体素质增长速度特别快的时期，该时期即为相应身体素质的敏感期。在中学生阶段身体素质发育敏感期主要为速度、耐力、力量等指标，结合目前我国体质检测项目，在征求专家意见后，确定选择全国学生体质与健康调研的身体素质项目中 50m 跑，1000m 跑（男）和 800m 跑（女），立定跳远，引体向上（男）和仰卧起坐（女），坐位体前屈为身体素质初始指标。

### 四、心理素质初始指标

心理是人脑对客观现实的反映。大脑是心理活动的物质基础，客观现实是心理活动的内容和源泉，人通过一系列心理活动，在实践中能动地反映客观现实。青春期生长发育迅猛，是决定个体生理、心理、能力及道德情感的关键时期。青少年朝气蓬勃，但又处于健康危险行为的相对高发阶段，情绪、观念变化急骤，因此青春期常被称为"暴风骤雨"阶段。从一般意义上来讲，生理和心理相互联系，青春期生理的成熟要早于心理的成熟，生理发育为心理发育提供了一定的基础，许多青春期的心理变化正是源自巨大的生理变化，并与之相伴而生。青春期少年身心发展不平衡，由此感受到许多心理矛盾、压力和冲突。在家庭和学校的共同关心下，多数少年能健康、顺利地渡过这一时期，并由此基本塑造出良好的行为模式。少数人可能会在情绪、性格、日常行为等方面发生问题，出现各种心理—行为偏离，甚至发生精神疾病。因此，专家认为对这一时期的心理状况，要引起高度关注，应作为中学生理想体质评价的重要指标。

本研究采用《中国中学生心理健康量表（MMHI-60）》，该量表由中国科学院心理所博士生导师王极盛教授编制，用于评估被试中学生的心理状况。量表的重测信度在 0.716~0.905，同质信度 0.6501~0.8577，分半信度 0.6341~0.8400；结构效度：量表总分与各分量表的相关在 0.7652~0.8726，各分量表之间的相关在 0.4027~0.7587。量表共包括 60 个条目，分为 10 个分量表，即强迫、偏执、敌对、人际关系敏感、抑郁、焦虑、学习压力感、适应不良、情绪不稳定、心理不平衡。每个分量表由 6 个条目组成。

## 五、适应能力初始指标

世界卫生组织（WHO）1978 年对健康的定义是：健康不仅是指一个人没有疾病或虚弱现象，而是指一个人生理上、心理上和社会适应上的完好状态。由此可见社会适应能力是个体是否健康的一个重要指标。2004 年国务院颁布的《中共中央国务院关于进一步加强和改进未成年人思想道德建设的若干意见》中也把未成年人的心理健康和社会适应能力作为重要的培养目标。

中学阶段是人生发展的重要时期，而长时间、高强度的紧张学习状态，对中学生的适应能力提出了较高的要求，特别是处于青春期发育阶段，生活和学习的影响，使中学生的人生观、价值观出现不同的认识。研究结果表明，长时间适应障碍可导致精神活力下降和应激能力下降。表现为：疲乏无力、精神不振、焦虑不安、易激怒、情绪不稳定、头痛、失眠、注意力不集中、理解判断能力下降、社交障碍等，这就是人们现在经常提到的亚健康状态，这种状态长期得不到缓解，就会导致体质下降，甚至引起疾病。由此可知，中学生的适应能力好坏将会影响其学习、生活甚至今后的健康状况。闫岩通过对上海市中学生社会适应能力与体育锻炼行为关系的研究发现：中学生体育锻炼行为与社会适应能力密切相关，参加技战能主导类运动项目的学生社会适应能力显著高于参加体能主导类运动项目的学生；每次参加体育锻炼持续时间 30 分钟以上的学生显著高于每次参加体育锻炼持续时间 10 分钟以内的学生；参加课余体育锻炼的学生在情绪控制及环境适应上显著优于不参加课余体育训练的学生。部分专家认为，适应能力评价可以作为中学生理想体质评价指之一标，评价重点应以社会适应能力评价为主。

适应能力指标采用《人体适应能力量表》，该量表由北京体育大学任弘博士编制。经实测检验具有较好信度和效度，基本符合测量学要求。评价量表的设计包括对自然环境的适应、对社会环境的适应和对自身生理改变的适应及对疾病的抵抗能力三个分量表，共 45 个条目。该量表施测简单、可操作性强、成本低，适合于大规模群体测量。

## 第二节　中学生理想体质指标的确定

通过建立中学生理想体质初始框架，对选定的专家组进行三轮的专家咨询，并对返回结果进行统计、分析，根据指标的筛除和增加原则，确定中学生理想体质评价指标。

### 一、专家咨询基本情况统计

对三轮专家咨询表的回收情况、调查表的筛选情况进行统计。三轮的专家咨询表回收率分别是 79.17%、94.29%、100%，在第三轮专家咨询中，较好的完成了问卷回收。在第一轮专家咨询回收的问卷中，由于 1 名专家给予的特征分值离散度明显大于平均水平，2 名专家不能够完整填写专家问卷，在进行第一轮问卷统计时筛除了 3 名专家的问卷。见表 3-1。

表 3-1　专家咨询问卷回收情况

| 轮次 | 发出问卷（份） | 回收问卷（份） | 回收率（%） | 咨询表筛除（份） |
|------|------|------|------|------|
| 第一轮 | 48 | 38 | 79.17 | 3 |
| 第二轮 | 35 | 33 | 94.29 | 0 |
| 第三轮 | 33 | 33 | 100 | 0 |

经过三轮的专家咨询，共有 33 名专家帮助完成了专家咨询，其中学校体育领域专家 16 人，副高级职称 1 人；学校卫生专家 17 人，副高级职称 2 人。33 名专家中工作年限最长为 50 年、最短为 14 年、平均 30.8 年。见表 3-2，表 3-3。

表 3-2　完成三轮专家咨询职称情况　　　　　　　　　　　单位：人

| 职称/职务 | 科研机构 | | 高等学校 | | 行政机关 | | 合计 | |
|------|------|------|------|------|------|------|------|------|
| | 学校体育 | 学校卫生 | 学校体育 | 学校卫生 | 学校体育 | 学校卫生 | 学校体育 | 学校卫生 |
| 正高 | 2 | 3 | 11 | 10 | 2 | 2 | 15 | 15 |
| 副高 | 1 | 2 | 0 | 0 | 0 | 0 | 1 | 2 |
| 合计 | 3 | 5 | 11 | 10 | 2 | 2 | 16 | 17 |

表 3-3　完成三轮专家咨询工作年限情况　　　　　　　　　单位：年

| 年限 | 学校体育 | | | 学校卫生 | | | 综合 |
|------|------|------|------|------|------|------|------|
| | 正高 | 副高 | 综合 | 正高 | 副高 | 综合 | |
| 最长 | 50 | 18 | 50 | 42 | 39 | 42 | 50 |
| 最短 | 23 | 18 | 18 | 25 | 14 | 14 | 14 |
| 平均 | 35.8 | 18 | 33.3 | 29.9 | 26.6 | 29.3 | 30.8 |

## 二、专家咨询的过程分析

通过选定的专家，运用德尔菲法对确定的中学生理想体质初始指标框架进行三轮咨询，经过对调查过程进行初步分析，结果如下。

### （一）第一轮专家咨询

#### 1. 咨询步骤

首先，根据初始指标框架制定《中学生理想体质指标体系专家咨询信》。利用电子邮件方式发至选定专家，进行第一轮专家咨询。咨询内容包括：一级指标、二级指标的敏感性、代表性、特异性及可获得性。同时，对判断依据（理论依据、实践经验、同行了解、直觉）、熟悉程度进行自评。所列咨询内容按照 0~10 分进行评判。

其次，对收回的专家咨询表进行统计分析，根据各位专家反馈信息和回收数量，计算各指标的平均数、标准差，变异系数等，并根据统计分析结果，确定进入第二轮专家咨询名单和咨询指标。

指标删除原则：满足以下标准的指标之一的进行删除：指标的加权平均数小于 5.00，指标的变异系数大于 0.5，指标的可获得性评分小于 5.00。增加指标原则：在反馈的咨询表中，有半数以上的专家提出增加的指标。

咨询表筛除原则：专家给予的特征数值离散度过大的咨询表或表格填写不完整。

2. 咨询指标

根据中学生理想体质初始指标的研究，建立了用于专家咨询的中学生理想体质评价初始指标框架。包括 5 个一级指标，12 个二级指标，见表 3-4。

表 3-4　中学生理想体质评价初始指标框架

| 一级指标 | 二级指标 |
| --- | --- |
| 1 身体形态 | 1.1 身高 |
| | 1.2 BMI（体质量指数） |
| 2 生理机能 | 2.1 BI（心功指数） |
| | 2.2 肺活量 |
| | 2.3 握力 |
| 3 身体素质 | 3.1 速度（50 米跑） |
| | 3.2 耐力（1000 米跑/800 米跑） |
| | 3.3 爆发力（立定跳远） |
| | 3.4 柔韧（坐位体前屈） |
| | 3.5 相对力量（引体向上/仰卧起坐） |
| 4 心理素质 | 4.1 中国中学生心理健康量表 |
| 5 适应能力 | 5.1 人体适应能力量表 |

3. 咨询结果

对第一轮发放的专家咨询表进行回收统计，各指标的四个特征情况见表 3-5。

表 3-5　中学生理想体质指标体系专家咨询第一轮反馈信息统计

| 指标 | 敏感性 | | 代表性 | | 特异性 | | 可获得性 | |
|---|---|---|---|---|---|---|---|---|
| | 均值 | 标准差 | 均值 | 标准差 | 均值 | 标准差 | 均值 | 标准差 |
| 1 身体形态 | 7.59 | 1.40 | 8.05 | 1.59 | 7.55 | 1.22 | 8.55 | 0.96 |
| 1.1 身高 | 7.77 | 1.45 | 8.18 | 1.44 | 7.45 | 1.60 | 9.18 | 0.91 |
| 1.2 BMI（体质量指数） | 8.05 | 1.40 | 8.27 | 1.45 | 8.09 | 1.38 | 8.82 | 0.91 |
| 2 生理机能 | 8.09 | 1.23 | 8.32 | 0.95 | 8.00 | 1.07 | 7.95 | 1.05 |
| 2.1 BI（心功指数） | 7.41 | 1.40 | 7.86 | 0.94 | 7.41 | 1.18 | 7.36 | 1.59 |
| 2.2 肺活量 | 7.82 | 1.47 | 8.23 | 1.02 | 7.82 | 1.44 | 8.18 | 1.18 |
| 2.3 握力 | 7.41 | 1.65 | 7.50 | 1.82 | 7.18 | 1.53 | 8.09 | 1.66 |
| 3 身体素质 | 8.32 | 1.29 | 8.68 | 1.04 | 8.27 | 0.98 | 8.27 | 1.08 |
| 3.1 50 米跑 | 8.09 | 1.06 | 8.23 | 1.02 | 7.77 | 1.19 | 8.45 | 1.18 |
| 3.2 800 米跑/1000 米跑 | 8.36 | 1.40 | 8.59 | 1.40 | 8.18 | 1.37 | 8.32 | 1.21 |
| 3.3 立定跳远 | 7.86 | 1.36 | 8.36 | 1.09 | 7.73 | 1.08 | 8.64 | 1.00 |
| 3.4 坐位体前屈 | 7.23 | 1.19 | 7.45 | 1.26 | 7.41 | 0.91 | 8.09 | 1.06 |
| 3.5 引体向上/仰卧起坐 | 7.59 | 1.37 | 8.18 | 0.96 | 7.59 | 1.14 | 8.18 | 1.22 |
| 4 心理状况 | 7.00 | 2.07 | 6.95 | 1.91 | 6.82 | 2.11 | 6.68 | 1.89 |
| 4.1 中国中学生心理健康量表 | 7.27 | 1.64 | 7.27 | 1.49 | 7.09 | 1.51 | 7.32 | 0.95 |
| 5 适应能力 | 6.45 | 1.99 | 6.59 | 1.94 | 6.36 | 1.94 | 6.18 | 1.84 |
| 5.1 人体适应能力量表 | 6.68 | 1.43 | 6.91 | 1.27 | 6.64 | 1.40 | 6.55 | 1.22 |

在第一轮专家咨询表回收时，根据咨询表筛除原则，筛除不合格问卷 3 份，剩余问卷都已经达到研究要求。由问卷统计显示，多数专家对指标的设置提出了建议：肺活量和身高指标单独使用不能有效的反映其整体状态，需要对肺活量指标、握力指标的评价调整为派生指标进行评价。心理状况和适应能力一项的指标中，由于标准差较大，反映出了较为分散的专家

意见，故需要进行再次论证。同时，专家对于中学生理想体质的其他初始指标的选取给予了较好的评价，认为符合了对研究对象进行指标确定的要求。

### （二）第二轮专家咨询

**1. 咨询步骤**

制定第二轮专家咨询表，并附第一轮各指标统计分析结果，供专家在第二轮评判中参考，对第二轮专家咨询表中确定指标重新评判。按照第一轮的统计分析方法和专家咨询方法，对第二轮的专家进行咨询。

**2. 咨询指标**

身高、体重的变化都会对肺活量和握力产生影响，在专家意见的基础上，身高、体重分别和肺活量、握力指标做相关性分析，以确定肺活量和握力的派生指标。统计学一般认为，$0 < |r| \leqslant 0.3$，为微弱相关；$0.3 < |r| \leqslant 0.5$，为低度相关；$0.5 < |r| \leqslant 0.8$，为中度相关；$0.8 < |r| < 1$，为高度相关。

肺活量指数：肺活量和身高、体重有直接关系，身高、体重的变化直接影响肺活量的水平，对其评价时一定要考虑身高、体重因素。目前，对肺活量指数使用较多的是体重肺活量指数和身高肺活量指数。为更有效、客观的评价肺活量水平，在SPSS19.0版本程序下对2000—2010年河南省学生体质调研数据进行运算，分析身高、体重相关性分析，为肺活量指数的选择提供依据。分析结果见表3-6、表3-7。

表3-6 肺活量体重相关性分析

| 项目 | 特征 | 肺活量 | 体重 |
|------|------|--------|------|
| 肺活量 | Pearson 相关性 | 1 | 0.555** |
| | 显著性（双侧） | — | 0.000 |
| | N | 71225 | 71225 |
| 体重 | Pearson 相关性 | 0.555** | 1 |
| | 显著性（双侧） | 0.000 | — |
| | N | 71225 | 71225 |

注：**. 在 .01 水平（双侧）上显著相关。

表 3-7　肺活量身高相关性分析

| 项目 | 特征 | 肺活量 | 身高 |
|---|---|---|---|
| 肺活量 | Pearson 相关性 | 1 | 0.628** |
| | 显著性（双侧） | — | 0.000 |
| | N | 71225 | 71225 |
| 身高 | Pearson 相关性 | 0.628** | 1 |
| | 显著性（双侧） | 0.000 | — |
| | N | 71225 | 71225 |

注：＊＊. 在 .01 水平（双侧）上显著相关。

据分析结果显示，肺活量与体重的相关系数为 0.555，肺活量与身高的相关系数为 0.628，相关程度都达到了中度相关，且显著性水平达到 0.01 水平。由于身高的相关性大于体重的相关性，在评价肺活量水平时选择肺活量身高指数。

肺活量身高指数公式为

$$身高肺活量指数 = \frac{肺活量(ml)}{身高(cm)} \qquad (3-3)$$

握力是反映肌肉发育程度的重要指标，也是反映骨骼发育状况的指标，同样与身高、体重有着密切关系。为更有效、客观的评价其水平，同样在 SPSS19.0 版本程序下对 2000—2010 年河南省学生体质调研数据进行运算，分析身高、体重相关性分析，为握力指数的选择提供依据。分析结果见表 3-8、表 3-9。

表 3-8　握力体重相关性分析

| 项目 | 特征 | 握力 | 体重 |
|---|---|---|---|
| 握力 | Pearson 相关性 | 1 | 0.596** |
| | 显著性（双侧） | — | 0.000 |
| | N | 71225 | 71225 |
| 体重 | Pearson 相关性 | 0.596** | 1 |
| | 显著性（双侧） | 0.000 | — |
| | N | 71225 | 71225 |

注：＊＊. 在 .01 水平（双侧）上显著相关。

表 3-9　握力身高相关性分析

| 项目 | 特征 | 握力 | 身高 |
|------|------|------|------|
| 握力 | Pearson 相关性 | 1 | 0.688** |
| | 显著性（双侧） | — | 0.000 |
| | N | 71225 | 71225 |
| 身高 | Pearson 相关性 | 0.688** | 1 |
| | 显著性（双侧） | 0.000 | — |
| | N | 71225 | 71225 |

注：**. 在 .01 水平（双侧）上显著相关。

据分析结果显示，握力与体重的相关系数为 0.596，握力与身高的相关系数为 0.688，相关程度都达到了中度相关，且显著性水平达到 0.01 水平。目前对握力的评价多数使用的是体重握力指数，但分析结果得出握力身高的相关性大于握力体重的相关性，在评价肌肉发育水平时选择身高握力指数。

身高握力指数公式为

$$身高握力指数 = \frac{握力(kg)}{身高(cm)} \tag{3-4}$$

根据专家意见，通过以上分析，确定了进入第二轮专家咨询指标。见表 3-10。

表 3-10　中学生理想体质专家咨询指标（第二轮）

| 一级指标 | 二级指标 |
|---------|---------|
| 1 身体形态 | 1.1 身高 |
| | 1.2 BMI（体质量指数） |
| 2 生理机能 | 2.1 BI（心功指数） |
| | 2.2 身高肺活量 |
| | 2.3 身高握力 |
| 3 身体素质 | 3.1 速度（50 米跑） |
| | 3.2 耐力（1000 米跑/800 米跑） |
| | 3.3 爆发力（立定跳远） |
| | 3.4 柔韧（坐位体前屈） |
| | 3.5 相对力量（引体向上/仰卧起坐） |
| 4 心理素质 | 4.1 中国中学生心理健康量表 |
| 5 适应能力 | 5.1 人体适应能力量表 |

### 3. 咨询结果

对第二轮发放的专家咨询表进行回收统计，各指标的四个特征情况见表 3-11。

表 3-11　中学生理想体质指标体系专家咨询第二轮反馈信息统计

| 指标 | 敏感性 | | 代表性 | | 特异性 | | 可获得性 | |
|---|---|---|---|---|---|---|---|---|
| | 均值 | 标准差 | 均值 | 标准差 | 均值 | 标准差 | 均值 | 标准差 |
| 1 身体形态 | 7.92 | 0.84 | 7.83 | 1.79 | 7.69 | 1.02 | 8.39 | 1.04 |
| 1.1 身高 | 7.83 | 1.15 | 7.97 | 1.17 | 7.72 | 1.36 | 8.94 | 0.87 |
| 1.2 BMI（体质量指数） | 8.17 | 1.10 | 8.33 | 1.14 | 8.17 | 1.34 | 8.67 | 0.91 |
| 2 生理机能 | 8.06 | 1.00 | 8.33 | 0.77 | 8.00 | 0.97 | 7.94 | 1.16 |
| 2.1 BI（心功指数） | 7.81 | 1.02 | 7.94 | 1.00 | 7.72 | 1.18 | 7.00 | 1.53 |
| 2.2 身高肺活量指数 | 7.61 | 1.58 | 7.89 | 1.41 | 7.50 | 1.58 | 7.39 | 1.58 |
| 2.3 身高握力指数 | 6.89 | 1.64 | 7.00 | 1.61 | 6.69 | 1.64 | 7.44 | 1.69 |
| 3 身体素质 | 8.33 | 0.97 | 8.56 | 1.04 | 8.25 | 0.91 | 8.22 | 1.00 |
| 3.1 50 米跑 | 8.17 | 0.79 | 8.33 | 1.03 | 8.17 | 0.92 | 8.39 | 1.09 |
| 3.2 800 米跑/1000 米跑 | 8.39 | 1.14 | 8.61 | 1.24 | 8.64 | 0.87 | 8.11 | 1.23 |
| 3.3 立定跳远 | 7.89 | 1.13 | 8.33 | 0.91 | 8.00 | 1.14 | 8.61 | 0.78 |
| 3.4 坐位体前屈 | 7.33 | 1.08 | 7.56 | 1.10 | 7.56 | 0.92 | 8.00 | 0.91 |
| 3.5 引体向上/仰卧起坐 | 7.67 | 0.91 | 7.94 | 1.06 | 7.72 | 1.07 | 8.28 | 1.07 |
| 4 心理状况 | 7.39 | 1.04 | 7.44 | 1.04 | 7.33 | 1.03 | 7.11 | 1.28 |
| 4.1 中国中学生心理健康量表 | 7.36 | 1.35 | 7.39 | 1.33 | 7.39 | 1.20 | 7.44 | 1.04 |
| 5 适应能力 | 6.78 | 1.17 | 6.89 | 1.32 | 6.67 | 1.08 | 6.61 | 1.20 |
| 5.1 人体适应能力量表 | 6.89 | 1.23 | 7.11 | 1.13 | 6.89 | 1.18 | 6.67 | 1.24 |

在此轮专家咨询结果中，各项指标特征的标准差较第一轮有所下降，说明专家对各指标评判的离散度较小，评判意见与第一轮结果相比较一致。

### （三）第三轮专家咨询

#### 1. 咨询步骤

制定第三轮专家咨询表，并附第二轮各指标统计分析结果，供专家在第三轮评判中参考，对第三轮专家咨询表中确定指标重新评判。按照第一轮的统计分析方法和专家咨询方法，对第三轮的专家进行咨询。

2. 咨询指标

第二轮专家咨询结果反馈，没有对指标提出修改意见，沿用第二轮专家咨询指标进行第三轮专家咨询指标。见表3-12。

表3-12 中学生理想体质专家咨询指标（第三轮）

| 一级指标 | 二级指标 |
|---|---|
| 1 身体形态 | 1.1 身高 |
| | 1.2 BMI（体质量指数） |
| 2 生理机能 | 2.1 BI（心功指数） |
| | 2.2 身高肺活量 |
| | 2.3 身高握力 |
| 3 身体素质 | 3.1 速度（50米跑） |
| | 3.2 耐力（1000米跑/800米跑） |
| | 3.3 爆发力（立定跳远） |
| | 3.4 柔韧（坐位体前屈） |
| | 3.5 相对力量（引体向上/仰卧起坐） |
| 4 心理素质 | 4.1 中国中学生心理健康量表 |
| 5 适应能力 | 5.1 人体适应能力量表 |

3. 咨询结果

对第二轮发放的专家咨询表进行回收统计，各指标的四个特征情况见表3-13。

表3-13 中学生理想体质指标体系专家咨询第三轮反馈信息统计

| 指标 | 敏感性 | | 代表性 | | 特异性 | | 可获得性 | |
|---|---|---|---|---|---|---|---|---|
| | 均值 | 标准差 | 均值 | 标准差 | 均值 | 标准差 | 均值 | 标准差 |
| 1 身体形态 | 7.83 | 1.10 | 8.17 | 0.92 | 7.61 | 0.92 | 8.44 | 0.98 |
| 1.1 身高 | 7.78 | 1.31 | 8.11 | 1.23 | 7.72 | 1.27 | 8.94 | 0.87 |
| 1.2 BMI（体质量指数） | 8.11 | 1.02 | 8.44 | 0.70 | 8.06 | 1.11 | 8.28 | 1.27 |

续表

| 指标 | 敏感性 | | 代表性 | | 特异性 | | 可获得性 | |
|---|---|---|---|---|---|---|---|---|
| | 均值 | 标准差 | 均值 | 标准差 | 均值 | 标准差 | 均值 | 标准差 |
| 2 生理机能 | 8.11 | 0.68 | 8.22 | 0.73 | 7.94 | 0.73 | 7.67 | 0.97 |
| 2.1 BI（心功指数） | 7.67 | 1.19 | 8.00 | 1.08 | 7.78 | 0.94 | 7.28 | 1.60 |
| 2.2 身高肺活量指数 | 8.00 | 0.97 | 8.17 | 0.86 | 8.00 | 1.03 | 7.83 | 1.04 |
| 2.3 身高握力指数 | 6.67 | 1.03 | 7.00 | 1.19 | 6.83 | 1.04 | 7.50 | 1.15 |
| 3 身体素质 | 8.33 | 0.77 | 8.67 | 0.59 | 8.33 | 0.69 | 8.00 | 0.91 |
| 3.1 50 米跑 | 8.28 | 0.75 | 8.28 | 0.67 | 8.06 | 0.87 | 8.22 | 1.00 |
| 3.2 800 米跑/1000 米跑 | 8.33 | 1.08 | 8.61 | 0.98 | 8.28 | 1.07 | 8.17 | 1.20 |
| 3.3 立定跳远 | 7.89 | 0.90 | 8.28 | 0.67 | 7.94 | 0.87 | 8.39 | 1.04 |
| 3.4 坐位体前屈 | 7.22 | 0.81 | 7.50 | 0.86 | 7.33 | 0.69 | 8.06 | 0.87 |
| 3.5 引体向上/仰卧起坐 | 7.50 | 0.79 | 7.78 | 0.81 | 7.39 | 0.98 | 7.94 | 1.06 |
| 4 心理状况 | 7.06 | 1.06 | 7.06 | 1.06 | 7.06 | 1.11 | 7.11 | 0.96 |
| 4.1 中国中学生心理健康量表 | 7.22 | 1.17 | 7.22 | 1.31 | 7.17 | 1.29 | 7.28 | 1.07 |
| 5 适应能力 | 7.00 | 1.03 | 7.17 | 1.04 | 6.89 | 1.13 | 6.78 | 0.73 |
| 5.1 人体适应能力量表 | 6.94 | 1.20 | 7.11 | 1.08 | 6.83 | 1.20 | 6.78 | 0.73 |

在此轮专家咨询结果中，由均值可以看出，专家对于四个特征所展现的指标选取意见，与第二轮相比各项指标的四个特征较为接近，且从各指标特征标准差判断专家意见离散度，专家们对于中学生理想体质各项评价指标的评价意见较为一致。表明本研究所选取的中学生理想体质评价指标得到各位专家认可。

### 三、各指标专家权威系数分析

经过三轮专家咨询，计算各轮次一级指标、二级指标专家判断依据系数、熟悉程度系数，并确定权威系数，计算公式见公式1-3。各轮次结果显示一级指标、二级指标权威系数均在0.6以上，表示专家对各指标评价的可信度较高。

第一轮一级指标的专家判断依据系数在0.61~0.77，熟悉程度系数在

0.67~0.90，权威系数在 0.64~0.82。见表 3-14。

表 3-14　第一轮一级指标的专家权威系数

| 一级指标 | 判断依据系数 | 熟悉程度系数 | 权威系数 |
|---|---|---|---|
| 身体形态 | 0.75 | 0.90 | 0.82 |
| 生理机能 | 0.74 | 0.85 | 0.80 |
| 身体素质 | 0.77 | 0.87 | 0.82 |
| 心理状况 | 0.66 | 0.67 | 0.66 |
| 适应能力 | 0.61 | 0.67 | 0.64 |

第一轮二级指标的专家判断依据系数在 0.63~0.76，熟悉程度系数在 0.68~0.90，权威系数在 0.66~0.82。见表 3-15。

表 3-15　第一轮二级指标的专家权威系数

| 二级指标 | 判断依据系数 | 熟悉程度系数 | 权威系数 |
|---|---|---|---|
| 1.1 身高 | 0.74 | 0.90 | 0.82 |
| 1.2 BMI | 0.76 | 0.88 | 0.82 |
| 2.1 BI | 0.67 | 0.75 | 0.71 |
| 2.2 身高肺活量 | 0.74 | 0.87 | 0.80 |
| 2.3 身高握力 | 0.70 | 0.80 | 0.75 |
| 3.1 50 米跑 | 0.75 | 0.87 | 0.81 |
| 3.2 800 米跑/1000 米跑 | 0.76 | 0.86 | 0.81 |
| 3.3 立定跳远 | 0.75 | 0.86 | 0.81 |
| 3.4 坐位体前屈 | 0.71 | 0.83 | 0.77 |
| 3.5 引体向上/仰卧起坐 | 0.74 | 0.84 | 0.79 |
| 4.1 中国中学生心理健康量表 | 0.68 | 0.68 | 0.68 |
| 5.1 人体适应能力量表 | 0.63 | 0.68 | 0.66 |

第二轮一级指标的专家判断依据系数在 0.68~0.80，熟悉程度系数在 0.72~0.91，权威系数在 0.70~0.85。见表 3-16。

表3-16　第二轮一级指标的专家权威系数

| 一级指标 | 判断依据系数 | 熟悉程度系数 | 权威系数 |
|---|---|---|---|
| 身体形态 | 0.80 | 0.91 | 0.85 |
| 生理机能 | 0.80 | 0.87 | 0.83 |
| 身体素质 | 0.80 | 0.86 | 0.83 |
| 心理状况 | 0.73 | 0.74 | 0.74 |
| 适应能力 | 0.68 | 0.72 | 0.70 |

第二轮二级指标的专家判断依据系数在0.68~0.81，熟悉程度系数在0.70~0.89，权威系数在0.69~0.85。见表3-17。

表3-17　第二轮二级指标的专家权威系数

| 二级指标 | 判断依据系数 | 熟悉程度系数 | 权威系数 |
|---|---|---|---|
| 1.1 身高 | 0.78 | 0.89 | 0.83 |
| 1.2 BMI | 0.80 | 0.89 | 0.85 |
| 2.1 BI | 0.74 | 0.79 | 0.76 |
| 2.2 身高肺活量 | 0.75 | 0.83 | 0.79 |
| 2.3 身高握力 | 0.79 | 0.85 | 0.82 |
| 3.1 50米跑 | 0.71 | 0.79 | 0.75 |
| 3.2 800米跑/1000米跑 | 0.79 | 0.87 | 0.83 |
| 3.3 立定跳远 | 0.81 | 0.87 | 0.84 |
| 3.4 坐位体前屈 | 0.75 | 0.82 | 0.79 |
| 3.5 引体向上/仰卧起坐 | 0.78 | 0.83 | 0.80 |
| 4.1 中国中学生心理健康量表 | 0.73 | 0.74 | 0.73 |
| 5.1 人体适应能力量表 | 0.68 | 0.70 | 0.69 |

第三轮一级指标的专家判断依据系数在0.69~0.80，熟悉程度系数在0.72~0.90，权威系数在0.71~0.85。见表3-18。

表 3-18　第三轮一级指标的专家权威系数

| 一级指标 | 判断依据系数 | 熟悉程度系数 | 权威系数 |
|---|---|---|---|
| 身体形态 | 0.80 | 0.90 | 0.85 |
| 生理机能 | 0.79 | 0.84 | 0.82 |
| 身体素质 | 0.79 | 0.83 | 0.81 |
| 心理状况 | 0.72 | 0.72 | 0.72 |
| 适应能力 | 0.69 | 0.72 | 0.71 |

第三轮二级指标的专家判断依据系数在 0.69~0.80，熟悉程度系数在 0.69~0.89，权威系数在 0.70~0.85。见表 3-19。

表 3-19　第三轮二级指标的专家权威系数

| 二级指标 | 判断依据系数 | 熟悉程度系数 | 权威系数 |
|---|---|---|---|
| 1.1 身高 | 0.80 | 0.89 | 0.84 |
| 1.2 BMI | 0.80 | 0.89 | 0.85 |
| 2.1 BI | 0.75 | 0.76 | 0.75 |
| 2.2 身高肺活量 | 0.75 | 0.81 | 0.78 |
| 2.3 身高握力 | 0.79 | 0.83 | 0.81 |
| 3.1 50 米跑 | 0.69 | 0.77 | 0.73 |
| 3.2 800 米跑/1000 米跑 | 0.79 | 0.83 | 0.81 |
| 3.3 立定跳远 | 0.80 | 0.82 | 0.81 |
| 3.4 坐位体前屈 | 0.75 | 0.82 | 0.79 |
| 3.5 引体向上/仰卧起坐 | 0.77 | 0.81 | 0.79 |
| 4.1 中国中学生心理健康量表 | 0.71 | 0.71 | 0.71 |
| 5.1 人体适应能力量表 | 0.70 | 0.69 | 0.70 |

## 四、各指标专家咨询结果分析

经过三轮专家咨询，对每一轮专家咨询的各指标特征情况分别进行统计分析，得出各级指标特征的均值、标准差、变异系数及加权平均数，计算公式见公式 1-2、1-4、1-1。结果见表 3-20 至表 3-25。

结果显示，各指标的加权平均数，适应能力指标三轮的结果和心理指

标第一轮结果小于 5，其他各指标均在 5 以上。经过三轮反复咨询各指标
的专家意见波动程度逐渐趋于一致，专家协调程度较好。

表 3-20　第一轮咨询的一级指标统计分析

| 一级指标 | 均数 | 标准差 | 变异系数 | 加权平均数 |
|---|---|---|---|---|
| 身体形态 | 7.93 | 1.35 | 0.17 | 6.53 |
| 生理机能 | 8.09 | 1.07 | 0.13 | 6.47 |
| 身体素质 | 8.39 | 1.10 | 0.13 | 6.86 |
| 心理状况 | 6.86 | 1.97 | 0.29 | 4.55 |
| 适应能力 | 6.40 | 1.90 | 0.30 | 4.10 |

表 3-21　第一轮咨询的二级指标统计分析

| 二级指标 | 均数 | 标准差 | 变异系数 | 加权平均数 |
|---|---|---|---|---|
| 1.1 身高 | 8.15 | 1.50 | 0.18 | 6.67 |
| 1.2 BMI | 8.31 | 1.32 | 0.16 | 6.80 |
| 2.1 BI | 7.51 | 1.30 | 0.17 | 5.35 |
| 2.2 身高肺活量 | 8.01 | 1.28 | 0.16 | 6.45 |
| 2.3 身高握力 | 7.55 | 1.67 | 0.22 | 5.66 |
| 3.1 50 米跑 | 8.14 | 1.13 | 0.14 | 6.57 |
| 3.2 800 米跑/1000 米跑 | 8.36 | 1.33 | 0.16 | 6.79 |
| 3.3 立定跳远 | 8.15 | 1.18 | 0.14 | 6.57 |
| 3.4 坐位体前屈 | 7.55 | 1.14 | 0.15 | 5.82 |
| 3.5 引体向上/仰卧起坐 | 7.89 | 1.20 | 0.15 | 6.22 |
| 4.1 中国中学生心理健康量表 | 7.24 | 1.40 | 0.19 | 4.93 |
| 5.1 人体适应能力量表 | 6.69 | 1.32 | 0.20 | 4.38 |

表 3-22　第二轮咨询的一级指标统计分析

| 一级指标 | 均数 | 标准差 | 变异系数 | 加权平均数 |
|---|---|---|---|---|
| 身体形态 | 8.23 | 0.95 | 0.12 | 7.01 |
| 生理机能 | 8.21 | 0.96 | 0.12 | 6.85 |
| 身体素质 | 8.28 | 0.95 | 0.12 | 6.87 |
| 心理状况 | 7.49 | 1.11 | 0.15 | 5.53 |
| 适应能力 | 7.04 | 1.29 | 0.18 | 4.92 |

表 3-23 第二轮咨询的二级指标统计分析

| 二级指标 | 均数 | 标准差 | 变异系数 | 加权平均数 |
|---|---|---|---|---|
| 1.1 身高 | 8.28 | 1.17 | 0.14 | 6.89 |
| 1.2 BMI | 8.46 | 1.01 | 0.12 | 7.19 |
| 2.1 BI | 7.63 | 1.22 | 0.16 | 5.82 |
| 2.2 身高肺活量 | 7.74 | 1.40 | 0.18 | 6.13 |
| 2.3 身高握力 | 7.22 | 1.56 | 0.22 | 5.33 |
| 3.1 50 米跑 | 8.22 | 1.03 | 0.12 | 6.81 |
| 3.2 800 米跑/1000 米跑 | 8.40 | 1.08 | 0.13 | 7.08 |
| 3.3 立定跳远 | 8.22 | 1.07 | 0.13 | 6.75 |
| 3.4 坐位体前屈 | 7.79 | 0.94 | 0.12 | 6.13 |
| 3.5 引体向上/仰卧起坐 | 8.01 | 1.04 | 0.13 | 6.45 |
| 4.1 中国中学生心理健康量表 | 7.53 | 1.15 | 0.15 | 5.53 |
| 5.1 人体适应能力量表 | 7.07 | 1.28 | 0.18 | 4.86 |

表 3-24 第三轮咨询的一级指标统计分析

| 一级指标 | 均数 | 标准差 | 变异系数 | 加权平均数 |
|---|---|---|---|---|
| 身体形态 | 8.01 | 1.01 | 0.13 | 6.82 |
| 生理机能 | 7.99 | 0.80 | 0.10 | 6.52 |
| 身体素质 | 8.33 | 0.77 | 0.09 | 6.76 |
| 心理状况 | 7.07 | 1.03 | 0.15 | 5.11 |
| 适应能力 | 6.96 | 0.98 | 0.14 | 4.91 |

表 3-25 第三轮咨询的二级指标统计分析

| 二级指标 | 均数 | 标准差 | 变异系数 | 加权平均数 |
|---|---|---|---|---|
| 1.1 身高 | 8.14 | 1.26 | 0.15 | 6.86 |
| 1.2 BMI | 8.22 | 1.04 | 0.13 | 6.98 |
| 2.1 BI | 7.68 | 1.23 | 0.16 | 5.79 |
| 2.2 身高肺活量 | 8.00 | 0.96 | 0.12 | 6.26 |
| 2.3 身高握力 | 7.00 | 1.13 | 0.16 | 5.17 |
| 3.1 50 米跑 | 8.21 | 0.82 | 0.10 | 6.66 |

续表

| 二级指标 | 均数 | 标准差 | 变异系数 | 加权平均数 |
|---|---|---|---|---|
| 3.2 800米跑/1000米跑 | 8.35 | 1.08 | 0.13 | 6.77 |
| 3.3 立定跳远 | 8.13 | 0.89 | 0.11 | 6.60 |
| 3.4 坐位体前屈 | 7.53 | 0.86 | 0.11 | 5.92 |
| 3.5 引体向上/仰卧起坐 | 7.65 | 0.92 | 0.12 | 6.04 |
| 4.1 中国中学生心理健康量表 | 7.22 | 1.19 | 0.16 | 5.13 |
| 5.1 人体适应能力量表 | 6.92 | 1.05 | 0.15 | 4.81 |

## 五、评价指标体系专家协调程度检验

经过三轮专家咨询，分别对一级指标、二级指标的专家意见协调系数及其检验值分别进行了分析，公式见1-7、1-8、1-9。结果显示，一级指标经过两轮修订，每轮修订后专家意见协调系数虽有不同，但均达到0.05显著水平，而且第三轮专家意见协调系数为0.469，高于前两轮，说明经过两轮修订，各一级指标更趋于合理。各二级指标专家意见协调系数也表现出相同特点，各轮专家协调系数均达到0.05显著水平，经过两轮修订均有所改善。但身体素质专家意见协调系数显著性虽达到0.05显著水平，但协调系数为0.197，说明专家对其认可度并不是很高，有待进一步完善。见表3-26、表3-27。

表3-26 各轮次一级指标专家意见协调系数

| 轮次 | $W$ | $X^2$ | $\nu$ | $P$ |
|---|---|---|---|---|
| 第一轮 | 0.376 | 132.334 | 4 | 0.000 |
| 第二轮 | 0.306 | 93.075 | 4 | 0.000 |
| 第三轮 | 0.469 | 135.115 | 4 | 0.000 |

表 3-27　各轮次二级指标专家意见协调系数

| 指标范围 | 轮次 | $W$ | $X^2$ | $\nu$ | $P$ |
|---|---|---|---|---|---|
| 身体形态 | 第一轮 | 0.286 | 100.807 | 4 | 0.000 |
|  | 第二轮 | 0.265 | 80.536 | 4 | 0.000 |
|  | 第三轮 | 0.287 | 82.622 | 4 | 0.000 |
| 生理机能 | 第一轮 | 0.322 | 56.639 | 2 | 0.000 |
|  | 第二轮 | 0.079 | 17.954 | 3 | 0.000 |
|  | 第三轮 | 0.416 | 89.834 | 3 | 0.000 |
| 身体素质 | 第一轮 | 0.093 | 41.012 | 5 | 0.000 |
|  | 第二轮 | 0.123 | 37.253 | 4 | 0.000 |
|  | 第三轮 | 0.197 | 56.658 | 4 | 0.000 |

## 六、中学生理想体质指标

三轮专家咨询结果显示，适应能力一级指标、二级指标的三轮加权平均数均小于5，按照指标删除原则，删除了适应能力指标；心理指标虽然在第一轮结果中加权平均数小于5，但在第2、三轮咨询中均大于5，经过征求专家意见，对心理指标进行了保留。根据指标选择依据和专家意见确定了中学生理想体质评价指标一级指标4个，二级指标11个。包括：身体形态的身高、体重，用于评价身体发育状况；生理机能的BI、肺活量、肌肉发育（握力），用于评价心血管系统、呼吸系统及运动系统功能状况；身体素质的速度、耐力、爆发力、相对力量、柔韧用于评价运动能力；《中国中学生心理健康量表（MMHI-60）》用于评价心理状况评价。

理想体质的标志六部分主要标志对其评价提出不同要求，在中学生理想体质的主要标志也进行了界定，为检验确定的中学生理想体质评价指标是否符合主要标志要求，将主要标志内容与评价指标一一对应进行比较，见表3-28。结果显示，确定的中学生理想体质评价指标能够达到主要标志对应的要求。在"身体健康，主要脏器无疾病"的标志中，该指标属于临床医学研究范畴，并超出了日常体质检测条件，如需对该标志进行评价时，还需借助中学生年度体检进行评价。在"对自然和社会环境有较强的适应能力"标志中，由于在建立指标体系进行专家咨询后，分析结果显示该标志对应指标加权平均数小于 5，因此删除了适应能力评价指标，不再对自然适应能力进行评价，而在社会适应能力方面，在心理状况分量表中有所涉及，将其并入心理指标中进行评价。通过对评价指标与中学生理想体质主要标志、理想体质主要标志比较，确定的中学生理想体质评价指标能够全面的对中学生体质健康状况进行综合评价。

表 3-28 中学生理想体质指标与理想体质主要标志对照

| 中学生理想体质评价指标 | 中学生理想体质主要标志 | 理想体质主要标志 |
| --- | --- | --- |
|  |  | 身体健康，主要脏器无疾病 |
| 身高、BMI | 身体发育良好，体格健壮，体型匀称 | 身体发育良好，体格健壮，体型匀称 |
| BI；身高肺活量、身高握力 | 呼吸系统、心血管系统和运动系统具有良好的生理功能 | 呼吸系统、心血管系统和运动系统具有良好的生理功能 |
| 速度、耐力、爆发力、柔韧、力量 | 有较强的运动能力和学习劳动能力 | 有较强的运动能力和劳动工作能力 |
| 心理状况分量表：强迫、偏执、敌对、抑郁、焦虑、人际关系敏感、学习压力感、情绪不稳定、心理不平衡 | 心理发育健全，情绪乐观，意志坚强，有较强的抗干扰、抗刺激能力 | 心理发育健全，情绪乐观，意志坚强，有较强的抗干扰、抗刺激能力 |
| 心理状况分量表：适应不良 | 有较强的社会适应能力 | 对自然和社会环境有较强的适应能力 |

## 第三节 中学生理想体质指标权重的确定

依据专家的咨询结果确定的中学生理想体质评价指标，及各指标特点、作用及理想体质主要标志的评价思想，对评价指标进行分类，并通过计算权重公式，确定中学生理想体质的评价指标权重。

### 一、中学生理想体质指标分类

本研究将评价指标分为定性评价指标和定量评价指标两大类。定性评价指标在本研究中，是指体现健康状况的定量指标进行定性的健康筛查，包括身高、BMI、BI 及心理素质四项指标，这些指标是体现身体生长发育及健康状况的关键指标，并且都有学术界认可的界值范围。根据指标特点，此类指标采用定性变量中无序变量的二项分类思想进行评价，在评价时非是即否，不计权重。定量评价指标包括身体素质及身体机能的肺功能、肌肉发育指标，此类指标是以成绩的好坏评价发育水平的高低的，在评价时应制定相应的临界值和范围进行评分评价，各指标间由于特征不同，应赋予相应的权重。中学生理想体质评价指标分类，见表 3-29。

表 3-29　中学生理想体质评价指标及作用

| 指标分类 | 指标 | 作用 |
|---|---|---|
| 定性评价指标 | 身高 | 用于健康筛查。通过相应的筛查界值范围对身体、心理状况进行筛查，在评价时不计权重 |
| | BMI | |
| | BI | |
| | 心理 | |
| 定量评价指标 | 身高肺活量指数 | 用于评价各项功能的发育水平。通过对相应指标临界值和范围进行评分，并赋予相应权重进行评价 |
| | 身高握力指数 | |
| | 50 米跑 | |
| | 800 米跑/1000 米跑 | |
| | 立定跳远 | |
| | 坐位体前屈 | |
| | 引体向上/仰卧起坐 | |

定性指标即定性变量（Qualitative Variable）也称分类变量（Categorical Variable），其变量值是定性的，表现为互不相容的类别或属性。其中，无序分类变量（Unordered Categorical Variable）是指所分类别或属性之间没有程度和顺序上的差别。如在二项分类中：体检结果（有病和无病），性别（男和女）等。

定量指标即定量变量（Quantitative Variable）也称数值变量（Numerical Variable）或计量资料（Measurement Data），其变量值是定量的，表现为数值大小，基本上有度量衡单位，数值变量为连续性变量，如速度、耐力、力量等。

## 二、中学生理想体质指标权重

本研究选择了主观赋权的德尔菲专家咨询法进行各指标权重的确定，通过对所选专家的理论依据（理论分析、实践经验、国内外同行了解、直觉）、对指标的熟悉程度及各项初始指标的四个特性（敏感性、代表性、特异性、可获得性）做出判断，并进行统计、分析，计算各指标的加权平均数。按照指标分类，对需要赋权的定量评价指标加权平均数进行归一化处理。依据公式 1-10，对定量评价指标权重计算，确定权重系数。各指标权重系数见表 3-30。

表 3-30  定量评价指标权重系数

| 指标 | 加权平均数 | 权重系数 |
|---|---|---|
| 身高肺活量指数 | 6.26 | 0.1442 |
| 身高握力指数 | 5.17 | 0.1191 |
| 50 米跑 | 6.66 | 0.1534 |
| 800 米跑/1000 米跑 | 6.77 | 0.1559 |
| 立定跳远 | 6.60 | 0.1520 |
| 坐位体前屈 | 5.92 | 0.1363 |
| 引体向上/仰卧起坐 | 6.04 | 0.1391 |

# 第四章 中学生理想体质评价标准的制定

## 第一节 数据分布特征及正态分布转换

在进行数理统计分析时，需要了解各指标数据的分布特征，许多统计分析都是建立在正态分布基础上进行的，如离差法、Z分法、百分位数法等。特别是在制定正常值或标准时，如果数据呈非正态分布，会影响评价的准确性。例如，百位位数法，尽管可较准确的区分群体内的分散状况，但它无法从根本上克服指标偏态分布的缺陷，所建曲线的两端（$P_3$、$P_{97}$）将摆动过大，直接影响所制定的正常值的准确性。

本节运用数学方法对研调查对象二中用于标准制定的数据进行正态分布特征的分析，并采取 K-S 检验确定中学生体质定量评价指标的分布特征。通过 LMS 法对没有服从正态分布的指标进行正态分布转换，使该项指标服从或近似正态分布，为中学生理想体质指标标准分析奠定基础。

### 一、各定量评价指标的正态分布检验

对纳入本研究指标体系的七项定量评价指标：身高肺活量指数、身高握力指数、50 米跑（秒）、立定跳远（厘米）、引体向上/仰卧起坐（个）、耐力跑（秒）：男 1000 米、女 800 米、坐位体前屈（厘米）进行 K-S 正态性检验，并按性别绘制相应 Q-Q 图。见表 4-1 至表 4-14，图 4-1 至图 4-14。

## （一）身高肺活量

### 表 4-1 13~18 岁男生身高肺活量正态性检验

| 年龄（岁） | 数量（人） | 均值 | 标准差 | Kolmogorov-Smirnov Z | 渐近显著性（双侧） |
|---|---|---|---|---|---|
| 13 | 6020 | 15.9439 | 3.63482 | 1.213 | 0.105 |
| 14 | 6040 | 17.3390 | 3.96801 | 0.815 | 0.520 |
| 15 | 6101 | 19.4051 | 4.12649 | 1.232 | 0.096 |
| 16 | 5914 | 21.2892 | 3.94900 | 1.725 | 0.005 |
| 17 | 5935 | 21.7741 | 3.89247 | 1.401 | 0.039 |
| 18 | 5739 | 22.3516 | 3.91229 | 1.468 | 0.027 |
| 合计 | 35749 | 19.6512 | 4.57518 | 2.477 | 0.000 |

### 表 4-2 13~18 岁女生身高肺活量正态性检验

| 年龄（岁） | 数量（人） | 均值 | 标准差 | Kolmogorov-Smirnov Z | 渐近显著性（双侧） |
|---|---|---|---|---|---|
| 13 | 5962 | 13.2617 | 3.14460 | 0.963 | 0.311 |
| 14 | 5920 | 13.8094 | 3.22491 | 1.128 | 0.157 |
| 15 | 6111 | 14.7146 | 3.27831 | 0.703 | 0.706 |
| 16 | 5857 | 15.4871 | 3.32459 | 1.791 | 0.003 |
| 17 | 5861 | 15.6070 | 3.37718 | 2.089 | 0.000 |
| 18 | 5765 | 15.8449 | 3.38680 | 1.588 | 0.013 |
| 合计 | 35476 | 14.7780 | 3.42716 | 2.367 | 0.000 |

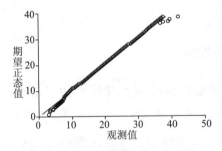

图 4-1 13~18 岁男生身高肺活量
正态 Q-Q 图

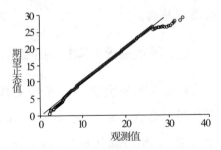

图 4-2 13~18 岁女生身高肺活量正态
Q-Q 图

## （二）身高握力

表 4-3　13~18 岁男生身高握力正态性检验

| 年龄（岁） | 数量（人） | 均值 | 标准差 | Kolmogorov-Smirnov Z | 渐近显著性（双侧） |
|---|---|---|---|---|---|
| 13 | 6020 | 16.5416 | 4.64331 | 1.485 | 0.024 |
| 14 | 6040 | 19.0782 | 4.80576 | 1.408 | 0.038 |
| 15 | 6101 | 21.4762 | 4.71363 | 1.928 | 0.001 |
| 16 | 5914 | 23.0528 | 4.21561 | 1.248 | 0.089 |
| 17 | 5935 | 23.9094 | 4.03165 | 1.280 | 0.075 |
| 18 | 5739 | 24.7594 | 3.93649 | 0.978 | 0.294 |
| 合计 | 35749 | 21.4319 | 5.25764 | 4.617 | 0.000 |

表 4-4　13~18 岁女生身高握力正态性检验

| 年龄（岁） | 数量（人） | 均值 | 标准差 | Kolmogorov-Smirnov Z | 渐近显著性（双侧） |
|---|---|---|---|---|---|
| 13 | 5962 | 13.3953 | 3.31789 | 2.761 | 0.000 |
| 14 | 5920 | 14.2887 | 3.46511 | 2.481 | 0.000 |
| 15 | 6111 | 14.9439 | 3.55463 | 1.608 | 0.011 |
| 16 | 5857 | 15.6082 | 3.35230 | 1.126 | 0.158 |
| 17 | 5861 | 15.9662 | 3.33381 | 1.405 | 0.039 |
| 18 | 5765 | 16.4606 | 3.30278 | 1.343 | 0.054 |
| 合计 | 35476 | 15.0994 | 3.54438 | 3.199 | 0.000 |

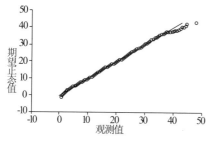

图 4-3　13~18 岁男生身高握力
正态 Q-Q 图

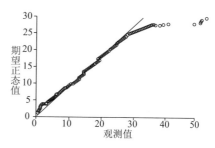

图 4-4　13~18 岁女生身高握力
正态 Q-Q 图

### （三）50 米跑

**表 4-5　13~18 岁男生 50 米跑正态性检验**

| 年龄（岁） | 数量（人） | 均值 | 标准差 | Kolmogorov-Smirnov Z | 渐近显著性（双侧） |
|---|---|---|---|---|---|
| 13 | 6020 | 8.831 | 0.8866 | 4.824 | 0.000 |
| 14 | 6040 | 8.466 | 0.8414 | 5.803 | 0.000 |
| 15 | 6101 | 8.108 | 0.7784 | 6.491 | 0.000 |
| 16 | 5914 | 7.889 | 0.7312 | 8.528 | 0.000 |
| 17 | 5935 | 7.748 | 0.6850 | 8.148 | 0.000 |
| 18 | 5739 | 7.690 | 0.6571 | 7.901 | 0.000 |
| 合计 | 35749 | 8.127 | 0.8705 | 17.353 | 0.000 |

**表 4-6　13~18 岁女生身 50 米跑正态性检验**

| 年龄（岁） | 数量（人） | 均值 | 标准差 | Kolmogorov-Smirnov Z | 渐近显著性（双侧） |
|---|---|---|---|---|---|
| 13 | 5962 | 9.971 | 0.9279 | 6.118 | 0.000 |
| 14 | 5920 | 9.929 | 0.9929 | 5.577 | 0.000 |
| 15 | 6111 | 9.900 | 1.0079 | 6.016 | 0.000 |
| 16 | 5857 | 9.821 | 0.9822 | 6.105 | 0.000 |
| 17 | 5861 | 9.829 | 1.0182 | 6.450 | 0.000 |
| 18 | 5765 | 9.747 | 0.9799 | 6.467 | 0.000 |
| 合计 | 35476 | 9.867 | 0.9881 | 14.247 | 0.000 |

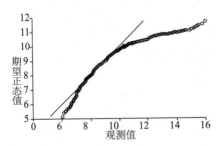

图 4-5　13~18 岁男生 50 米跑正态 Q-Q 图

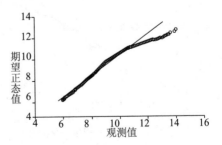

图 4-6　13~18 岁女生 50 米跑正态 Q-Q 图

## （四）耐力跑

表 4-7　13~18 岁男生 1000 米跑正态性检验

| 年龄（岁） | 数量（人） | 均值 | 标准差 | Kolmogorov-Smirnov Z | 渐近显著性（双侧） |
|---|---|---|---|---|---|
| 13 | 6020 | 297.2046 | 44.96019 | 4.001 | 0.000 |
| 14 | 6040 | 284.0605 | 43.20158 | 3.965 | 0.000 |
| 15 | 6101 | 269.6379 | 37.27732 | 6.744 | 0.000 |
| 16 | 5914 | 258.5447 | 33.54847 | 6.515 | 0.000 |
| 17 | 5935 | 256.1865 | 32.72254 | 5.869 | 0.000 |
| 18 | 5739 | 251.7321 | 30.96765 | 6.450 | 0.000 |
| 合计 | 35749 | 269.7739 | 40.93375 | 14.648 | 0.000 |

表 4-8　13~18 岁女生 800 米跑正态性检验

| 年龄（岁） | 数量（人） | 均值 | 标准差 | Kolmogorov-Smirnov Z | 渐近显著性（双侧） |
|---|---|---|---|---|---|
| 13 | 5962 | 268.2271 | 34.77642 | 4.526 | 0.000 |
| 14 | 5920 | 261.9263 | 33.84148 | 4.828 | 0.000 |
| 15 | 6111 | 256.2821 | 31.73843 | 5.023 | 0.000 |
| 16 | 5857 | 249.5412 | 29.29183 | 6.315 | 0.000 |
| 17 | 5861 | 249.7915 | 26.29198 | 3.867 | 0.000 |
| 18 | 5765 | 248.2588 | 27.06828 | 5.034 | 0.000 |
| 合计 | 35476 | 255.7424 | 31.56898 | 12.764 | 0.000 |

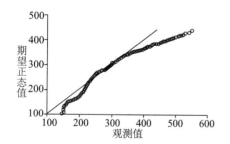 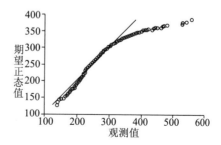

图 4-7　13~18 岁男生 1000 米跑正态 Q-Q 图　图 4-8　13~18 岁女生 800 米跑正态 Q-Q 图

### （五）立定跳远

表 4-9　13~18 岁男生立定跳远正态性检验

| 年龄（岁） | 数量（人） | 均值 | 标准差 | Kolmogorov-Smirnov Z | 渐近显著性（双侧） |
|---|---|---|---|---|---|
| 13 | 6020 | 185.74 | 22.659 | 2.316 | 0.000 |
| 14 | 6040 | 197.87 | 22.345 | 3.623 | 0.000 |
| 15 | 6101 | 210.77 | 22.099 | 4.696 | 0.000 |
| 16 | 5914 | 222.39 | 19.135 | 4.463 | 0.000 |
| 17 | 5935 | 226.20 | 18.299 | 3.755 | 0.000 |
| 18 | 5739 | 229.02 | 18.295 | 4.558 | 0.000 |
| 合计 | 35749 | 211.79 | 25.873 | 11.933 | 0.000 |

表 4-10　13~18 岁女生立定跳远正态性检验

| 年龄（岁） | 数量（人） | 均值 | 标准差 | Kolmogorov-Smirnov Z | 渐近显著性（双侧） |
|---|---|---|---|---|---|
| 13 | 5962 | 157.17 | 17.203 | 3.029 | 0.000 |
| 14 | 5920 | 158.73 | 17.607 | 3.528 | 0.000 |
| 15 | 6111 | 162.21 | 17.908 | 3.156 | 0.000 |
| 16 | 5857 | 166.98 | 16.276 | 3.896 | 0.000 |
| 17 | 5861 | 167.42 | 16.385 | 4.296 | 0.000 |
| 18 | 5765 | 168.06 | 16.314 | 4.380 | 0.000 |
| 合计 | 35476 | 163.38 | 17.514 | 9.650 | 0.000 |

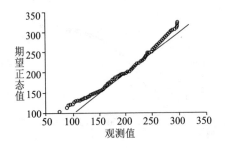
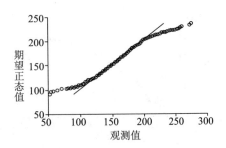

图 4-9　13~18 岁男生立定跳远正态 Q-Q 图　　图 4-10　13~18 岁女生立定跳远正态 Q-Q 图

## （六）坐位体前屈

表 4-11 13~18 岁男生坐位体前屈正态性检验

| 年龄<br>（岁） | 数量<br>（人） | 均值 | 标准差 | Kolmogorov-Smirnov Z | 渐近显著性（双侧） |
|---|---|---|---|---|---|
| 13 | 6020 | 7.6205 | 6.07346 | 2.268 | 0.000 |
| 14 | 6040 | 9.0144 | 6.42637 | 2.099 | 0.000 |
| 15 | 6101 | 10.7023 | 6.53794 | 1.814 | 0.003 |
| 16 | 5914 | 11.8768 | 6.68730 | 2.595 | 0.000 |
| 17 | 5935 | 12.2328 | 6.57612 | 2.489 | 0.000 |
| 18 | 5739 | 12.9144 | 6.62250 | 2.683 | 0.000 |
| 合计 | 35749 | 10.7017 | 6.75129 | 4.567 | 0.000 |

表 4-12 13~18 岁女生坐位体前屈正态性检验

| 年龄<br>（岁） | 数量<br>（人） | 均值 | 标准差 | Kolmogorov-Smirnov Z | 渐近显著性（双侧） |
|---|---|---|---|---|---|
| 13 | 5962 | 10.3921 | 6.23096 | 1.528 | 0.019 |
| 14 | 5920 | 10.9528 | 6.39848 | 2.066 | 0.000 |
| 15 | 6111 | 11.3628 | 6.63276 | 2.621 | 0.000 |
| 16 | 5857 | 12.6793 | 6.68011 | 3.165 | 0.000 |
| 17 | 5861 | 12.9979 | 6.58893 | 3.031 | 0.000 |
| 18 | 5765 | 13.1242 | 6.49336 | 3.579 | 0.000 |
| 合计 | 35476 | 11.9050 | 6.59128 | 6.176 | 0.000 |

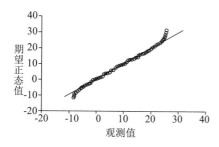

图 4-11 13~18 岁男生坐位体前屈
正态 Q-Q 图

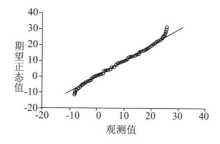

图 4-12 13~18 岁女生坐位体前屈
正态 Q-Q 图

## （七）力量

### 表4-13 13~18岁男生引体向上正态性检验

| 年龄（岁） | 数量（人） | 均值 | 标准差 | Kolmogorov-Smirnov Z | 渐近显著性（双侧） |
|---|---|---|---|---|---|
| 13 | 6020 | 1.96 | 3.193 | 20.945 | 0.000 |
| 14 | 6040 | 2.67 | 3.431 | 16.992 | 0.000 |
| 15 | 6101 | 3.33 | 3.372 | 12.832 | 0.000 |
| 16 | 5914 | 4.00 | 3.789 | 11.901 | 0.000 |
| 17 | 5935 | 4.71 | 3.877 | 9.833 | 0.000 |
| 18 | 5739 | 5.30 | 4.350 | 10.157 | 0.000 |
| 合计 | 35749 | 3.64 | 3.855 | 32.596 | 0.000 |

### 表4-14 13~18岁女生仰卧起坐正态性检验

| 年龄（岁） | 数量（人） | 均值 | 标准差 | Kolmogorov-Smirnov Z | 渐近显著性（双侧） |
|---|---|---|---|---|---|
| 13 | 5962 | 26.17 | 9.491 | 3.325 | 0.000 |
| 14 | 5920 | 26.85 | 9.691 | 3.374 | 0.000 |
| 15 | 6111 | 27.85 | 9.946 | 3.164 | 0.000 |
| 16 | 5857 | 28.88 | 9.563 | 3.131 | 0.000 |
| 17 | 5861 | 29.80 | 10.071 | 3.995 | 0.000 |
| 18 | 5765 | 30.90 | 9.355 | 4.482 | 0.000 |
| 合计 | 35476 | 28.39 | 9.827 | 8.153 | 0.000 |

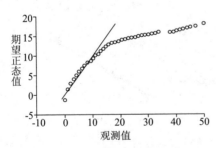

图4-13 13~18岁男生引体向上
正态Q-Q图

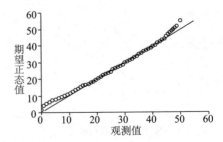

图4-14 13~18岁女生仰卧起坐
正态Q-Q图

以上 K-S 正态性检验结果显示：只有个别指标如男生身高肺活量指数在 13~15 岁年龄组呈正态分布（$P>0.05$），其他均不成正态分布（$P<0.05$）。Q-Q 图也显示，部分指标在不同性别学生中如男生身高肺活量指数、身高握力指数、男生和女生坐位体前屈、女生仰卧起坐呈近似正态分布，但仍有部分素质指标显示为非正态。因此，需对各指标进行正态转换，使其符合正态分布。

## 二、各定量评价指标的正态分布转换

### （一）身高肺活量

根据身高肺活量数据分布特征，运用 LMS 法进行转换。各年龄段和性别数据的 L、M、S 的 EDF 值经过多次调整和实验，在删除数据中明显不在整体范围内的较大数据基础上，最终选择拟合效果较好的 3、5、3，选择年龄转换（Transformed Age）模式，功率（Power）和偏移（Offset）选择默认值进行转换。

表 4-15、表 4-16 中所列 L、M、S 值是各年龄偏度、中位数、变异系数。L 值是评价各年龄分布的偏度，1 为正态分布；M 值是身高肺活量的中位数，转换正态分布后，中位数与均值相等；S 值代表变异系数，男、女生较为接近，与相应 M 值相乘得各年龄标准差。通过正态分布转换，得到身高肺活量主要百分位数，不同性别、年龄的百分位数呈一定规律变化。通过主要百分位数绘制百分位数曲线。

**表 4-15　13~18 岁男生身高肺活量 L、M、S 值、百分位数对应值**

单位：毫升/厘米

| 年龄（岁） | L | M | 秒 | 百分位数 | | | | |
|---|---|---|---|---|---|---|---|---|
| | | | | $P_3$ | $P_{25}$ | $P_{50}$ | $P_{75}$ | $P_{97}$ |
| 13 | 0.800 | 15.809 | 0.235 | 8.767 | 13.37 | 15.81 | 18.32 | 23.56 |
| 14 | 0.989 | 17.440 | 0.222 | 9.730 | 14.86 | 17.44 | 20.02 | 25.19 |
| 15 | 1.143 | 19.518 | 0.206 | 11.17 | 16.81 | 19.52 | 22.18 | 27.37 |
| 16 | 1.261 | 21.211 | 0.190 | 12.62 | 18.47 | 21.21 | 23.86 | 28.95 |
| 17 | 1.345 | 21.940 | 0.178 | 13.51 | 19.28 | 21.94 | 24.49 | 29.35 |
| 18 | 1.411 | 22.518 | 0.168 | 14.25 | 19.93 | 22.52 | 24.99 | 29.67 |

表 4-16 13~18 岁女生身高肺活量 L、M、S 值、百分位数对应值

单位：毫升/厘米

| 年龄 (岁) | L | M | 秒 | 百分位数 | | | | |
|---|---|---|---|---|---|---|---|---|
| | | | | P₃ | P₂₅ | P₅₀ | P₇₅ | P₉₇ |
| 13 | 0.852 | 13.19 | 0.239 | 7.13 | 11.11 | 13.19 | 15.32 | 19.71 |
| 14 | 0.964 | 13.84 | 0.231 | 7.51 | 11.72 | 13.84 | 15.98 | 20.28 |
| 15 | 1.051 | 14.733 | 0.223 | 8.07 | 12.53 | 14.73 | 16.92 | 21.24 |
| 16 | 1.126 | 15.455 | 0.217 | 8.53 | 13.20 | 15.46 | 17.67 | 22.00 |
| 17 | 1.184 | 15.720 | 0.213 | 8.70 | 13.46 | 15.72 | 17.92 | 22.19 |
| 18 | 1.227 | 15.932 | 0.210 | 8.84 | 13.67 | 15.93 | 18.13 | 22.35 |

图 4-15、图 4-16 显示，13~18 岁男、女生身高肺活量经过 LMS 法转换成正态分布后，主要百分位数绘制的百分位数曲线较为光滑，说明拟合的效果较好。

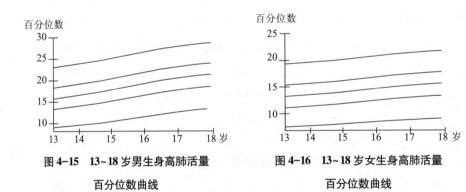

图 4-15 13~18 岁男生身高肺活量
百分位数曲线

图 4-16 13~18 岁女生身高肺活量
百分位数曲线

表 4-17 显示，通过转换后的中位数与实测值中位数进行比较，13~18 岁男生身高肺活量实测值与转换值中位数差值男生在 -0.07799~0.18425，女生差值在 0.03120~0.16588。各年龄、性别转换差值全部在最小单位内，转换过程中没有出现较大误差，结合拟合的百分位数曲线特征，说明较好的对身高肺活量进行了正态分布转换。

表 4-17    13~18 岁身高肺活量实测值与转换值中位数（P_{50}）比较

单位：毫升/厘米

| 年龄（岁） | 男 | | | 女 | | |
|---|---|---|---|---|---|---|
| | 实测值 | 转换值 | 差值 | 实测值 | 转换值 | 差值 |
| 13 | 15.8653 | 15.80927 | 0.05603 | 13.2804 | 13.19033 | 0.09007 |
| 14 | 17.3382 | 17.44001 | -0.10181 | 13.8710 | 13.83980 | 0.03120 |
| 15 | 19.4647 | 19.51843 | -0.05373 | 14.7720 | 14.73304 | 0.03896 |
| 16 | 21.3949 | 21.21065 | 0.18425 | 15.6210 | 15.45512 | 0.16588 |
| 17 | 21.8398 | 21.93957 | -0.09977 | 15.7730 | 15.71962 | 0.05338 |
| 18 | 22.4719 | 22.51815 | -0.04625 | 16.0120 | 15.93212 | 0.07988 |

## （二）身高握力

根据身高握力数据分布特征，运用 LMS 法进行转换。各年龄段和性别数据的 L、M、S 的 EDF 值经过多次调整和实验，在删除数据中明显不在整体范围内的较大数据基础上，最终选择拟合效果较好的 3、5、3，选择年龄转换（Transformed Age）模式，功率（Power）和偏移（Offset）选择默认值进行转换。

表 4-18、表 4-19 中所列 L、M、S 值是各年龄偏度、中位数、变异系数。L 值是评价各年龄分布的偏度，1 为正态分布；M 值是身高握力的中位数，转换正态分布后，中位数与均值相等；S 值代表变异系数，男生、女生较为接近，与相应 M 值相乘得各年龄标准差。通过正态分布转换，得到身高握力主要百分位数，不同性别、年龄的百分位数呈一定规律变化。通过主要百分位数绘制百分位数曲线。

表 4-18    13~18 岁男生身高握力 L、M、S 值、百分位数对应值

单位：千克/厘米

| 年龄（岁） | L | M | 秒 | 百分位数 | | | | |
|---|---|---|---|---|---|---|---|---|
| | | | | P_3 | P_{25} | P_{50} | P_{75} | P_{97} |
| 13 | 0.878 | 16.456 | 0.283 | 7.517 | 13.39 | 16.46 | 19.6 | 26.06 |
| 14 | 0.939 | 19.109 | 0.249 | 9.781 | 15.96 | 19.11 | 22.29 | 28.74 |
| 15 | 1.006 | 21.463 | 0.217 | 12.15 | 18.36 | 21.46 | 24.56 | 30.75 |
| 16 | 1.083 | 23.004 | 0.190 | 14.12 | 20.08 | 23.00 | 25.90 | 31.60 |
| 17 | 1.166 | 23.973 | 0.169 | 15.57 | 21.24 | 23.97 | 26.66 | 31.90 |
| 18 | 1.224 | 24.860 | 0.154 | 16.88 | 22.27 | 24.86 | 27.39 | 32.30 |

表4-19　13～18岁女生身高握力L、M、S值、百分位数对应值

单位：千克/厘米

| 年龄 (岁) | L | M | 秒 | 百分位数 | | | | |
|---|---|---|---|---|---|---|---|---|
| | | | | $P_3$ | $P_{25}$ | $P_{50}$ | $P_{75}$ | $P_{97}$ |
| 13 | 1.013 | 13.388 | 0.25 | 6.67 | 11.16 | 13.39 | 15.62 | 20.06 |
| 14 | 1.026 | 14.296 | 0.241 | 7.35 | 11.99 | 14.3 | 16.59 | 21.15 |
| 15 | 1.026 | 15.006 | 0.231 | 8.02 | 12.69 | 15.01 | 17.31 | 21.9 |
| 16 | 1.037 | 15.571 | 0.219 | 8.67 | 13.29 | 15.57 | 17.84 | 22.35 |
| 17 | 1.049 | 16.001 | 0.209 | 9.24 | 13.77 | 16.00 | 18.22 | 22.62 |
| 18 | 1.035 | 16.472 | 0.199 | 9.85 | 14.28 | 16.47 | 18.66 | 23.00 |

图4-17、图4-18显示，13～18岁男、女生身高握力经过LMS法转换成正态分布后，主要百分位数绘制的百分位数曲线较为光滑，说明拟合的效果较好。

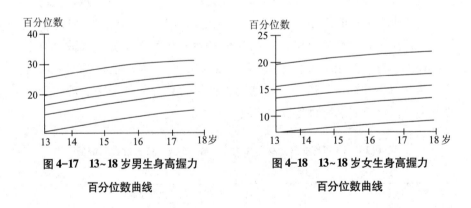

图4-17　13～18岁男生身高握力
百分位数曲线

图4-18　13～18岁女生身高握力
百分位数曲线

表4-20显示，通过转换后的中位数与实测值中位数进行比较，13～18岁男生身握力量实测值与转换值中位数差值男生在-0.15385～0.05448，女生差值在-0.01887～0.15584。各年龄、性别转换差值全部在小数部分，转换过程中没有出现较大误差，结合拟合的百分位数曲线特征，说明较好的对身高握力进行了正态分布转换。

表 4-20　13~18 岁身高握力实测值与转换值中位数（$P_{50}$）比较

单位：千克/厘米

| 年龄（岁） | 男 | | | 女 | | |
|---|---|---|---|---|---|---|
| | 实测值 | 转换值 | 差值 | 实测值 | 转换值 | 差值 |
| 13 | 16.4537 | 16.45597 | -0.00227 | 13.5440 | 13.38816 | 0.15584 |
| 14 | 19.0476 | 19.10912 | -0.06152 | 14.4130 | 14.29569 | 0.11731 |
| 15 | 21.4706 | 21.46276 | 0.00784 | 14.9867 | 15.00557 | -0.01887 |
| 16 | 23.0585 | 23.00402 | 0.05448 | 15.6923 | 15.57079 | 0.12151 |
| 17 | 23.9117 | 23.97318 | -0.06148 | 16.1006 | 16.00102 | 0.09958 |
| 18 | 24.7059 | 24.85975 | -0.15385 | 16.5680 | 16.47164 | 0.09636 |

### （三）50 米跑

根据 50 米跑数据分布特征，运用 LMS 法进行转换。各年龄段和性别数据的 L、M、S 的 EDF 值经过多次调整和实验，在删除数据中明显不在整体范围内的较大数据基础上，最终选择拟合效果较好的 3、5、3，选择年龄转换（Transformed Age）模式，功率（Power）和偏移（Offset）选择默认值进行转换。

表 4-21、表 4-22 中所列 L、M、S 值是各年龄偏度、中位数、变异系数。L 值是评价各年龄分布的偏度，1 为正态分布；M 值是 50 米跑的中位数，转换正态分布后，中位数与均值相等；S 值代表变异系数，女生 15 岁后大于男生，与相应 M 值相乘得各年龄标准差。通过正态分布转换，得到 50 米跑主要百分位数，不同性别、年龄的百分位数呈一定规律变化。通过主要百分位数绘制百分位数曲线。

表 4-21　13~18 岁男生 50 米跑 L、M、S 值、百分位数对应值　单位：秒

| 年龄（岁） | L | M | 秒 | 百分位数 | | | | |
|---|---|---|---|---|---|---|---|---|
| | | | | $P_3$ | $P_{25}$ | $P_{50}$ | $P_{75}$ | $P_{97}$ |
| 13 | -1.179 | 8.743 | 0.097 | 7.35 | 8.22 | 8.74 | 9.35 | 10.89 |
| 14 | -1.548 | 8.357 | 0.092 | 7.11 | 7.88 | 8.36 | 8.91 | 10.37 |
| 15 | -1.950 | 8.013 | 0.087 | 6.90 | 7.59 | 8.01 | 8.52 | 9.90 |
| 16 | -2.381 | 7.796 | 0.082 | 6.79 | 7.41 | 7.80 | 8.27 | 9.59 |
| 17 | -2.625 | 7.660 | 0.078 | 6.72 | 7.30 | 7.66 | 8.10 | 9.37 |
| 18 | -2.732 | 7.592 | 0.075 | 6.69 | 7.24 | 7.59 | 8.01 | 9.22 |

表 4-22  13~18 岁女生 50 米跑 L、M、S 值、百分位数对应值  单位：秒

| 年龄（岁） | L | M | 秒 | 百分位数 | | | | |
|---|---|---|---|---|---|---|---|---|
| | | | | P₃ | P₂₅ | P₅₀ | P₇₅ | P₉₇ |
| 13 | -0.970 | 9.891 | 0.091 | 8.36 | 9.32 | 9.89 | 10.53 | 12.09 |
| 14 | -0.976 | 9.836 | 0.095 | 8.26 | 9.25 | 9.84 | 10.50 | 12.14 |
| 15 | -1.003 | 9.794 | 0.097 | 8.20 | 9.20 | 9.79 | 10.47 | 12.15 |
| 16 | -1.058 | 9.738 | 0.097 | 8.16 | 9.15 | 9.74 | 10.42 | 12.11 |
| 17 | -1.129 | 9.713 | 0.097 | 8.15 | 9.12 | 9.71 | 10.39 | 12.10 |
| 18 | -1.149 | 9.652 | 0.097 | 8.10 | 9.07 | 9.65 | 10.32 | 12.02 |

图 4-19、图 4-20 显示，13~18 岁男、女生 50 米跑经过 LMS 法转换成正态分布后，主要百分位数绘制的百分位数曲线较为光滑，说明拟合的效果较好。

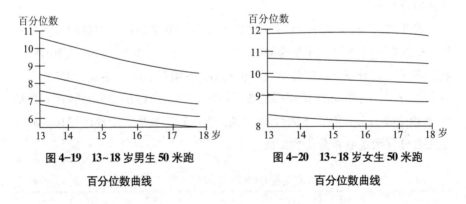

图 4-19  13~18 岁男生 50 米跑百分位数曲线    图 4-20  13~18 岁女生 50 米跑百分位数曲线

表 4-23 显示，通过转换后的中位数与实测值中位数进行比较，13~18 岁男生 50 米跑实测值与转换值中位数差值男生在 -0.013236 ~ 0.057244，女生差值在 -0.051793 ~ 0.008669。各年龄、性别转换差值全部在最小单位内，转换过程中没有出现较大误差，结合拟合的百分位数曲线特征，说明较好的对 50 米跑进行了正态分布转换。

表 4-23　13~18 岁 50 米跑实测值与转换值中位数（P$_{50}$）比较　　单位：秒

| 年龄（岁） | 男 | | | 女 | | |
|---|---|---|---|---|---|---|
| | 实测值 | 转换值 | 差值 | 实测值 | 转换值 | 差值 |
| 10 | 8.800 | 8.742756 | 0.057244 | 9.900 | 9.891331 | 0.008669 |
| 14 | 8.400 | 8.357244 | 0.042756 | 9.800 | 9.836040 | −0.036040 |
| 15 | 8.000 | 8.013236 | −0.013236 | 9.800 | 9.793764 | 0.006236 |
| 16 | 7.800 | 7.796025 | 0.003975 | 9.700 | 9.738209 | −0.038209 |
| 17 | 7.700 | 7.660499 | 0.039501 | 9.700 | 9.713024 | −0.013024 |
| 18 | 7.600 | 7.591546 | 0.008454 | 9.600 | 9.651793 | −0.051793 |

## （四）耐力跑

根据耐力跑数据分布特征，运用 LMS 法进行转换。各年龄段和性别数据的 L、M、S 的 EDF 值经过多次调整和实验，在删除数据中明显不在整体范围内的较大数据基础上，最终选择拟合效果较好的 3、5、3，选择年龄转换（Transformed Age）模式，功率（Power）和偏移（Offset）选择默认值进行转换。

表 4-24、表 4-25 中所列 L、M、S 值是各年龄偏度、中位数、变异系数。L 值是评价各年龄分布的偏度，1 为正态分布；M 值是耐力跑的中位数，转换正态分布后，中位数与均值相等；S 值代表变异系数，男生略大于女生，与相应 M 值相乘得各年龄标准差。通过正态分布转换，得到耐力跑主要百分位数，不同性别、年龄的百分位数呈一定规律变化。通过主要百分位数绘制百分位数曲线。

表 4-24　13~18 岁男生 1000 米跑 L、M、S 值、百分位数对应值　　单位：秒

| 年龄（岁） | L | M | 秒 | 百分位数 | | | | |
|---|---|---|---|---|---|---|---|---|
| | | | | P$_3$ | P$_{25}$ | P$_{50}$ | P$_{75}$ | P$_{97}$ |
| 13 | −0.031 | 293.953 | 0.152 | 217.07 | 265.61 | 293.95 | 325.42 | 399.21 |
| 14 | −0.188 | 279.771 | 0.143 | 211.68 | 254.52 | 279.77 | 308.06 | 375.51 |
| 15 | −0.712 | 265.670 | 0.132 | 208.54 | 243.91 | 265.67 | 290.97 | 356.04 |
| 16 | −1.163 | 255.233 | 0.123 | 205.65 | 236.04 | 255.23 | 278.16 | 340.81 |
| 17 | −1.409 | 251.156 | 0.116 | 205.40 | 233.35 | 251.16 | 272.64 | 332.88 |
| 18 | −1.545 | 247.421 | 0.111 | 204.42 | 230.67 | 247.42 | 267.66 | 324.78 |

**表4-25　13~18岁女生800米跑L、M、S值、百分位数对应值**　　　单位：秒

| 年龄（岁） | L | M | 秒 | 百分位数 | | | | |
|---|---|---|---|---|---|---|---|---|
| | | | | $P_3$ | $P_{25}$ | $P_{50}$ | $P_{75}$ | $P_{97}$ |
| 13 | -0.698 | 264.618 | 0.126 | 209.76 | 243.86 | 264.62 | 288.57 | 349.23 |
| 14 | -0.938 | 258.059 | 0.121 | 207.53 | 238.77 | 258.06 | 280.62 | 339.48 |
| 15 | -1.085 | 251.951 | 0.115 | 205.07 | 234.01 | 251.95 | 273.02 | 328.57 |
| 16 | -1.116 | 247.041 | 0.110 | 203.04 | 230.28 | 247.04 | 266.61 | 317.67 |
| 17 | -1.030 | 246.728 | 0.105 | 204.03 | 230.61 | 246.73 | 265.31 | 312.55 |
| 18 | -0.947 | 245.626 | 0.102 | 203.97 | 230.02 | 245.63 | 263.44 | 307.83 |

　　图4-21、图4-22显示，13~18岁男、女生耐力跑经过LMS法转换成正态分布后，主要百分位数绘制的百分位数曲线较为光滑，说明拟合的效果较好。

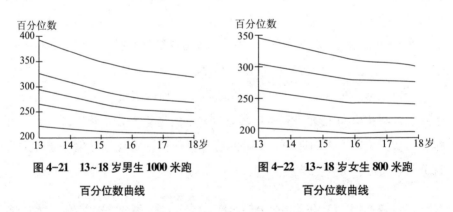

**图4-21　13~18岁男生1000米跑**
**百分位数曲线**

**图4-22　13~18岁女生800米跑**
**百分位数曲线**

　　表4-26显示，通过转换后的中位数与实测值中位数进行比较。13~18岁男生1000米跑实测值与转换值中位数差值男生在-2.2701~-0.1564，女生800米跑差值在-2.3410~0.2722。各年龄、性别转换差值全部在最小单位内，转换过程中没有出现较大误差，结合拟合的百分位数曲线特征，说明较好的对耐力跑进行了正态分布转换。

表4-26　13～18岁耐力跑实测值与转换值中位数（$P_{50}$）比较　　单位：秒

| 年龄（岁） | 男 | | | 女 | | |
|---|---|---|---|---|---|---|
| | 实测值 | 转换值 | 差值 | 实测值 | 转换值 | 差值 |
| 13 | 291.9000 | 293.9529 | −2.0529 | 263.5000 | 264.6175 | −1.1175 |
| 14 | 279.6000 | 279.7709 | −0.1709 | 257.1000 | 258.0591 | −0.9591 |
| 15 | 263.4000 | 265.6701 | −2.2701 | 252.1000 | 251.9506 | 0.1494 |
| 16 | 253.5000 | 255.2327 | −1.7327 | 244.7000 | 247.0410 | −2.3410 |
| 17 | 251.0000 | 251.1564 | −0.1564 | 247.0000 | 246.7278 | 0.2722 |
| 18 | 246.4000 | 247.4212 | −1.0212 | 244.9000 | 245.6259 | −0.7259 |

### （五）立定跳远

根据立定跳远数据分布特征，运用 LMS 法进行转换。各年龄段和性别数据的 L、M、S 的 EDF 值经过多次调整和实验，在删除数据中明显不在整体范围内的较大数据基础上，最终选择拟合效果较好的 3、5、3，选择年龄转换（Transformed Age）模式，功率（Power）和偏移（Offset）选择默认值进行转换。

表4-27、表4-28 中所列 L、M、S 值是各年龄偏度、中位数、变异系数。L 值是评价各年龄分布的偏度，1 为正态分布；M 值是立定跳远的中位数，转换正态分布后，中位数与均值相等；S 值代表变异系数，男生14岁前大于女生，14 岁后小于女生，与相应 M 值相乘得各年龄标准差。通过正态分布转换，得到立定跳远主要百分位数，不同性别、年龄的百分位数呈一定规律变化。通过主要百分位数绘制百分位数曲线。

表4-27　13～18岁男生立定跳远 L、M、S 值、百分位数对应值　　单位：厘米

| 年龄（岁） | L | M | 秒 | 百分位数 | | | | |
|---|---|---|---|---|---|---|---|---|
| | | | | $P_3$ | $P_{25}$ | $P_{50}$ | $P_{75}$ | $P_{97}$ |
| 13 | 1.276 | 185.942 | 0.120 | 139.66 | 170.91 | 185.94 | 200.65 | 229.21 |
| 14 | 1.727 | 199.197 | 0.109 | 151.36 | 184.27 | 199.20 | 213.35 | 239.80 |
| 15 | 2.033 | 212.333 | 0.099 | 165.08 | 197.88 | 212.33 | 225.83 | 250.60 |
| 16 | 2.155 | 222.519 | 0.088 | 178.09 | 208.92 | 222.52 | 235.22 | 258.49 |
| 17 | 2.206 | 227.164 | 0.081 | 185.84 | 214.45 | 227.16 | 239.07 | 260.95 |
| 18 | 2.278 | 230.124 | 0.076 | 191.02 | 218.08 | 230.12 | 241.41 | 262.17 |

表4-28　13~18岁女生立定跳远L、M、S值、百分位数对应值　　单位：厘米

| 年龄（岁） | L | M | 秒 | 百分位数 | | | | |
|---|---|---|---|---|---|---|---|---|
| | | | | $P_3$ | $P_{25}$ | $P_{50}$ | $P^{75}$ | $P_{97}$ |
| 13 | 1.144 | 157.170 | 0.111 | 121.64 | 145.47 | 157.17 | 168.75 | 191.57 |
| 14 | 1.122 | 159.006 | 0.109 | 123.72 | 147.36 | 159.01 | 170.55 | 193.35 |
| 15 | 1.111 | 162.653 | 0.106 | 127.69 | 151.10 | 162.65 | 174.11 | 196.79 |
| 16 | 1.154 | 166.553 | 0.102 | 132.10 | 155.20 | 166.55 | 177.78 | 199.93 |
| 17 | 1.212 | 167.741 | 0.098 | 134.05 | 156.68 | 167.74 | 178.64 | 200.04 |
| 18 | 1.284 | 168.328 | 0.096 | 135.19 | 157.51 | 168.33 | 178.96 | 199.70 |

　　图4-23、图4-24显示，13~18岁男、女生立定跳远经过LMS法转换成正态分布后，主要百分位数绘制的百分位数曲线较为光滑，说明拟合的效果较好。

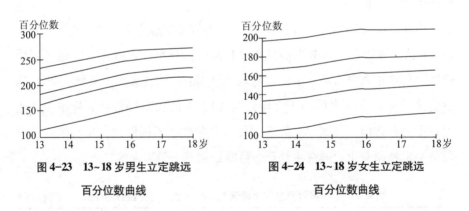

图4-23　13~18岁男生立定跳远　　　　图4-24　13~18岁女生立定跳远
　　　　百分位数曲线　　　　　　　　　　　　百分位数曲线

　　表4-29显示，通过转换后的中位数与实测值中位数进行比较。13~18岁男生立定跳远实测值与转换值中位数差值男生在-1.3334~0.8032，女生差值在-0.6533~1.4475。各年龄、性别转换差值全部在最小单位内，转换过程中没有出现较大误差，结合拟合的百分位数曲线特征，说明较好的对身高肺活量进行了正态分布转换。

表 4-29　13~18 岁立定跳远实测值与转换值中位数（$P_{50}$）比较　单位：厘米

| 年龄（岁） | 男 | | | 女 | | |
|---|---|---|---|---|---|---|
| | 实测值 | 转换值 | 差值 | 实测值 | 转换值 | 差值 |
| 13 | 185.00 | 185.9424 | -0.9424 | 158.00 | 157.1701 | 0.8299 |
| 14 | 200.00 | 199.1968 | 0.8032 | 160.00 | 159.0057 | 0.9943 |
| 15 | 211.00 | 212.3334 | -1.3334 | 162.00 | 162.6533 | -0.6533 |
| 16 | 223.00 | 222.5191 | 0.4809 | 168.00 | 166.5525 | 1.4475 |
| 17 | 227.00 | 227.1637 | -0.1637 | 168.00 | 167.7405 | 0.2595 |
| 18 | 230.00 | 230.1237 | -0.1237 | 169.00 | 168.3281 | 0.6719 |

## （六）坐位体前屈

根据坐位体前屈数据分布特征，运用 LMS 法进行转换。各年龄段和性别数据的 L、M、S 的 EDF 值经过多次调整和实验，在删除数据中明显不在整体范围内的较大数据基础上，最终选择拟合效果较好的 3、5、3，选择年龄转换（Transformed Age）模式，功率（Power）和偏移（Offset）选择默认值进行转换。

表 4-30、表 4-31 中所列 L、M、S 值是各年龄偏度、中位数、变异系数。L 值是评价各年龄分布的偏度，1 为正态分布；M 值是坐位体前屈的中位数，转换正态分布后，中位数与均值相等；S 值代表变异系数，男生略大于女生，与相应 M 值相乘得各年龄标准差。通过正态分布转换，得到坐位体前屈主要百分位数，不同性别、年龄的百分位数呈一定规律变化。通过主要百分位数绘制百分位数曲线。

表 4-30　13~18 岁男生坐位体前屈 L、M、S 值、百分位数对应值

单位：毫升/厘米

| 年龄（岁） | L | M | 秒 | 百分位数 | | | | |
|---|---|---|---|---|---|---|---|---|
| | | | | $P_3$ | $P_{25}$ | $P_{50}$ | $P_{75}$ | $P_{97}$ |
| 13 | 0.549 | 7.890 | 0.672 | 0.69 | 4.72 | 7.89 | 11.78 | 21.58 |
| 14 | 0.636 | 9.332 | 0.618 | 0.82 | 5.79 | 9.33 | 13.46 | 23.24 |
| 15 | 0.719 | 10.813 | 0.571 | 0.99 | 6.93 | 10.81 | 15.14 | 24.89 |
| 16 | 0.789 | 11.927 | 0.531 | 1.19 | 7.87 | 11.93 | 16.30 | 25.80 |
| 17 | 0.846 | 12.531 | 0.498 | 1.42 | 8.49 | 12.53 | 16.79 | 25.80 |
| 18 | 0.894 | 13.201 | 0.468 | 1.74 | 9.16 | 13.20 | 17.38 | 26.07 |

表 4-31　13~18 岁女生坐位体前屈 L、M、S 值、百分位数对应值　　单位：厘米

| 年龄（岁） | L | M | 秒 | 百分位数 | | | | |
|---|---|---|---|---|---|---|---|---|
| | | | | $P_3$ | $P_{25}$ | $P_{50}$ | $P_{75}$ | $P_{97}$ |
| 13 | 0.690 | 10.418 | 0.563 | 1.19 | 3.62 | 10.42 | 14.54 | 23.97 |
| 14 | 0.754 | 11.054 | 0.546 | 1.11 | 3.84 | 11.05 | 15.25 | 24.53 |
| 15 | 0.811 | 11.754 | 0.527 | 1.09 | 4.15 | 11.75 | 16.01 | 25.18 |
| 16 | 0.864 | 12.721 | 0.503 | 1.21 | 4.67 | 12.72 | 17.08 | 26.23 |
| 17 | 0.912 | 13.207 | 0.478 | 1.39 | 5.08 | 13.21 | 17.47 | 26.27 |
| 18 | 0.954 | 13.455 | 0.454 | 1.63 | 5.45 | 13.46 | 17.56 | 25.89 |

图 4-25、图 4-26 显示，13~18 岁男、女生坐位体前屈经过 LMS 法转换成正态分布后，主要百分位数绘制的百分位数曲线较为光滑，说明拟合的效果较好。

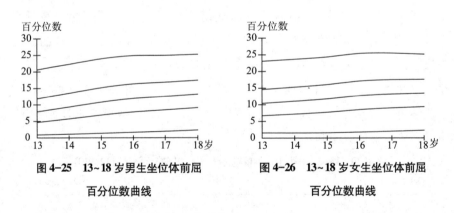

图 4-25　13~18 岁男生坐位体前屈　　　图 4-26　13~18 岁女生坐位体前屈
　　　　百分位数曲线　　　　　　　　　　　　百分位数曲线

表 4-32 显示，通过转换后的中位数与实测值中位数进行比较。13~18 岁男生坐位体前屈实测值与转换值中位数差值男生在 -0.49013~0.07314，女生差值在 -0.25351~0.27921。各年龄、性别转换差值全部在最小单位内，转换过程中没有出现较大误差，结合拟合的百分位数曲线特征，说明较好的对坐位体前屈进行了正态分布转换。

表4-32　13~18岁坐位体前屈实测值与转换值中位数（P<sub>50</sub>）比较　　单位：厘米

| 年龄（岁） | 男 | | | 女 | | |
|---|---|---|---|---|---|---|
| | 实测值 | 转换值 | 差值 | 实测值 | 转换值 | 差值 |
| 13 | 7.4000 | 7.89013 | -0.49013 | 10.2000 | 10.41816 | -0.21816 |
| 14 | 9.0000 | 9.33216 | -0.332158 | 11.0000 | 11.05353 | -0.05353 |
| 15 | 10.8000 | 10.81323 | -0.01323 | 11.5000 | 11.75351 | -0.25351 |
| 16 | 12.0000 | 11.92686 | 0.07314 | 13.0000 | 12.72079 | 0.27921 |
| 17 | 12.3000 | 12.53059 | -0.23059 | 13.3000 | 13.20714 | 0.09286 |
| 18 | 13.0000 | 13.20132 | -0.20132 | 13.5000 | 13.45506 | 0.04494 |

## （七）力量

根据力量素质数据分布特征，运用 LMS 法进行转换。各年龄段和性别数据的 L、M、S 的 EDF 值经过多次调整和实验，在删除数据中明显不在整体范围内的较大数据基础上，最终选择拟合效果较好的 3、5、3，选择年龄转换（Transformed Age）模式，功率（Power）和偏移（Offset）选择默认值进行转换。

表4-33、表4-34 中所列 L、M、S 值是各年龄偏度、中位数、变异系数。L 值是评价各年龄分布的偏度，1 为正态分布；M 值是力量素质的中位数，转换正态分布后，中位数与均值相等；S 值代表变异系数，男生大于女生，与相应 M 值相乘得各年龄标准差。通过正态分布转换，得到力量素质主要百分位数，不同性别、年龄的百分位数呈一定规律变化。通过主要百分位数绘制百分位数曲线。

表4-33　13~18岁男生引体向上 L、M、S 值、百分位数对应值　　单位：次

| 年龄（岁） | L | M | 秒 | 百分位数 | | | | |
|---|---|---|---|---|---|---|---|---|
| | | | | P<sub>3</sub> | P<sub>25</sub> | P<sub>50</sub> | P<sub>75</sub> | P<sub>97</sub> |
| 13 | -0.295 | 2.222 | 0.735 | 0.65 | 1.41 | 2.22 | 3.77 | 15.25 |
| 14 | -0.153 | 2.575 | 0.756 | 0.66 | 1.58 | 2.58 | 4.35 | 14.39 |
| 15 | -0.022 | 3.094 | 0.768 | 0.68 | 1.86 | 3.09 | 5.18 | 14.78 |
| 16 | 0.086 | 3.620 | 0.770 | 0.69 | 2.14 | 3.62 | 5.98 | 15.38 |
| 17 | 0.172 | 4.235 | 0.762 | 0.72 | 2.49 | 4.23 | 6.89 | 16.40 |
| 18 | 0.240 | 4.773 | 0.750 | 0.74 | 2.80 | 4.77 | 7.66 | 17.20 |

表 4-34　13~18 岁女生仰卧起坐 L、M、S 值、百分位数对应值　　单位：次

| 年龄（岁） | L | M | 秒 | 百分位数 | | | | |
|---|---|---|---|---|---|---|---|---|
| | | | | P₃ | P₂₅ | P₅₀ | P₇₅ | P₉₇ |
| 13 | 1.014 | 26.293 | 0.355 | 7.47 | 20.05 | 26.29 | 32.51 | 44.9 |
| 14 | 1.047 | 27.151 | 0.347 | 7.84 | 20.82 | 27.15 | 33.41 | 45.76 |
| 15 | 1.081 | 28.199 | 0.337 | 8.42 | 21.79 | 28.20 | 34.49 | 46.80 |
| 16 | 1.122 | 29.193 | 0.324 | 9.18 | 22.80 | 29.19 | 35.42 | 47.51 |
| 17 | 1.186 | 30.409 | 0.308 | 10.00 | 24.03 | 30.41 | 36.55 | 48.30 |
| 18 | 1.260 | 31.313 | 0.290 | 11.00 | 25.09 | 31.31 | 37.23 | 48.39 |

　　图 4-27、图 4-28 显示，13~18 岁男、女生力量素质经过 LMS 法转换成正态分布后，主要百分位数绘制的百分位数曲线较为光滑，说明拟合的效果较好。

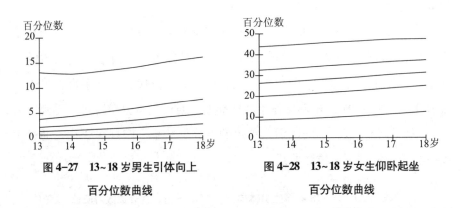

图 4-27　13~18 岁男生引体向上
百分位数曲线

图 4-28　13~18 岁女生仰卧起坐
百分位数曲线

　　表 4-35 显示，通过转换后的中位数与实测值中位数进行比较。13~18 岁男生引体向上实测值与转换值中位数差值男生在 -1.221644 ~ -0.094366，女生仰卧起坐差值在 -0.40931 ~ -0.15051。各年龄、性别转换差值全部在最小单位内，转换过程中没有出现较大误差，结合拟合的百分位数曲线特征，说明较好的对力量素质进行了正态分布转换。

表 4-35　13~18 岁力量实测值与转换值中位数（$P_{50}$）比较　　单位：次

| 年龄 | 引体向上（男） | | | 仰卧起坐（女） | | |
|---|---|---|---|---|---|---|
| | 实测值 | 转换值 | 差值 | 实测值 | 转换值 | 差值 |
| 13 | 1.00 | 2.221644 | -1.221644 | 26.00 | 26.29276 | -0.29276 |
| 14 | 2.00 | 2.575127 | -0.575127 | 27.00 | 27.15051 | -0.15051 |
| 15 | 3.00 | 3.094366 | -0.094366 | 28.00 | 28.19901 | -0.19901 |
| 16 | 3.00 | 3.619622 | -0.619622 | 29.00 | 29.19294 | -0.19294 |
| 17 | 4.00 | 4.234655 | -0.234655 | 30.00 | 30.40931 | -0.40931 |
| 18 | 4.00 | 4.772656 | -0.772656 | 31.00 | 31.31296 | -0.31296 |

# 第二节　中学生理想体质定性评价指标界值范围的确定

中学生理想体质定性评价指标是用于对生长发育状况、营养状况、心血管功能状况、心理状况进行健康筛查，这些指标既是人体应具备的基础健康指标，也是体质健康状的具体表现。由于目前我国青少年身体、心理问题较严重，国家和学者高度重视，因此通过不同方式研究制定了相关的标准和界值范围。

本节主要依据国家颁布的《标准》或被学术界公认广泛用于相关指标评价的界值范围，运用指数法、方差分析法与 T 检验法等数学方法，对中学生理想体质定性评价指标进行分析，确定中学生理想体质定性评价指标筛查界值范围。

## 一、生长发育筛查界值范围

### （一）生长发育状况对青少年体质健康的影响

身体形态中身高指标直接代表生长发育状况和营养状况。由于受遗传因素影响较大，而且在青春发育突增期，个体身高发育时间和周期都有差异，不能够用简单的高低进行评价。影响身高的另一个重要因素是个体的营养状况，也是评价健康的一个重要表现，胎、婴、幼儿阶段的膳食蛋白质能量摄入不足可导致生长迟缓（Stunting），若长期营养不良，直接影响体型和健康，使儿童青少年的身高水平或者身高生长速度明显落后相应同龄儿童，不仅会影响成年后的身高，使劳动生产力下降，而且会增加成年后患某些慢性非传染性疾病的风险。相关研究发现，儿童期身高与成年期冠心病相关性较强。身材矮小尤其是下肢短者患冠心病的风险增加，儿童期身高与冠心病的发病率和死亡率之间呈负相关。同时，生长迟缓对儿童的心理健康也有重大的影响。

表4-36　6~18岁男女学龄儿童青少年分年龄身高筛查生长迟缓界值范围

单位：厘米

| 年龄 | 男生 | 女生 |
|---|---|---|
| 6.0~6.5 | ≤ 106.3 | ≤ 105.7 |
| 6.5~7.0 | ≤ 109.5 | ≤ 108.0 |
| 7.0~7.5 | ≤ 111.3 | ≤ 110.2 |
| 7.5~8.0 | ≤ 112.8 | ≤ 111.8 |
| 8.0~8.5 | ≤ 115.4 | ≤ 114.5 |
| 8.5~9.0 | ≤ 117.6 | ≤ 116.8 |
| 9.0~9.5 | ≤ 120.6 | ≤ 119.5 |
| 9.5~10.0 | ≤ 123.0 | ≤ 121.7 |
| 10.0~10.5 | ≤ 125.2 | ≤ 123.9 |
| 10.5~11.0 | ≤ 127.0 | ≤ 125.7 |
| 11.0~11.5 | ≤ 129.1 | ≤ 128.6 |
| 11.5~12.0 | ≤ 130.8 | ≤ 131.0 |
| 12.0~12.5 | ≤ 133.1 | ≤ 133.6 |
| 12.5~13.0 | ≤ 134.9 | ≤ 135.7 |
| 13.0~13.5 | ≤ 136.9 | ≤ 138.8 |
| 13.5~14.0 | ≤ 138.6 | ≤ 141.4 |
| 14.0~14.5 | ≤ 141.9 | ≤ 142.9 |
| 14.5~15.0 | ≤ 144.7 | ≤ 144.1 |
| 15.0~15.5 | ≤ 149.6 | ≤ 145.4 |

续表

| 年龄 | 男生 | 女生 |
|---|---|---|
| 15.5~16.0 | ≤ 153.6 | ≤ 146.5 |
| 16.0~16.5 | ≤ 155.1 | ≤ 146.8 |
| 16.5~17.0 | ≤ 156.4 | ≤ 147.0 |
| 17.0~17.5 | ≤ 156.8 | ≤ 147.3 |
| 17.5~18.0 | ≤ 157.1 | ≤ 147.5 |

此类人不符合理想体质中身体发育良好的标志。本研究身高指标主要通过季成叶教授制定的学龄儿童青少年分年龄身高筛查生长迟缓界值范围，对不同年龄、性别的生长迟缓进行筛查。"6~18岁男女学龄儿童青少年分年龄身高筛查生长迟缓界值范围"见表4-36。

根据"6~18岁男女学龄儿童青少年分年龄身高筛查生长迟缓界值范围"，将调查对象分为生长迟缓组和正常组。比较两组男、女生身体素质和生理机能指标均值的差异。见表4-37至表4-40。

1. 不同生长发育状况男生身体素质和生理机能比较

表4-37 不同生长发育状况男生身体素质指标比较

| 组别 | 人数 | 50米跑 | 1000米跑 | 立定跳远 | 坐位体前屈 | 引体向上 |
|---|---|---|---|---|---|---|
| 生长迟缓 | 262 | 8.69±0.99 | 284.09±46.05 | 187.72±29.04 | 10.22±6.75 | 4.79±6.66 |
| 生长正常 | 35487 | 8.12±0.87 | 269.67±40.88 | 211.96±25.77 | 10.71±6.75 | 3.63±3.83 |
| T | | 9.22 | 5.06 | −13.47 | −1.16 | 2.81 |
| P | | 0.00 | 0.00 | 0.00 | 0.25 | 0.01 |

表4-38 不同生长发育状况男生生理机能指标、PFI值比较

| 组别 | 人数 | 身高肺活量指数 | 握力身高指数 | PFI |
|---|---|---|---|---|
| 生长迟缓 | 262 | 16.53±3.89 | 17.12±6.45 | −2.22±3.66 |
| 生长正常 | 35487 | 19.67±4.57 | 21.46±5.23 | 0.02±3.07 |
| T | | −13.03 | −10.86 | −9.87 |
| P | | 0.00 | 0.00 | 0.00 |

T检验结果显示：男生除坐位体前屈生长迟缓组和正常组均值差异无统

计学意义外（$P>0.05$），其他各指标在两组间的均值差异均具有统计学意义，身高正常组男生的50米跑、1000米跑、立定跳远成绩好于生长迟缓男生，身高肺活量指数和握力身高指数正常组也高于生长迟缓组（$P<0.05$）。生长迟缓男生引体向上成绩好于身高正常男生，差异有统计学意义（$P<0.05$）。但总体的身体素质指数（PFI）仍为生长正常组好于生长迟缓组。

2. 不同生长发育状况女生身体素质和生理机能比较

表4-39　不同生长发育状况女生身高组身体素质指标比较

| 组别 | 人数 | 50米跑 | 耐力跑 | 立定跳远 | 坐位体前屈 | 仰卧起坐 |
|---|---|---|---|---|---|---|
| 生长迟缓 | 306 | 10.24±1.03 | 258.57±32.12 | 153.57±16.75 | 11.57±6.73 | 28.48±10.06 |
| 生长正常 | 35170 | 9.86±0.99 | 255.72±31.56 | 163.47±17.50 | 11.91±6.59 | 28.39±9.83 |
| T | | 6.58 | 1.58 | -9.86 | -0.90 | 0.16 |
| P | | 0.00 | 0.12 | 0.00 | 0.37 | 0.87 |

表4-40　不同生长发育状况女生生理机能指标、PFI值比较

| 组别 | 人数 | 身高肺活量指数 | 握力身高指数 | PFI |
|---|---|---|---|---|
| 生长迟缓 | 306 | 13.95±3.10 | 13.81±3.50 | -1.31±3.04 |
| 生长正常 | 35170 | 14.79±3.43 | 15.11±3.54 | 0.01±2.96 |
| T | | -4.68 | -6.38 | -7.76 |
| P | | 0.00 | 0.00 | 0.00 |

对女生生长迟缓组和身高正常组各身体素质和生理机能指标的比较显示：生长迟缓和身高正常女生在耐力跑、坐位体前屈、仰卧起坐上的差异无统计学意义（$P>0.05$）。在50米跑、立定跳远、身体素质指数及身高肺活量指数和握力身高指数上，正常身高女生好于/高于生长迟缓女生，差异具有统计学意义（$P<0.05$）。

综合男生和女生 T 检验结果显示，尽管在部分素质指标上生长迟缓学生和身高正常学生差异无统计学意义或生长迟缓学生略高于身高正常学生，但无论男生、女生，身高正常组学生的综合体质状况（身体素质指数）和生理机能好于生长迟缓组的学生。

### （二）生长发育筛查界值范围的确定

以上分析显示生长迟缓学生的身体素质整体差于生长正常学生，因此，以生长迟缓作为理想体质的一项筛查指标，即生长迟缓者不属于理想体质。对照对身高指标"6~18岁男女学龄儿童青少年分年龄身高筛查生长迟缓界值范围"确定中学生理想体质身高13~18岁分性别年龄筛查界值范围。见表4-41。

表4-41　中学生理想体质身高指标筛查界值范围　　　　单位：厘米

| 性别 | 13 岁 | 14 岁 | 15 岁 | 16 岁 | 17 岁 | 18 岁 |
|------|-------|-------|-------|-------|-------|-------|
| 男生 | ≥ 137.0 | ≥ 142.0 | ≥ 149.7 | ≥ 155.1 | ≥ 156.9 | ≥ 157.2 |
| 女生 | ≥ 138.9 | ≥ 143.0 | ≥ 145.5 | ≥ 146.9 | ≥ 147.4 | ≥ 147.6 |

### （三）各体质调研年度生长迟缓学生筛查结果

运用以上"中学生理想体质身高指标筛查界值范围"对2000—2010年13~18岁学生体质调研身高数据进行统计分析，各体质调研年度中学生生长迟缓筛查结果如表4-42和图4-29所示。

表4-42　2000—2010年13~18岁学生生长迟缓检出情况

| 年份<br>组别 | 2000—2010 | | 2010 | | 2005 | | 2000 | |
|------|------|-----|------|-----|------|-----|------|-----|
| | 人数 | % | 人数 | % | 人数 | % | 人数 | % |
| 生长迟缓 | 306 | 0.80 | 167 | 0.60 | 155 | 0.80 | 246 | 1.00 |
| 生长正常 | 35170 | 99.20 | 26978 | 99.40 | 19713 | 99.20 | 23966 | 99.00 |

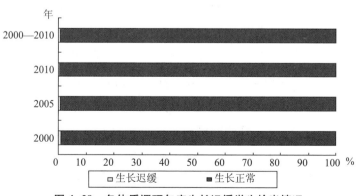

图4-29　各体质调研年度生长迟缓学生检出情况

调查结果显示：各个年龄阶段体质调研年度生长迟缓人数较少，并呈逐次递减现象。经查原始数据结合有关研究结果显示，生长迟缓学生绝大部分发生在贫困地区。河南省贫困地区农村学生生长迟缓检出率为3.0%，与西南贫困地区相比，生长迟缓的检出率相对较低。表明随着经济的发展，长期营养不良现象在逐步减少。

## 二、营养状况筛查界值范围

### （一）营养状况对青少年体质健康的影响

肥胖儿童青少年身体臃肿，行动不便，也懒于锻炼，各项生理功能和运动素质水平全面下降。肥胖对他们心理的不良影响比生理损害更为严重，是导致该群体一系列心理—情绪—行为问题多发的重要原因。肥胖者常受到别人的讥笑、嘲讽和各种各样有意或无意的伤害，对其自尊、自信、个性、性格、交往等的发展，自我意识的形成都有长期深远的不良影响；肥胖发生越早，心理压抑越大。青春期少年对体型高度敏感，一旦达到肥胖状态，会感到很苦恼；女孩常因减肥心切而过分节食，严重影响健康。儿童期肥胖若得不到及时纠正，可能会持续到成年期。肥胖既是一种独立的疾病，也是高脂血症、动脉粥样硬化、原发性高血压、2型糖尿病等成年期慢性病的危险因素。然而，儿童消瘦对终身生活质量同样有不利影响，表现在以下三个方面：①影响认知，创造性思维受限；②调控生长发育的神经—内分泌机制水平低下，且无法逆转；③对环境的适应性差，抗疲劳能力下降。

然而，评价体形充实度的指标是体重指标，由于单独使用不能有效的反映其整体状态，在进行评价时选用了体质量指数（BMI），同时，也是评价营养状况的公认指标。按照季成叶教授制定的分年龄、性别BMI筛查营养不良和中国肥胖问题工作组制定超重、肥胖的界值范围进行筛查，不但可以评价即时性营养不良引起的消瘦及营养过剩引起的肥胖，而且可以评价体型是否匀称。"6~18岁男女学龄儿童青少年分年龄BMI筛查消瘦界值范围"见表4-43；"中国学龄儿童青少年超重/肥胖筛查BMI分类标准"

见表4-44。

### 表4-43 6~18岁男女学龄儿童青少年分年龄BMI筛查消瘦界值范围

单位：千克/平方米

| 年龄 | 男生 | | 女生 | |
|---|---|---|---|---|
| | 中重度消瘦 | 轻度消瘦 | 中重度消瘦 | 轻度消瘦 |
| 6.0~6.5 | ≤ 13.2 | 13.3~13.4 | ≤ 12.8 | 12.9~13.1 |
| 6.5~7.0 | ≤ 13.4 | 13.5~13.8 | ≤ 12.9 | 13.0~13.3 |
| 7.0~7.5 | ≤ 13.5 | 13.6~13.9 | ≤ 13.0 | 13.1~13.4 |
| 7.5~8.0 | ≤ 13.5 | 13.6~13.9 | ≤ 13.0 | 13.1~13.5 |
| 8.0~8.5 | ≤ 13.6 | 13.7~14.0 | ≤ 13.1 | 13.2~13.6 |
| 8.5~9.0 | ≤ 13.6 | 13.7~14.0 | ≤ 13.1 | 13.2~13.7 |
| 9.0~9.5 | ≤ 13.7 | 13.8~14.1 | ≤ 13.2 | 13.3~13.8 |
| 9.5~10.0 | ≤ 13.8 | 13.9~14.2 | ≤ 13.2 | 13.3~13.9 |
| 10.0~10.5 | ≤ 13.9 | 14.0~14.4 | ≤ 13.3 | 13.4~14.0 |
| 10.5~11.0 | ≤ 14.0 | 14.1~14.6 | ≤ 13.4 | 13.5~14.1 |
| 11.0~11.5 | ≤ 14.2 | 14.3~14.9 | ≤ 13.7 | 13.8~14.3 |
| 11.5~12.0 | ≤ 14.3 | 14.4~15.1 | ≤ 13.9 | 14.0~14.5 |
| 12.0~12.5 | ≤ 14.4 | 14.5~15.4 | ≤ 14.1 | 14.2~14.7 |
| 12.5~13.0 | ≤ 14.5 | 14.6~15.6 | ≤ 14.3 | 14.4~14.9 |
| 13.0~13.5 | ≤ 14.8 | 14.9~15.9 | ≤ 14.6 | 14.7~15.3 |
| 13.5~14.0 | ≤ 15.0 | 15.1~16.1 | ≤ 14.9 | 15.0~15.6 |
| 14.0~14.5 | ≤ 15.3 | 15.4~16.4 | ≤ 15.3 | 15.4~16.0 |
| 14.5~15.0 | ≤ 15.5 | 15.6~16.7 | ≤ 15.7 | 15.8~16.3 |
| 15.0~15.5 | ≤ 15.8 | 15.9~16.9 | ≤ 16.0 | 16.1~16.6 |
| 15.5~16.0 | ≤ 16.0 | 16.1~17.0 | ≤ 16.2 | 16.3~16.8 |
| 16.0~16.5 | ≤ 16.2 | 16.3~17.3 | ≤ 16.4 | 16.5~17.0 |
| 16.5~17.0 | ≤ 16.4 | 16.5~17.5 | ≤ 16.5 | 16.6~17.1 |
| 17.0~17.5 | ≤ 16.6 | 16.7~17.7 | ≤ 16.6 | 16.7~17.2 |
| 17.5~18.0 | ≤ 16.8 | 16.9~17.9 | ≤ 16.7 | 16.8~7.3 |

表 4-44   中国学龄儿童青少年超重/肥胖筛查 BMI 分类标准

单位：千克/平方米

| 年龄 | 男生 | | 女生 | |
|---|---|---|---|---|
| | 超重 | 肥胖 | 超重 | 肥胖 |
| 7 | 17.4 | 19.2 | 17.2 | 18.9 |
| 8 | 18.1 | 20.3 | 18.1 | 19.9 |
| 9 | 18.9 | 21.4 | 19.0 | 21.0 |
| 10 | 19.6 | 22.5 | 20.0 | 22.1 |
| 11 | 20.3 | 23.6 | 21.1 | 23.3 |
| 12 | 21.0 | 24.7 | 21.9 | 24.5 |
| 13 | 21.9 | 25.7 | 22.6 | 25.6 |
| 14 | 22.6 | 26.4 | 23.0 | 26.3 |
| 15 | 23.1 | 26.9 | 23.4 | 26.9 |
| 16 | 23.5 | 27.4 | 23.7 | 27.4 |
| 17 | 23.8 | 27.8 | 23.8 | 27.7 |
| 18 | 24.0 | 28.0 | 24.0 | 28.0 |

　　根据 "6~18 岁男女学龄儿童青少年分年龄 BMI 筛查消瘦界值范围" 和 "中国学龄儿童青少年超重/肥胖筛查 BMI 分类标准"，将研究对象的营养状况分中重度消瘦、轻度消瘦、正常、超重、肥胖五类。比较不同营养状况男、女生各身体素质指标均值的差异。见表 4-45 至表 4-48。

1. 不同营养状况男生身体素质和生理机能比较

表 4-45   不同营养状况男生身体素质指标均值比较

| 组别 | 人数 | 50 米跑 | 耐力跑 | 立定跳远 | 坐位体前屈 | 引体向上 |
|---|---|---|---|---|---|---|
| 中重度消瘦 | 827 | 8.52±0.86 | 282.53±42.90 | 199.38±26.76 | 8.19±6.66 | 2.75±3.24 |
| 轻度消瘦 | 2532 | 8.36±0.90 | 274.68±38.83 | 205.38±26.23 | 8.88±6.59 | 3.21±3.66 |
| 正常 | 27684 | 8.06±0.83 | 265.63±38.48 | 214.21±25.11 | 11.03±6.72 | 4.00±3.88 |
| 超重 | 3493 | 8.22±0.94 | 282.68±45.11 | 206.78±26.07 | 10.53±6.76 | 2.32±3.67 |
| 肥胖 | 1213 | 8.66±1.05 | 308.23±53.14 | 192.82±26.57 | 9.22±6.71 | 0.92±1.87 |
| $F$ | | 261.00 | 478.89 | 356.07 | 107.70 | 344.48 |
| $P$ | | 0.00 | 0.00 | 0.00 | 0.00 | 0.00 |

对男生不同营养状况各指标的方差分析显示：男生各身体素质和生理机能指标在不同营养状况的均值不全相同，差异具有统计学意义（$P<0.05$）。营养状况正常的男生五项身体素质指标成绩均好于消瘦和超重、肥胖学生，身体素质指数营养状况正常的男生最高。中重度消瘦和肥胖男生的各项身体素质较差，整体身体素质状况以肥胖男生最差。生理机能指标超重、肥胖男生较高，与实际情况相符。

表4-46　不同营养状况男生生理机能指标、PFI 值比较

| 组别 | 人数 | 身高肺活量指数 | 握力身高指数 | PFI |
|---|---|---|---|---|
| 中重度消瘦 | 827 | 16.42±4.03 | 16.88±5.34 | −1.80±2.89 |
| 轻度消瘦 | 2532 | 17.47±3.94 | 18.34±4.97 | −0.94±2.72 |
| 正常 | 27684 | 19.73±4.46 | 21.52±5.08 | 0.41±2.94 |
| 超重 | 3493 | 20.99±4.93 | 23.24±5.24 | −1.06±3.27 |
| 肥胖 | 1213 | 20.77±5.12 | 23.67±5.11 | −3.09±3.31 |
| $F$ | | 355.72 | 568.20 | 711.27 |
| $P$ | | 0.00 | 0.00 | 0.00 |

## 2. 不同营养状况女生身体素质和生理机能比较

表4-47　不同营养状况女生身体素质指标比较

| 组别 | 人数 | 50米跑 | 耐力跑 | 立定跳远 | 坐位体前屈 | 仰卧起坐 |
|---|---|---|---|---|---|---|
| 中重度消瘦 | 718 | 9.99±0.98 | 257.79±31.33 | 161.34±17.61 | 9.61±6.57 | 28.12±10.22 |
| 轻度消瘦 | 1010 | 9.90±0.96 | 255.40±31.91 | 163.20±17.07 | 10.59±6.46 | 28.50±9.85 |
| 正常 | 30695 | 9.85±0.99 | 254.41±30.79 | 163.98±17.43 | 11.99±6.58 | 28.56±9.79 |
| 超重 | 2533 | 9.98±0.99 | 264.91±33.43 | 158.99±17.33 | 12.17±6.64 | 27.06±9.95 |
| 肥胖 | 520 | 10.20±0.97 | 287.42±41.80 | 152.76±17.41 | 11.01±6.23 | 24.49±9.40 |
| $F$ | | 30.23 | 203.28 | 100.16 | 36.88 | 34.76 |
| $P$ | | 0.00 | 0.00 | 0.00 | 0.00 | 0.00 |

表 4-48　不同营养状况女生生理机能指标、PFI 值比较

| 组别 | 人数 | 身高肺活量指数 | 握力身高指数 | PFI |
|---|---|---|---|---|
| 中重度消瘦 | 718 | 13.22±4.03 | 12.90±3.10 | −0.57±3.03 |
| 轻度消瘦 | 1010 | 13.65±3.94 | 13.33±3.26 | −0.08±2.91 |
| 正常 | 30695 | 14.76±4.46 | 15.07±3.51 | 0.12±2.94 |
| 超重 | 2533 | 15.67±4.93 | 16.41±3.51 | −0.81±2.96 |
| 肥胖 | 520 | 15.72±5.12 | 16.79±3.74 | −2.14±3.19 |
| $F$ | | 118.97 | 255.70 | 136.55 |
| $P$ | | 0.00 | 0.00 | 0.00 |

对女生不同营养状况各指标的方差分析显示：女生各身体素质和生理机能指标在不同营养状况的均值不完全相同，差异具有统计学意义（$P<0.05$）。营养状况正常的女生 50 米跑、耐力跑、立定跳远、仰卧起坐四项指标成绩均好于消瘦和超重、肥胖学生，坐位体前屈超重的学生成绩最好，进一步两两比较显示，超重和营养正常学生坐位体前屈均值差异无统计学意义（$P>0.05$），说明营养正常女生和超重女生坐位体前屈成绩均较好，身体素质指数营养状况正常的女生最高。由以上分析还可看出中重度消瘦和肥胖女生的各项身体素质较差，整体身体素质状况以肥胖女生最差。生理机能指标以超重、肥胖者较高，此结果与男生分析结果一致。

综合男、女生方差检验结果显示，无论男生、女生，营养状况正常的学生整体身体素质最好。

**（二）营养状况筛查界值范围的确定**

通过以上分析可知，营养状况正常的学生整体身体素质最好，因此，以营养状况正常作为理想体质的一项筛查指标，即只有营养状况正常的学生才属于理想体质。对照对 BMI 指标 "6～18 岁男女学龄儿童青少年分年龄 BMI 筛查消瘦界值范围" 和 "中国学龄儿童青少年超重/肥胖筛查 BMI 分类标准" 确定中学生理想体质 BMI 13～18 岁分性别筛查界值范围。见表 4-49。

表4-49　中学生理想体质 BMI 指标筛查界值范围　单位：千克/平方米

| 年龄 | 13 | 14 | 15 | 16 | 17 | 18 |
|---|---|---|---|---|---|---|
| 男生 | 16.0~21.8 | 16.5~22.5 | 17.0~23.0 | 17.4~23.4 | 17.8~23.7 | 18.0~23.9 |
| 女生 | 15.4~22.5 | 16.1~22.9 | 16.7~23.3 | 17.1~23.6 | 17.3~23.7 | 17.4~23.9 |

### （三）各体质调研年度学生营养状况筛查结果

通过测定的身高、体重数据计算各调研年度学生的 BMI 值，运用以上"中学生理想体质 BMI 指标筛查界值范围"对 2000—2010 年 13~18 岁学生营养状况进行筛查，各调研年度中学生生长迟缓筛查结果如表4-50 和图4-30 所示。

表4-50　2000—2010 年 13~18 岁学生各营养状况检出情况

| 组别 \ 年份 | 2000—2010 | | 2010 | | 2005 | | 2000 | |
|---|---|---|---|---|---|---|---|---|
| | 数量 | % | 数量 | % | 数量 | % | 数量 | % |
| 中重度消瘦 | 1545 | 2.2 | 573 | 2.1 | 441 | 2.2 | 531 | 2.2 |
| 轻度消瘦 | 3542 | 5.0 | 1323 | 4.9 | 959 | 4.8 | 1260 | 5.2 |
| 正常 | 58379 | 82.0 | 21762 | 80.2 | 16350 | 82.3 | 20267 | 83.7 |
| 超重 | 6026 | 8.5 | 2614 | 9.6 | 1673 | 8.4 | 1739 | 7.2 |
| 肥胖 | 1733 | 2.4 | 873 | 3.2 | 445 | 2.2 | 415 | 1.7 |

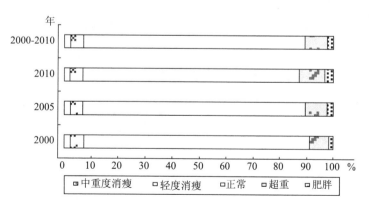

图4-30　各体质调研年度不同营养状况学生检出情况

结果显示：轻度消瘦、中重度消瘦比例变化较小，而超重肥胖人群则逐次递增，表明随着经济的发展、生活水平的提高，中学生的超重、肥胖率也在提高。经查原始数据，消瘦人群大部分发生在贫困地区。与2010年河南省学生体质调研农村学生数据相比，7~16岁贫困地区学生各年龄组的身高和体重均值均处于较低水平，说明贫困地区学生的生长发育水平仍较差，贫困地区农村学生消瘦检出率为7.4%。贫困地区农村儿童青少年的生长发育和营养状况一直是全社会关注的问题。随着我国经济的发展，政府相继出台了一系列政策来改善贫困地区农村学生的营养状况，越来越多的社会团体也参与其中。通过社会各界的努力，我国农村地区学生的体格发育和营养状况整体上取得了一定程度的改善。但营养不良仍然是贫困地区学生目前面临的重要公共卫生问题。我们在关注中学生肥胖问题的同时，更需要关注贫困地区学生的营养改善问题。

### 三、心功状况筛查界值范围

#### （一）心功状况对青少年体质健康的影响

心血管疾病的发生像任何事物的发生发展一样，是一个循序渐进的过程，儿童青少年时期的心血管疾病相关危险因素，不仅对未成年时期的健康有很大的影响，而且对其成年后心血管疾病的发生和发展也具有重要的影响。相关研究证实，高血压的发生始于儿童期，主要是由于儿童期与成年期的血压水平存在一定的相关性，许多原发性高血压在儿童期即开始有所表现。重视儿童期血压监测，对于预防、延缓成人心血管病的发生具有重要的现实意义。

在评价心血管疾病时，单独的血压、脉搏数据同样不能有效的反映其整体状态，在进行评价时选用了布兰奇心功指数（BI），对中学生心血管功能进行整体评价。目前，学术界公认的布兰奇心功指数正常值为：110~160范围内为心血管功能正常，平均值为140，超过200需要对心血管功能进行医学检查。

根据布兰奇心功指数正常值范围，将调查对象分为正常组和非正常

组。比较两组男、女生身体素质和生理机能指标均值的差异。见表4-51
至表4-54。

1. 不同心功状况男生身体素质和生理机能比较

表4-51　不同心功状况男生身体素质指标比较

| 组别 | 人数 | 50米跑 | 耐力跑 | 立定跳远 | 坐位体前屈 | 引体向上 |
|---|---|---|---|---|---|---|
| BI 正常 | 24841 | 8.12±0.87 | 268.41±40.42 | 212.04±25.88 | 10.52±6.74 | 3.73±3.94 |
| BI 非正常 | 10908 | 8.13±0.87 | 272.87±41.93 | 211.21±25.85 | 11.12±6.76 | 3.43±3.65 |
| $T$ | | -0.91 | -9.36 | 2.80 | -7.70 | 6.99 |
| $P$ | | 0.36 | 0.00 | 0.01 | 0.00 | 0.00 |

表4-52　不同心功状况男生生理机能指标、PFI 值比较

| 组别 | 人数 | 身高肺活量指数 | 握力身高指数 | PFI |
|---|---|---|---|---|
| BI 正常 | 24841 | 19.58±4.58 | 21.29±5.27 | 0.08±3.05 |
| BI 非正常 | 10908 | 19.81±4.55 | 21.76±5.21 | -0.18±3.16 |
| $T$ | | -4.43 | -7.83 | 7.27 |
| $P$ | | 0.00 | 0.00 | 0.00 |

对男生不同心功状况下各身体素质指标的 $T$ 检验结果显示：心功正常
的男生耐力跑、立定跳远和引体向上成绩均好于心功不正常的男生，差异
具有统计学意义（$P<0.05$）。50米跑心功正常和不正常的男生成绩差异无
统计学意义（$P>0.05$），心功正常男生坐位体前屈成绩差于心功不正常男
生，这可能与坐位体前屈和心脏功能关系不密切有关，但总体的身体素质
指数（PFI）仍为心功正常组好于心功不正常组，差异具有统计学意
义（$P<0.05$）。

### 2. 不同心功状况女生身体素质和生理机能比较

表4-53 不同心功状况女生身体素质指标比较

| 组别 | 人数 | 50米跑 | 耐力跑 | 立定跳远 | 坐位体前屈 | 仰卧起坐 |
|---|---|---|---|---|---|---|
| BI 正常 | 26805 | 9.86±0.99 | 255.11±31.67 | 163.59±17.34 | 11.87±6.56 | 28.49±9.8 |
| BI 非正常 | 8671 | 9.90±0.98 | 257.71±31.19 | 162.73±18.04 | 12.02±6.69 | 28.07±9.9 |
| $T$ | | -3.74 | -6.67 | 3.90 | -1.82 | 3.44 |
| $P$ | | 0.00 | 0.00 | 0.00 | 0.07 | 0.00 |

表4-54 不同心功状况女生生理机能指标、PFI 值比较

| 组别 | 人数 | 身高肺活量指数 | 握力身高指数 | PFI |
|---|---|---|---|---|
| BI 正常 | 26805 | 14.77±3.42 | 15.07±3.55 | 0.03±2.95 |
| BI 非正常 | 8671 | 14.80±3.44 | 15.19±3.52 | -0.11±3.03 |
| $T$ | | -0.55 | -2.62 | 3.85 |
| $P$ | | 0.58 | 0.01 | 0.00 |

对女生不同心功状况各身体素质指标的 $T$ 检验结果显示：心功正常的女生50米跑、耐力跑、立定跳远和仰卧起坐成绩均好于心功不正常的女生，差异具有统计学意义（$P<0.05$）。坐位体前屈心功正常和不正常的女生成绩差异无统计学意义（$P>0.05$），总体的身体素质指数（PFI）仍为心功正常组好于心功不正常组。

综合男生和女生 $T$ 检验结果显示，尽管在个别素质指标上心功正常和心功不正常学生差异无统计学意义，但与心脏功能密切相关的指标皆为心功正常的学生成绩较好，且无论男生还是女生，心功正常学生的身体素质指数高于心功不正常学生。

### （二）心功状况筛查界值范围的确定

以上分析显示心功正常学生的综合体质状况好于心功不正常学生，因此，以心功指数作为理想体质的一项筛查指标，即只有心功正常者才属于理想体质。由于布兰奇心功指数（BI）是按照脉搏和血压比进行计算表示心血管功能的指标，正常范围内即为健康。因此，将中学生理想

体质 BI 指标筛查界值范围定为学术界公认的心血管功能正常，在 110～160 范围内。

## （三）各体质调研年度学生心功状况筛查结果

通过测定的血压、脉搏数据计算各调研年度学生的 BI 值，运用以上"中学生理想体质 BI 指标筛查界值范围"对 2000—2010 年 13～18 岁学生心功能进行筛查，各调研年度中学生心功能筛查结果如表 4-55 和图 4-31 所示。

表 4-55 2000—2010 年 13～18 岁学生不同心功状况检出情况

| 年份<br>组别 | 2000—2010 | | 2010 | | 2005 | | 2000 | |
|---|---|---|---|---|---|---|---|---|
| | 数量 | % | 数量 | % | 数量 | % | 数量 | % |
| BI 正常 | 51646 | 72.5 | 20199 | 74.4 | 13536 | 68.1 | 17911 | 74.0 |
| BI 非正常 | 19579 | 27.5 | 6946 | 25.6 | 6332 | 31.9 | 6301 | 26.0 |

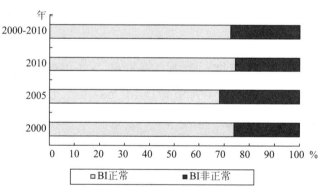

图 4-31 各体质调研年度不同心功状况学生检出情况

结果显示：河南省中学生心血管功能非正常筛查率达到 25% 以上，2005 年达到 31.9%。经查原始数据，多为超出 160 水平，分析原因有二：一是心率、脉搏检测要求较高，在测试过程中，学生没有在平静状态下进行检测；二是学生长期缺乏锻炼，导致心血管功能下降。

## 四、心理状况筛查界值范围

### （一）心理状况对青少年体质健康的影响

心理因素既是体质评价的内容之一，同时对体质其他因素又有重要影响，消极的心理因素能引起许多疾病，而积极的心理状态是保持和增进健康的必要条件。同时，儿童少年心理状况不佳可能会影响正常的学习生活，导致学习能力、学习成绩下降，对学校环境和正常的教学进程也有明显的不利影响。

2014 年河南省学生体质与健康调研工作在 5 个省辖市同步进行了心理健康状况调研，将中学生心理调查数据与 2014 年河南省学生体质与健康调研数据库数据进行合并，最后得到心理状况调查与学生体质与健康调研一一对应数据。选择的检测项目为心理状况指标和学生调查问卷部分题项。

本研究在心理评价中，采用的量表为《中国中学生心理健康量表（MMHI-60）》。该量表由中国科学院心理所博士生导师王极盛教授编制。量表的重测信度在 0.716 ~ 0.905，同质信度 0.6501 ~ 0.8577，分半信度 0.6341 ~ 0.8400；结构效度：量表总分与各分量表的相关在 0.7652 ~ 0.8726，各分量表之间的相关在 0.4027 ~ 0.7587。量表共包括 60 个条目，分为 10 个分量表，即强迫、偏执、敌对、人际关系敏感、抑郁、焦虑、学习压力感、适应能力、情绪不稳定、心理不平衡，每个分量表由 6 个条目组成。采用 5 级评分，1~5 分别表示"从无""轻度""中度""偏重""严重"，总均分和各分量表因子分小于 2.00 表示心理健康状况良好，2.00~2.99 表示存在轻度心理问题，3.00~3.99 表示存在中度心理问题，4.00~4.99 表示存在较严重心理问题，5.00 表示存在严重心理问题。

按照心理状况筛查界值范围依据的等级评分标准，将心理状况分为 4 级，由于"较严重心理问题"和"严重心理问题"不在本研究范围内，且两个等级评分值接近，将两个等级合并研究。代入调查数据，得到不同性别、年龄心理问题检出情况如表 4-56、表 4-57 所示。

表4-56 2014年河南省部分地市中学生心理状况检出情况（男生）

| 年龄 | 健康 | | 轻度 | | 中度 | | 严重 | | 合计 |
|---|---|---|---|---|---|---|---|---|---|
| | 人数 | % | 人数 | % | 人数 | % | 人数 | % | |
| 13 | 645 | 64.6 | 317 | 31.7 | 37 | 3.7 | 0 | 0 | 999 |
| 14 | 616 | 62.1 | 332 | 33.5 | 43 | 4.3 | 1 | 0.1 | 992 |
| 15 | 533 | 53.6 | 402 | 40.4 | 56 | 5.6 | 3 | 0.3 | 994 |
| 16 | 523 | 52.6 | 421 | 42.4 | 49 | 4.9 | 1 | 0.1 | 994 |
| 17 | 501 | 50.5 | 454 | 45.8 | 36 | 3.6 | 1 | 0.1 | 992 |
| 18 | 571 | 58.0 | 379 | 38.5 | 32 | 3.3 | 2 | 0.2 | 984 |
| 合计 | 3389 | 56.9 | 2350 | 38.7 | 253 | 4.2 | 8 | 0.1 | 5955 |

表4-57 2014年河南省部分地市中学生心理问题检出情况（女生）

| 年龄 | 健康 | | 轻度 | | 中度 | | 严重 | | 合计 |
|---|---|---|---|---|---|---|---|---|---|
| | 人数 | % | 人数 | % | 人数 | % | 人数 | % | |
| 13 | 680 | 68.8 | 286 | 28.9 | 23 | 2.3 | 0 | 0 | 989 |
| 14 | 581 | 61.7 | 323 | 34.3 | 36 | 3.8 | 1 | 0.1 | 941 |
| 15 | 583 | 58.3 | 382 | 38.2 | 35 | 3.5 | 0 | 0 | 1000 |
| 16 | 549 | 55.1 | 406 | 40.7 | 40 | 4.0 | 2 | 0.2 | 997 |
| 17 | 553 | 55.4 | 412 | 41.3 | 32 | 3.2 | 1 | 0.1 | 998 |
| 18 | 524 | 54.9 | 409 | 42.9 | 21 | 2.2 | 0 | 0 | 954 |
| 合计 | 3470 | 59.0 | 2218 | 37.7 | 187 | 3.2 | 4 | 0.1 | 5879 |

为进一步明确心理健康与体育锻炼之间的关系，将心理状况分为以下两类：心理健康与有心理问题。无心理问题定义为"心理健康"，有轻度、中度、重度心理问题定义为"有心理问题"。将体质调研问卷调查中不同心理健康状况和与体育锻炼密切相关的问题如"喜欢上体育课的程度""认真做课间操的程度""愿意参加长跑锻炼的程度"及"每天体育锻炼时间"的关系分别进行分析，结果如表4-58至表4-61所示。

在11834位被调查对象中，心理健康状况正常的学生有6859人，有心理问题的学生有4975人。且经统计学检验显示，心理健康状况正常的学生中喜欢上体育课的比例高于有心理问题的学生；而有心理问题的学生中，喜欢上体育课的程度为"一般"和"不喜欢"的比例高于心理健康状况正常的学生，结果具有统计学意义（$P<0.05$），见表4-58。

表4-58　不同心理健康状况与"喜欢上体育课的程度"

| 心理健康状况 | 调查人数 | 喜欢上体育课的程度 | | | Linear-by-Linear Association$\chi^2$值 | $P$值 |
| --- | --- | --- | --- | --- | --- | --- |
| | | 喜欢（%） | 一般（%） | 不喜欢（%） | | |
| 正常 | 6859 | 4142（60.4） | 2523（36.8） | 194（2.8） | 94.208 | 0.000 |
| 有心理问题 | 4975 | 2654（53.3） | 2042（41.1） | 279（5.6） | | |
| 合计 | 11834 | 6796（57.4） | 4546（38.5） | 473（4.1） | | |

在11813位被调查对象中，心理健康状况正常的学生有6847人，有心理问题的学生有4966人。且经统计学检验显示，心理健康状况正常的学生中认真做课间操的程度为"每次都去，认真锻炼"的比例高于有心理问题的学生；而有心理问题的学生中，认真做课间操的程度为"每次都去，随便应付"和"很少参加"的比例高于心理健康状况正常的学生，结果具有统计学意义（$P<0.05$），见表4-59。

表4-59 不同心理健康状况与"认真做课间操的程度"

| 心理健康状况 | 调查人数 | 认真做课间操的程度 | | | Linear-by-Linear Association$\chi^2$值 | $P$值 |
| --- | --- | --- | --- | --- | --- | --- |
| | | 每次都去认真锻炼（%） | 每次都去随便应付（%） | 很少参加（%） | | |
| 正常 | 6847 | 5597（81.7） | 681（9.9） | 569（8.4） | 217.064 | 0.000 |
| 有心理问题 | 4966 | 3499（70.4） | 887（17.9） | 580（11.7） | | |
| 合计 | 11813 | 9096（77.0） | 1568（13.3） | 1149（9.7） | | |

在11834位被调查对象中，心理健康状况正常的学生有6859人，有心理问题的学生有4975人。且经统计学检验显示，心理健康状况正常的学生中愿意参加长跑锻炼的比例及愿意参加长跑锻炼的程度为"一般"的比例高于有心理问题的学生；而有心理问题的学生中，不愿意参加长跑锻炼的比例高于心理健康状况正常的学生，结果具有统计学意义（$P<0.05$），见

表4-60。

表4-60　不同心理健康状况与"愿意参加长跑锻炼的程度"

| 心理健康状况 | 调查人数 | 愿意参加长跑锻炼的程度 | | | Linear-by-Linear Association$\chi^2$值 | $P$值 |
|---|---|---|---|---|---|---|
| | | 愿意（%） | 一般（%） | 不愿意（%） | | |
| 正常 | 6859 | 2559（37.3） | 2996（43.7） | 1304（19.0） | 124.438 | 0.000 |
| 有心理问题 | 4975 | 1571（31.5） | 1965（39.5） | 1493（30.0） | | |
| 合计 | 11834 | 4130（34.9） | 4961（42.0） | 2743（23.1） | | |

在11833位被调查对象中，心理健康状况正常的学生有6858人，有心理问题的学生有4975人。且经统计学检验显示，心理健康状况正常的学生中每天体育锻炼时间为30分钟以上的比例高于有心理问题的学生；而有心理问题的学生中，每天体育锻炼不足30分钟的比例高于心理健康状况正常的学生，结果具有统计学意义（$P<0.05$），见表4-61。

表4-61　不同心理健康状况与"每天体育锻炼时间"

| 心理健康状况 | 调查人数 | 每天体育锻炼时间 | | Linear-by-Linear Association$\chi^2$值 | $P$值 |
|---|---|---|---|---|---|
| | | 不足30分钟（%） | 30分钟以上（%） | | |
| 正常 | 6858 | 2395（34.9） | 4463（65.1） | 82.241 | 0.000 |
| 有心理问题 | 4975 | 2146（43.1） | 2829（56.9） | | |
| 合计 | 11833 | 4541（38.4） | 7292（61.6） | | |

卡方检验结果显示，喜欢上体育课、每次都认真做课间操、愿意参加长跑锻炼、每天体育锻炼时间超过30分钟的学生其心理正常的检出率均高于有心理问题的学生，有不同程度心理问题的检出率均低于不喜欢上体育课、不认真做课间操、不愿意参加长跑锻炼、每天体育锻炼时间不足30分钟的学生。其差异均有统计学意义（$P<0.05$）。

由此可见，心理健康状况处于正常水平的学生更喜欢参加体育活动，在参与体育活动的时候能够很快融入活动当中，并愿意参加能够锻炼意志品质的长跑运动，且参与体育锻炼时间较长。体育活动对体质健康的促进作用已得到普遍认同。因此，心理健康状况水平对体质健康有积极作用，改善学生心理健康水平对身体机能、形态、身体素质等体质内容有积极意义。而调查结果也证明了这些。

**（二）心理状况筛查界值范围的确定**

以上分析显示：心理健康学生喜欢参加体育运动并经常参加体育运动。经常参加体育运动不但有助于学生心理健康，而且有助于提高学生生长发育水平及身体素质发展。因此，以心理状况作为理想体质的一项筛查指标，即有心理问题者不属于理想体质。根据王极盛教授的《中国中学生心理健康量表（MMHI-60）》评分级别，量表总均分小于 2.00 为学生心理健康。

**（三）各年龄阶段学生心理状况筛查结果**

采用中国中学生心理健康量表，以量表总均分小于 2.00 为临界值对 2014 年各年龄组心理健康调查结果进行筛查，筛查结果显示各年龄组、性别有心理问题人数虽然低于心理健康人数，检出率在 50% 以下，但 16 岁以后基本与心理健康人数持平，说明高中学生心理问题较严重。见表 4-62 至表 4-64，图 4-32 至图 4-34。

表 4-62　2014 年部分地市 13~18 岁学生心理状况检出情况（男生）

| 年龄 | 心理健康 | | 有心理问题 | | 合计 | |
|---|---|---|---|---|---|---|
| | 人数 | % | 人数 | % | 人数 | % |
| 13 | 645 | 64.6 | 354 | 35.4 | 999 | 100 |
| 14 | 616 | 62.1 | 376 | 37.9 | 992 | 100 |
| 15 | 533 | 53.6 | 461 | 46.4 | 994 | 100 |
| 16 | 523 | 52.6 | 471 | 47.4 | 994 | 100 |
| 17 | 501 | 50.5 | 491 | 49.5 | 992 | 100 |
| 18 | 571 | 58.0 | 413 | 42.0 | 984 | 100 |

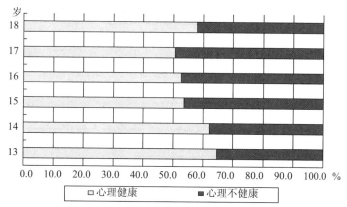

图 4-32 男生不同年龄组心理问题检出情况

表 4-63 2014 年部分地市 13~18 岁学生心理状况检出情况（女生）

| 年龄 | 心理健康 | | 有心理问题 | | 合计 | |
|---|---|---|---|---|---|---|
| | 人数 | % | 人数 | % | 人数 | % |
| 13 | 680 | 68.8 | 309 | 31.2 | 989 | 100 |
| 14 | 581 | 61.7 | 360 | 38.3 | 941 | 100 |
| 15 | 583 | 58.3 | 417 | 41.7 | 1000 | 100 |
| 16 | 549 | 55.1 | 448 | 44.9 | 997 | 100 |
| 17 | 553 | 55.4 | 445 | 44.6 | 998 | 100 |
| 18 | 524 | 54.9 | 430 | 45.1 | 954 | 100 |

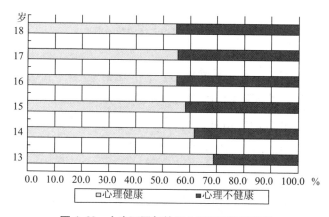

图 4-33 女生不同年龄组心理问题检出情况

表4-64　2014年部分地市13~18岁学生心理状况检出情况

| 年龄 | 心理健康 | | 有心理问题 | | 合计 | |
|---|---|---|---|---|---|---|
| | 人数 | % | 人数 | % | 人数 | % |
| 13 | 1325 | 66.6 | 663 | 33.4 | 1988 | 100 |
| 14 | 1197 | 61.9 | 736 | 38.1 | 1933 | 100 |
| 15 | 1116 | 56.0 | 878 | 44.0 | 1994 | 100 |
| 16 | 1072 | 53.8 | 919 | 46.2 | 1991 | 100 |
| 17 | 1054 | 53.0 | 936 | 47.0 | 1990 | 100 |
| 18 | 1095 | 56.5 | 843 | 43.5 | 1938 | 100 |

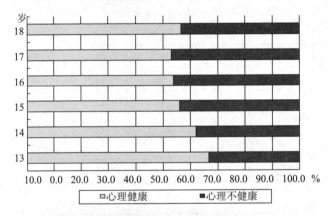

图4-34　不同年龄组心理问题检出情况

　　筛查结果显示：随着年龄的增长，中学生有心理问题的比例上升，这些反映出中学生在外部环境的促使下其内因也随之改变。中学生由于年龄的增长，其学业负担随之增加，来自学校、家庭的期望因素也随之增加。在这种情况下，内心的情绪波动和外部环境的影响使中学生的心理发生了改变，不健康因素剧增，其必然会导致中学生有心理问题者增加。处于青春期的学生，特别是在高中阶段学生的心理健康应像身体形态、身体素质一样得到高度重视。

## 第三节　中学生理想体质定量评价指标界值范围的制定

中学生理想体质定量评价指标包括：身高肺活量指数、身高握力指数、50 米跑、耐力跑（男生 1000 米、女生 800 米）、立定跳远、坐位体前屈、力量（男生引体向上、女生仰卧起坐），这些指标既是体质的基础，也是各器官系统机能在运动、劳动中的客观反映，发展此类指标的过程会引起身体形态、生理机能的变化，同时，又会产生一定的心理特征变化，以促进心理健康发展。因此，此类指标界值范围应按照达到各项素质全面发展，处于同类人群较高水平的原则制定。

定量评价指标界值范围的制定是建立在所选数据正态分布的基础上，首先通过定性评价指标进行健康筛查，其次利用 Z 分数的无量纲特点，取各项定量评价指标全部达到中等以上水平人群，即个体的七项定量评价指标全部达到 Z 分数 0 值以上水平，才能够纳入样本数据。所选人群为身体健康、各项机能、素质处于全面发展、中等以上水平。

在对样本数据各项指标重新进行正态分布转换的同时，取 Z 分数 0 值水平，即此类人群各项指标达到中等水平，以此作为中学生理想体质定量评价指标临界值。

### 一、身高肺活量评价界值范围

#### （一）身高肺活量 Z 分频数描述统计

通过定性评价指标筛查界值范围对样本数据进行筛查后，并在正态分布转换的基础上选取全部定量评价指标达到 Z 分数 0 以上数据作为制定中学生理想体质定量评价指标界值范围样本数据。身高肺活量通过正态分布转换后的 Z 分数分布如图所示。

图 4-35、图 4-36 呈现了 13~18 岁男、女生身高肺活量在正态分布状态下，Z 分数分布情况及 Z 分数取值的临界点。男、女生 Z 分频数较为集中，各年龄出现了较为优秀成绩，男生 14 岁、女生 14 岁较为突出，明显不在整体分

布内。

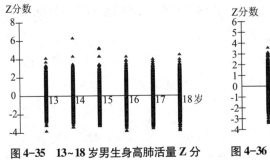

图 4-35　13~18 岁男生身高肺活量 Z 分　　　图 4-36　13~18 岁女生身高肺活量 Z 分
　　　　　　取值临界点　　　　　　　　　　　　　　　　取值临界点

### （二）身高肺活量取值后成绩分布情况

通过 Z 分数 0 值为临界点取值，不同年度身高肺活量成绩分布见图 4-37 至图 4-44。

**1. 各体质调研年度男生身高肺活量成绩分布**

图 4-37 显示，2000 年男生身高肺活量成绩较为集中，下限值随年龄增长而提高，上限水平各年龄变化较小，表示 2000 年男生身高肺活量成绩随年龄增长而缩小差距，趋于稳定。图 4-38 显示，2005 年男生身高肺活量成绩较为集中，下限值和上限值随年龄增长而提高，十七八岁年龄组进入范围人数少于其他年龄组，表示 2005 年男生身高肺活量成绩随年龄增长而提高，趋于稳定。和 2000 年对比，成绩下降幅度较大。15 岁年龄组出现较大异常数据 1 例，明显不在整体分布内，将不作为分析数据。

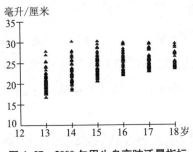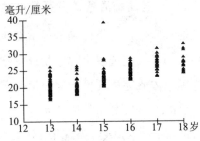

图 4-37　2000 年男生身高肺活量指标　　　图 4-38　2005 年男生身高肺活量指标
　　　　　　成绩分布　　　　　　　　　　　　　　　　成绩分布

图 4-39 显示，2010 年男生身高肺活量成绩较为集中，下限值和上限值随年龄增长而提高，各年龄组分布较为均匀。表示 2010 年男生身高肺活量成绩随年龄增长而提高，提高幅度较为明显，和 2000 年、2005 年相比，成绩有所上升。15 岁年龄组出现较大异常数据 1 例，将不作为分析数据。图 4-40 显示，2000—2010 年综合数据男生身高肺活量成绩较为集中，下限值随年龄增长而提高，上限水平随年龄增长而增长，16 岁年龄组上限成绩较低，各年龄组较好的综合了不同年度的成绩。15 岁年龄组出现较大异常数据 1 例，将不作为分析数据。

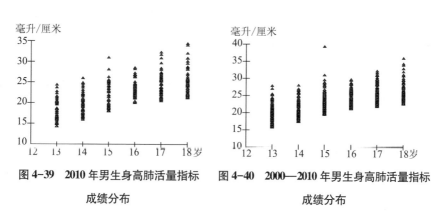

图 4-39　2010 年男生身高肺活量指标　　图 4-40　2000—2010 年男生身高肺活量指标
　　　　　成绩分布　　　　　　　　　　　　　　　成绩分布

2. 各体质调研年度女生身高肺活量成绩分布

图 4-41 显示，2000 年女生身高肺活量成绩较为分散，下限值随年龄增长而提高，上限水平各年龄变化较大，18 岁年龄组进入范围人数较少，并且上限水平明显低于其他年龄组，表示 2000 年女生身高肺活量成绩各年龄组变化较大，18 岁年龄组整体水平较低，但成绩间距较小。图 4-42 显示，2005 年女生身高肺活量成绩较为集中，下限值随年龄增长而提高，16 岁后趋于稳定，上限水平随年龄增长而增长，17 岁年龄组上限成绩较低，表示 2005 年女生身高肺活量成绩各年龄组变化较为平稳，和 2000 年对比，成绩有所提高。

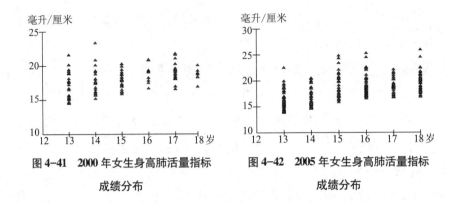

图4-41　2000年女生身高肺活量指标　　　图4-42　2005年女生身高肺活量指标
　　　　　成绩分布　　　　　　　　　　　　　　　成绩分布

图 4-43 显示，2010 年女生身高肺活量成绩较为集中，下限值随年龄
增长而缓慢提高，上限水平随年龄增长而增长，15 岁年龄组上限成绩较
低，表示 2005 年女生身高肺活量成绩各年龄组变化较为平稳，和 2000 年、
2005 年相比，成绩有所下降。16 岁年龄组出现较大异常数据 1 例，将不作
为分析数据。图 4-44 显示，2000—2010 年综合数据女生身高肺活量成绩
较为集中，下限值随年龄增长而提高，16 岁后趋于稳定，上限水平随年龄
增长而增长，17 岁年龄组上限成绩较低，各年龄组较好的综合了不同年度
的成绩。16 岁年龄组出现较大异常数据 1 例，将不作为分析数据。

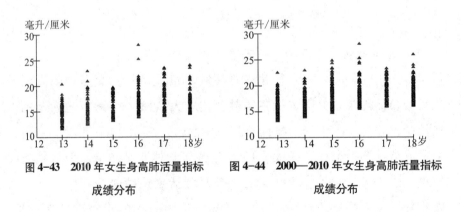

图4-43　2010年女生身高肺活量指标　　　图4-44　2000—2010年女生身高肺活量指标
　　　　　成绩分布　　　　　　　　　　　　　　　成绩分布

**（三）各年龄性别身高肺活量的 LMS 法正态分布转换**

通过对中学生理想体质定量评价指标身高肺活量界值范围样本数据进
行筛选后，数据分布特征发生了改变，需要再次运用 LMS 法进行转换。各

年龄段和性别数据 L、M、S 的 EDF 值经过多次调整和实验，在删除数据中明显不在整体范围内的较大数据基础上，最终选择拟合效果较好的 3、5、3，选择年龄转换（Transformed Age）模式，功率（Power）和偏移（Offset）选择默认值进行转换。得到各年度不同年龄、性别的正态分布转换值中位数，并与相对应的实测值中位数进行比较，表 4-65 至表 4-68 显示，实测值与转换值的差值都在指标最小计分单位内，转换过程中没有出现较大误差。图 4-45、图 4-46 显示，13～18 岁男、女生身高肺活量经过 LMS 法转换成正态分布后主要百分位数绘制的百分位数曲线较为光滑，说明拟合的效果较好。结合拟合的百分位数曲线特征，说明较好的对身高肺活量进行了正态分布转换。

表 4-65 显示，2000 年中学生（13～18 岁）身高肺活量实测值与转换值中位数差值男生在 -0.07612～0.74173，女生差值在 -0.07702～0.31507。

表 4-65 13～18 岁身高肺活量实测值与转换值中位数比较（2000 年）

单位：毫升/厘米

| 年龄 | 男 | | | 女 | | |
|---|---|---|---|---|---|---|
| | 实测值 | 转换值 | 差值 | 实测值 | 转换值 | 差值 |
| 13 | 20.1168 | 20.16376 | -0.04696 | 16.7634 | 16.57400 | 0.18940 |
| 14 | 22.4242 | 22.24259 | 0.18161 | 17.5417 | 17.22663 | 0.31507 |
| 15 | 23.7087 | 23.78482 | -0.07612 | 17.9711 | 17.95869 | 0.01241 |
| 16 | 25.3612 | 24.61947 | 0.74173 | 19.1544 | 18.86668 | 0.28772 |
| 17 | 24.3902 | 24.88667 | -0.49647 | 18.8679 | 18.94492 | -0.07702 |
| 18 | 25.2874 | 25.43519 | -0.14779 | 18.7692 | 18.66229 | 0.10691 |

表 4-66 显示，2005 年中学生（13～18 岁）身高肺活量实测值与转换值中位数差值男生在 -0.15889～0.50161，女生差值在 -0.458 32～0.34774。

表4-66　13~18岁身高肺活量实测值与转换值中位数比较（2005年）

单位：毫升/厘米

| 年龄 | 男 | | | 女 | | |
|---|---|---|---|---|---|---|
| | 实测值 | 转换值 | 差值 | 实测值 | 转换值 | 差值 |
| 13 | 20.6321 | 20.13049 | 0.50161 | 16.0999 | 15.96289 | 0.13701 |
| 14 | 20.2748 | 20.42175 | -0.14695 | 16.0402 | 16.49852 | -0.45832 |
| 15 | 22.5699 | 22.52768 | 0.04222 | 18.0922 | 18.04767 | 0.04453 |
| 16 | 24.6982 | 24.75081 | -0.05261 | 18.8588 | 18.80148 | 0.05732 |
| 17 | 26.8065 | 26.42704 | 0.37946 | 18.8234 | 18.79837 | 0.02503 |
| 18 | 26.7889 | 26.94779 | -0.15889 | 19.5793 | 19.23156 | 0.34774 |

表4-67显示，2010年中学生（13~18岁）身高肺活量实测值与转换值中位数差值男生在-0.35866~0.2458，女生差值在-0.21136~0.26439。

表4-67　13~18岁身高肺活量实测值与转换值中位数比较（2010年）

单位：毫升/厘米

| 年龄 | 男 | | | 女 | | |
|---|---|---|---|---|---|---|
| | 实测值 | 转换值 | 差值 | 实测值 | 转换值 | 差值 |
| 13 | 16.9544 | 17.31306 | -0.35866 | 13.8675 | 14.07886 | -0.21136 |
| 14 | 19.5414 | 19.29560 | 0.24580 | 14.5096 | 14.61653 | -0.10693 |
| 15 | 20.8850 | 21.23354 | -0.34854 | 15.9642 | 15.84179 | 0.12241 |
| 16 | 23.1778 | 23.04259 | 0.13521 | 16.5678 | 16.66598 | -0.09818 |
| 17 | 23.7471 | 23.78726 | -0.04016 | 17.2433 | 16.97891 | 0.26439 |
| 18 | 24.3043 | 24.22337 | 0.08093 | 16.9996 | 16.97505 | 0.02455 |

表4-68显示，2010—2010年中学生（13~18岁）身高肺活量实测值与转换值中位数差值男生在-0.17414~0.23285，女生差值在-0.12375~0.41635。

表4-68  13~18岁身高肺活量实测值与转换值中位数比较（2000—2010年）

单位：毫升/厘米

| 年龄 | 男 | | | 女 | | |
|---|---|---|---|---|---|---|
| | 实测值 | 转换值 | 差值 | 实测值 | 转换值 | 差值 |
| 13 | 19.2326 | 19.04986 | 0.18274 | 15.6301 | 15.54047 | 0.08963 |
| 14 | 20.6075 | 20.66339 | -0.05589 | 16.4114 | 16.47817 | -0.06677 |
| 15 | 22.8170 | 22.58415 | 0.23285 | 18.0109 | 17.59455 | 0.41635 |
| 16 | 23.7985 | 23.97264 | -0.17414 | 18.3279 | 18.17266 | 0.15524 |
| 17 | 24.6331 | 24.75457 | -0.12147 | 18.1311 | 18.25485 | -0.12375 |
| 18 | 25.3571 | 25.43539 | -0.07829 | 18.5383 | 18.59739 | -0.05909 |

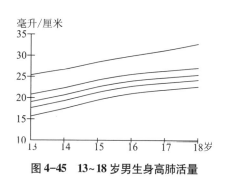

图4-45  13~18岁男生身高肺活量
百分位数曲线

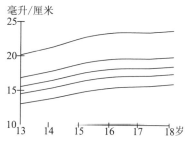

图4-46  13~18岁女生身高肺活量
百分位数曲线

**（四）各体质调研年度身高肺活量评价预判临界值比较**

选择了经过正态转换的各年度不同年龄、性别的Z分数0值对应的转换值作为身高肺活量评价预判临界值，根据指标记录成绩要求，取小数点后1位。从表4-69、图4-47中可以看出，男生各年度随着年龄的增长成绩平缓提升，各年龄成绩2005年较2000年16岁前能够保持平稳，17岁、18岁有所提高，2010年较2000年、2005年有大幅下降，2000—2010年综合成绩能够较好的综合了各年度的成绩，成绩增长规律较平稳。从表4-70、图4-48中可以看出，女生各年度13~15岁随着年龄的增长成绩平缓提升，16~18岁基本一致，各年龄成绩2005年较2000年13~17岁下降幅度较小，18岁有所提高，2010年较2000年、2005年有大幅下降，2000—

**133**

2010 年综合成绩能够较好的综合各年度的成绩，成绩增长规律较平稳。男女成绩存在一定的差异，且差异较大。

表 4-69　13~18 岁男生身高肺活量预判临界值比较　单位：毫升/厘米

| 年龄<br>年份 | 2000 | 2005 | 2010 | 2000—2010 |
|---|---|---|---|---|
| 13 | 20.2 | 20.1 | 17.3 | 19.1 |
| 14 | 22.2 | 20.4 | 19.3 | 20.7 |
| 15 | 23.9 | 22.5 | 21.2 | 22.6 |
| 16 | 24.6 | 24.8 | 23.0 | 24.0 |
| 17 | 24.9 | 26.4 | 23.8 | 24.8 |
| 18 | 25.4 | 27.0 | 24.2 | 25.4 |

表 4-70　13~18 岁女生身高肺活量预判临界值比较　单位：毫升/厘米

| 年龄<br>年份 | 2000 | 2005 | 2010 | 2000—2010 |
|---|---|---|---|---|
| 13 | 16.6 | 16.0 | 14.1 | 15.5 |
| 14 | 17.2 | 16.5 | 14.6 | 16.5 |
| 15 | 18.0 | 18.1 | 15.8 | 17.6 |
| 16 | 18.9 | 18.8 | 16.7 | 18.1 |
| 17 | 18.9 | 18.8 | 17.0 | 18.3 |
| 18 | 18.7 | 19.2 | 17.0 | 18.6 |

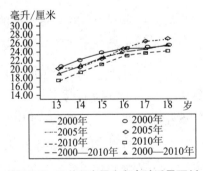

图 4-47　13~18 岁男生身高肺活量预判
临界值比较

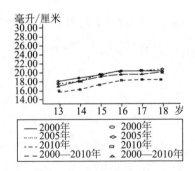

图 4-48　13~18 岁女生身高肺活量预判
临界值比较

13~18 岁年龄段正处于青少年青春期生长突增结束阶段，此后生长速度较为缓慢，而肺活量随年龄增长上升，男生 13~16 岁逐年上升，十七八岁基本稳定，女生 13~18 岁较为稳定。并且此年龄段容易出现不稳定，符合青少年生长规律。

**（五）各年龄性别身高肺活量评价界值范围的确定**

通过以上分析，确定了 2000—2010 年综合预判临界值，作为身高肺活量各年龄评价临界值，从图 4-49、图 4-50 中可以了解各年龄临界值的变化趋势。

通过正态分布转换，Z 分数 0 值和均数相等，结合 Z 分数和均数、标准差的关系，均数加减 2.5 个标准差包含了近 99% 的频数。图 4-51 和图 4-52 中显示，临界值以上成绩大部分在 2Z 分数以内，部分成绩在 2Z~2.5Z 分数，临界值以下成绩小于 -2Z 分数，因此，确定临界值加 2.5 个标准差为界值范围上限，最低成绩为界值范围下限，见表 4-71、表 4-72。

表中所列 L、M、S 值是各年龄偏度、中位数、变异系数。L 值是评价各年龄分布的偏度，1 为正态分布，由于各年龄数据的选取是根据 Z 分数选取，数据分布随着临界值的变化，偏度也随之变化；M 值是身高肺活量的中位数原始值，转换正态分布后，中位数与均值相等；S 值代表变异系数，与相应 M 值相乘得各年龄标准差。

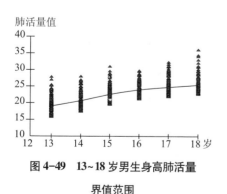

**图 4-49　13~18 岁男生身高肺活量
界值范围**

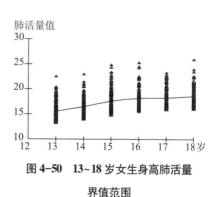

**图 4-50　13~18 岁女生身高肺活量
界值范围**

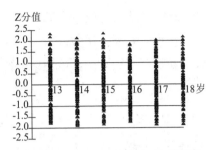

图4-51 13~18岁男生身高肺活量界值
范围Z分数

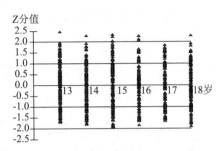

图4-52 13~18岁女生身高肺活量界值
范围Z分数

表4-71 13~18岁男生身高肺活量L、M、S值、界值范围

单位：毫升/厘米

| 年龄 | L | M | 秒 | 上限值 | 临界值 | 下限值 |
|---|---|---|---|---|---|---|
| 13 | −1.633 | 19.04986 | 0.122 | 24.8 | 19.1 | 15.8 |
| 14 | −2.003 | 20.66339 | 0.107 | 26.2 | 20.7 | 17.4 |
| 15 | −2.430 | 22.58415 | 0.094 | 27.9 | 22.6 | 19.6 |
| 16 | −3.013 | 23.97264 | 0.086 | 29.1 | 24.0 | 21.2 |
| 17 | −3.721 | 24.75457 | 0.082 | 29.9 | 24.8 | 22.0 |
| 18 | −4.461 | 25.43539 | 0.081 | 30.6 | 25.4 | 22.7 |

表4-72 13~18岁女生身高肺活量L、M、S值、界值范围

单位：毫升/厘米

| 年龄 | L | M | 秒 | 上限值 | 临界值 | 下限值 |
|---|---|---|---|---|---|---|
| 13 | −1.816 | 15.54047 | 0.110 | 19.8 | 15.5 | 13.2 |
| 14 | −1.861 | 16.47817 | 0.109 | 21.0 | 16.5 | 13.9 |
| 15 | −1.987 | 17.59455 | 0.107 | 22.3 | 17.6 | 14.8 |
| 16 | −2.213 | 18.17266 | 0.103 | 22.9 | 18.1 | 15.5 |
| 17 | −2.481 | 18.25485 | 0.099 | 22.8 | 18.3 | 15.9 |
| 18 | −2.756 | 18.59739 | 0.095 | 23.0 | 18.6 | 16.1 |

　　表4-71、表4-72所列身高肺活量界值范围是根据指标计分特点和要求，经过小数点取值后确定的，是为能够更直观的表达界值范围。在进行

评价时，为提高评价结果准确性，应按照数据的原始值界值范围进行计算评价。表4-73、表4-74中所列原始临界值是在制定界值范围的样本数据上，通过LMS法进行正态分布转换后，取Z分0值的原始值，标准差是通过M、S相乘所得，上限值是在原始临界值的基础上加2.5个标准差所得，下限σ是由于所选样本是通过Z分数选取，低分值成绩无法达到2.5个标准差，为拉开评分范围，则以样本数据最低成绩为下限临界点，计算各年龄的标准差数，可以包含临界值至下限临界点所有成绩。

表4-73　13~18岁男生身高肺活量评分范围　　　　单位：毫升/厘米

| 年龄 | 原始临界值 | 标准差 | 上限值（+2.5σ） | 下限σ（-a） |
|---|---|---|---|---|
| 13 | 19.04986 | 2.317889811 | 24.84458 | 1.402077 |
| 14 | 20.66339 | 2.202959136 | 26.17079 | 1.481367 |
| 15 | 22.58415 | 2.125566674 | 27.89807 | 1.403931 |
| 16 | 23.97264 | 2.054978091 | 29.11009 | 1.349231 |
| 17 | 24.75457 | 2.041870310 | 29.85925 | 1.349043 |
| 18 | 25.43539 | 2.051524446 | 30.56420 | 1.333345 |

表4-74　13~18岁女生身高肺活量评分范围　　　　单位：毫升/厘米

| 年龄 | 原始临界值 | 标准差 | 上限值（+2.5σ） | 下限σ（-a） |
|---|---|---|---|---|
| 13 | 15.54047 | 1.707899207 | 19.81022 | 1.37038 |
| 14 | 16.47817 | 1.793680113 | 20.96237 | 1.43736 |
| 15 | 17.59455 | 1.887478224 | 22.31325 | 1.48057 |
| 16 | 18.17266 | 1.880305140 | 22.87342 | 1.42140 |
| 17 | 18.25485 | 1.812411242 | 22.78588 | 1.29929 |
| 18 | 18.59739 | 1.773167778 | 23.03031 | 1.40843 |

## 二、身高握力评价界值范围

### （一）身高握力Z分频数描述统计

通过定性评价指标筛查界值范围对样本数据进行筛查后，并在正态分布转换的基础上选取全部定量评价指标达到Z分数0以上数据作为制定中学生理想体质定量评价指标界值范围样本数据。身高握力通过正态分布转换后的Z分频数分布如下图。

图4-53、图4-54呈现了13~18岁男、女生身高握力在正态分布状态下，Z分分布情况及Z分取值的临界点。男、女生Z分频数较为集中，各年龄出现了较为优秀成绩，女生13岁、15岁较为突出，明显不在整体分布内。

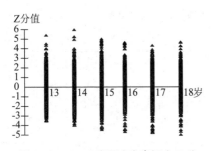

图4-53　13~18岁男生身高握力Z分
取值临界点

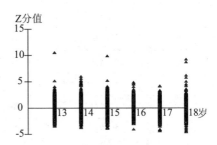

图4-54　13~18岁女生身高握力Z分
取值临界点

### （二）身高握力取值后成绩分布情况

通过Z分数0以值临界点取值，身高握力指数成绩分布见图4-55至图4-62。

**1. 各体质调研年度男生身高握力成绩分布**

图4-55显示，2000年男生身高握力成绩较为集中，上限值和下限值随年龄增长而提高，18岁年龄组成绩小于其他年龄组，表示18岁男生身高握力成绩较为集中。14岁年龄组出现较大异常数据1例，明显不在整体分布内，将不作为分析数据。图4-56显示，2005年男生身高握力成绩13~15岁年龄组较为分散，下限值和随年龄增长而提高，18岁年龄组进入范围人数少于其他年龄组，和2000年对比，成绩有所提高。13岁年龄组出现较大异常数据1例，明显不在整体分布内，将不作为分析数据。

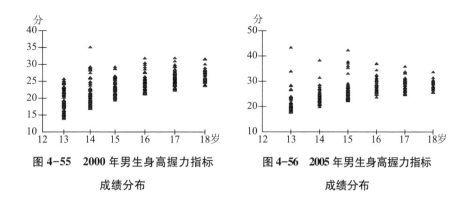

图 4-55　2000 年男生身高握力指标　　　图 4-56　2005 年男生身高握力指标
　　　　　成绩分布　　　　　　　　　　　　　　　成绩分布

图 4-57 显示，2010 年男生身高肺活量成绩较为集中，下限值和上限值随年龄增长而提高，表示 2005 年男生身高握力成绩随年龄增长而提高，趋于稳定，和 2005 年对比，成绩相差不大，较 2005 年稳定。18 岁年龄组出现较大异常数据 1 例，明显不在整体分布内，将不作为分析数据。图 4-58 显示，2000—2010 年男生身高握力成绩较为集中，下限值和上限值随年龄增长而提高，表示 2000—2010 年男生身高握力范围内成绩随年龄增长而提高，趋于稳定。13 岁年龄组出现较大异常数据 3 例，14 岁年龄组出现较大异常数据 2 例，15 岁年龄组出现较大异常数据 3 例，18 岁出现较大异常数据 1 例，明显不在整体分布内，将不作为分析数据。

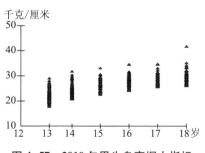 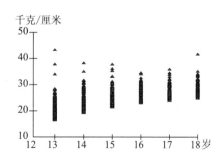

图 4-57　2010 年男生身高握力指标　　图 4-58　2000—2010 年男生身高握力指标
　　　　　成绩分布　　　　　　　　　　　　　成绩分布

2. 各体质调研年度女生身高握力成绩分布

图4-59显示，2000年女生身高握力成绩较为分散，下限值随年龄增长而提高，16岁、18岁年龄组进入范围人数少于其他年龄组。13岁年龄组出现较大异常数据2例，14岁年龄出现较大异常数据1例，15岁年龄组出现较大异常数据1例，16岁年龄组出现较大异常数据1例、18岁年龄组出现较大异常数据2例，明显不在整体分布内，将不作为分析数据。图4-60显示，2005年女生身高握力成绩较为集中，下限值随年龄增长而提高，17岁、18岁年龄组进入范围人数少于其他年龄组，和2000年对比，成绩有所提高。15岁年龄组出现较大异常数据1例，明显不在整体分布内，将不作为分析数据。

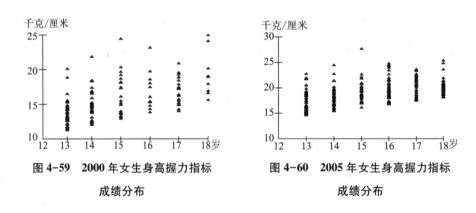

图4-59　2000年女生身高握力指标
成绩分布

图4-60　2005年女生身高握力指标
成绩分布

图4-61显示，2010年女生身高握力成绩较为集中，下限值和上限值随年龄增长而提高，表示2010年女生身高握力范围内成绩随年龄增长而提高，趋于稳定，和2005年对比，成绩相差不大，较2005年稳定。14岁、15岁年龄组各出现较大异常数据1例，明显不在整体分布内，将不作为分析数据。图4-62显示，2000—2010年女生身高握力成绩较为集中，下限值和上限值随年龄增长较为平稳，表示2000—2010年女生身高握力范围内成绩趋于稳定。15岁年龄组出现较大异常数据2例，18岁年龄组出现较大异常数据1例，明显不在整体分布内，将不作为分析数据。

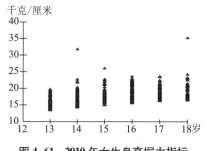

图 4-61　2010 年女生身高握力指标
成绩分布

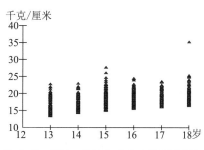

图 4-62　2000—2010 年女生身高握力指标
成绩分布

### （三）各年龄性别身高握力的 LMS 法正态分布转换

通过对中学生理想体质定量评价指标身高握力界值范围样本数据进行筛选后，数据分布特征发生了改变，需要再次运用 LMS 法进行转换。各年龄段和性别数据 L、M、S 的 EDF 值经过多次调整和实验，在删除数据中明显不在整体范围内的较大数据基础上，最终选择拟合效果较好的 3、5、3，选择年龄转换（Transformed Age）模式，功率（Power）和偏移（Offset）选择默认值进行转换。得到各年度不同年龄、性别的正态分布转换值中位数，并与相对应的实测值中位数进行比较，表 4-75 至图 4-78 显示，实测值与转换值的差值大部分都在指标最小计分单位内，2000 年女生 18 岁转换值超出最小计分范围，说明偏度较大，转换效果不太理想，其它数据转换过程中没有出现较大误差。据图 4-63、图 4-64 显示，13～18 岁男、女生身高握力经过 LMS 法转换成正态分布后主要百分位数绘制的百分位数曲线较为光滑，说明拟合的效果较好。结合拟合的百分位数曲线特征，说明较好的对身高握力进行了正态分布转换。

表 4-75　13~18 岁身高握力实测值与转换值中位数比较（2000 年）

单位：千克/厘米

| 年龄 | 男 | | | 女 | | |
|------|--------|--------|---------|--------|----------|----------|
| | 实测值 | 转换值 | 差值 | 实测值 | 转换值 | 差值 |
| 13 | 19.0476 | 19.21039 | -0.16279 | 13.3843 | 13.29612 | 0.08818 |
| 14 | 21.5198 | 21.34846 | 0.17134 | 14.6341 | 14.61709 | 0.01701 |
| 15 | 22.9715 | 22.98145 | -0.00995 | 15.8377 | 15.66607 | 0.17163 |
| 16 | 24.2413 | 24.22666 | 0.01464 | 15.7761 | 16.13183 | -0.35573 |
| 17 | 25.4879 | 25.33781 | 0.15009 | 16.4334 | 16.66588 | -0.23248 |
| 18 | 27.0072 | 26.62470 | 0.38250 | 18.9633 | 17.75393 | 1.20937 |

表 4-75 显示，2000 年中学生（13~18 岁）身高握力实测值与转换值中位数差值男生在-0.16279~0.3825，女生差值在-0.35573~1.20937。

表 4-76 显示，2005 年中学生（13~18 岁）身高握力实测值与转换值中位数差值男生在-0.30426~0.41455，女生差值在-0.35144~0.80571。

表 4-76　13~18 岁身高握力实测值与转换值中位数比较（2005 年）

单位：千克/厘米

| 年龄 | 男 | | | 女 | | |
|------|--------|--------|---------|--------|----------|----------|
| | 实测值 | 转换值 | 差值 | 实测值 | 转换值 | 差值 |
| 13 | 20.5409 | 20.84516 | -0.30426 | 16.3804 | 16.73184 | -0.35144 |
| 14 | 23.3520 | 23.46138 | -0.10938 | 17.9082 | 17.92820 | -0.02000 |
| 15 | 25.4961 | 25.62292 | -0.12682 | 19.3168 | 18.88801 | 0.42879 |
| 16 | 27.6985 | 27.45249 | 0.24601 | 19.1751 | 19.33631 | -0.16121 |
| 17 | 28.4925 | 28.07795 | 0.41455 | 20.6918 | 19.88609 | 0.80571 |
| 18 | 28.1474 | 28.22812 | -0.08072 | 19.7508 | 19.76206 | -0.01126 |

表 4-77 显示，2010 年中学生（13~18 岁）身高握力实测值与转换值中位数差值男生在-0.20626~0.27202，女生差值在-0.295~0.14188。

表 4-77 13~18 岁身高握力实测值与转换值中位数比较（2010 年）

单位：千克/厘米

| 年龄 | 男 | | | 女 | | |
|---|---|---|---|---|---|---|
| | 实测值 | 转换值 | 差值 | 实测值 | 转换值 | 差值 |
| 13 | 21.8613 | 22.06756 | -0.20626 | 15.7455 | 15.60362 | 0.14188 |
| 14 | 23.9553 | 24.04361 | -0.08831 | 16.5257 | 16.67681 | -0.15111 |
| 15 | 26.1193 | 25.94420 | 0.17510 | 17.8418 | 17.85371 | -0.01191 |
| 16 | 27.7143 | 27.50068 | 0.21362 | 18.5350 | 18.53751 | -0.00251 |
| 17 | 28.4814 | 28.33660 | 0.14480 | 18.6513 | 18.70728 | -0.05598 |
| 18 | 29.2727 | 29.00068 | 0.27202 | 18.6232 | 18.91820 | -0.29500 |

表 4-78 显示，2000—2010 年中学生（13~18 岁）身高握力实测值与转换值中位数差值男生在-0.25727~0.4479，女生差值在-0.20088~0.27111。

表 4-78 13~18 岁身高握力实测值与转换值中位数比较（2000—2010 年）

单位：千克/厘米

| 年龄 | 男 | | | 女 | | |
|---|---|---|---|---|---|---|
| | 实测值 | 转换值 | 差值 | 实测值 | 转换值 | 差值 |
| 13 | 21.1616 | 20.85018 | 0.31142 | 15.7895 | 15.77935 | 0.01015 |
| 14 | 22.9630 | 23.22027 | -0.25727 | 16.9137 | 16.86444 | 0.04926 |
| 15 | 25.0728 | 25.10796 | -0.03516 | 18.3265 | 18.05539 | 0.27111 |
| 16 | 26.9272 | 26.47930 | 0.44790 | 18.5210 | 18.53882 | -0.01782 |
| 17 | 27.0968 | 27.23575 | -0.13895 | 18.6504 | 18.85128 | -0.20088 |
| 18 | 28.1918 | 28.08752 | 0.10428 | 19.4340 | 19.39960 | 0.03440 |

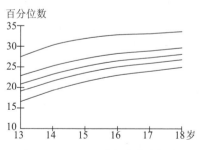

图 4-63 13~18 岁男生身高握力
百分位数曲线

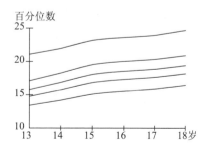

图 4-64 13~18 岁女生身高握力
百分位数曲线

### （四）各体质调研年度身高握力预判临界值比较

选择了经过正态转换的各年度不同年龄、性别的 Z 分数 0 值对应的转换值作为身高握力评价预判临界值，根据指标记录成绩要求，取小数点后 1 位。从表 4-79、图 4-65 中可以看出，男生各年度随着年龄的增长成绩平缓提升，各年龄成绩 2010 年、2005 年、2000 年不同年龄均有所提高，2000—2010 年综合成绩能够较好的综合了各年度的成绩，成绩增长规律较平稳。表 4-80、图 4-66 中可以看出，女生各年度随着年龄的增长成绩平缓提升，各年龄 2005 年较 2000 年有大幅提高，2010 年较 2005 年略有下降。2000—2010 年综合成绩能够较好的综合各年度的成绩，成绩增长规律较平稳。男女成绩存在一定的差异，且差异较大。

**表 4-79　13~18 岁男生身高握力预判临界值比较**　　　单位：千克/厘米

| 年份 ＼ 年龄 | 2000 | 2005 | 2010 | 2000—2010 |
|---|---|---|---|---|
| 13 | 19.2 | 20.9 | 22.1 | 20.9 |
| 14 | 21.4 | 23.5 | 24.0 | 23.2 |
| 15 | 23.0 | 25.6 | 25.9 | 25.1 |
| 16 | 24.2 | 27.5 | 27.5 | 26.5 |
| 17 | 25.3 | 28.1 | 28.3 | 27.3 |
| 18 | 26.6 | 28.2 | 29.0 | 28.1 |

**表 4-80　13~18 岁女生身高握力预判临界值比较**　　　单位：千克/厘米

| 年份 ＼ 年龄 | 2000 | 2005 | 2010 | 2000—2010 |
|---|---|---|---|---|
| 13 | 13.3 | 16.7 | 15.6 | 15.8 |
| 14 | 14.6 | 17.9 | 16.7 | 16.9 |
| 15 | 15.7 | 18.9 | 17.9 | 18.1 |
| 16 | 16.1 | 19.3 | 18.5 | 18.5 |
| 17 | 16.7 | 19.9 | 18.7 | 18.9 |
| 18 | 17.8 | 19.8 | 18.9 | 19.4 |

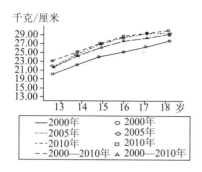

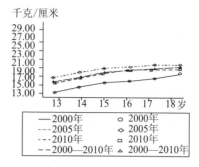

图 4-65 13~18 岁男生身高握力预判临界值比较

图 4-66 13~18 岁女生身高握力预判临界值比较

### （五）各年龄性别身高握力评价界值范围的确定

通过以上分析，确定了 2000—2010 年综合预判临界值作为身高握力各年龄评价临界值，从图 4-67、图 4-68 中可以了解各年龄临界值变化趋势。

通过正态分布转换，Z 分数 0 值和均数相等，结合 Z 分数和均数、标准差的关系，均数加减 2.5 个标准差包含了近 99% 的频数。图 4-69 和图 4-70 中显示，临界值以上成绩大部分在 2Z 分数以内，部分成绩在 2Z~2.5Z 分数，临界值以下成绩小于 -2Z 分数，因此确定临界值加 2.5 个标准差为界值范围上限，最低成绩为界值范围下限，见表 4-81、表 4-82。

表中所列 L、M、S 值是各年龄偏度、中位数、变异系数。L 值是评价各年龄分布的偏度，1 为正态分布，由于各年龄数据的选取是根据 Z 分数选取，数据分布随着临界值的变化，偏度也随之变化；M 值是身高握力的中位数原始值，转换正态分布后，中位数与均值相等；S 值代表变异系数，与相应 M 值相乘得各年龄标准差。

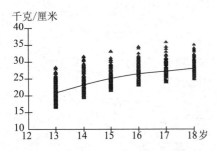

图 4-67　13~18岁男生身高握力界值范围

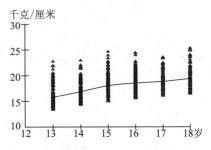

图 4-68　13~18岁女生身高握力
界值范围

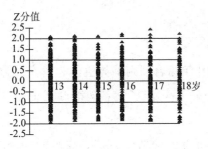

图 4-69　13~18岁男生身高握力界
值范围 Z 分数

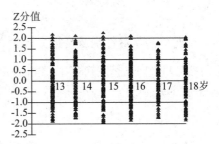

图 4-70　13~18岁女生身高握力界
值范围 Z 分数

表 4-81　13~18岁男生身高握力 L、M、S 值、界值范围

单位：千克/厘米

| 年龄 | L | M | 秒 | 上限值 | 临界值 | 下限值 |
|---|---|---|---|---|---|---|
| 13 | -0.715 | 20.85018 | 0.133 | 27.8 | 20.9 | 15.8 |
| 14 | -1.583 | 23.22027 | 0.115 | 29.9 | 23.2 | 17.4 |
| 15 | -2.081 | 25.10796 | 0.100 | 31.4 | 25.1 | 21.5 |
| 16 | -2.369 | 26.47930 | 0.089 | 32.4 | 26.5 | 23.1 |
| 17 | -2.597 | 27.23575 | 0.081 | 32.8 | 27.3 | 24.0 |
| 18 | -2.793 | 28.08752 | 0.075 | 33.4 | 28.1 | 24.9 |

表4-82 13~18岁女生身高握力L、M、S值、界值范围

单位：千克/厘米

| 年龄 | L | M | 秒 | 上限值 | 临界值 | 下限值 |
|---|---|---|---|---|---|---|
| 13 | −2.644 | 15.77935 | 0.108 | 20.0 | 15.8 | 13.4 |
| 14 | −1.962 | 16.86444 | 0.110 | 21.5 | 16.9 | 14.4 |
| 15 | −1.592 | 18.05539 | 0.109 | 23.0 | 18.1 | 15.0 |
| 16 | −1.511 | 18.53882 | 0.107 | 23.5 | 18.5 | 15.6 |
| 17 | −1.624 | 18.85128 | 0.105 | 23.8 | 18.9 | 16.1 |
| 18 | −1.859 | 19.39960 | 0.103 | 24.4 | 19.4 | 16.5 |

表4-81、表4-82所列身高握力界值范围是根据指标计分特点和要求，经过小数点取值后确定的，是为能够更直观的表达界值范围。在进行评价时，为提高评价结果准确性，应按照数据的原始值界值范围进行计算评价。表4-83、表4-84中所列原始临界值是在制定界值范围的样本数据上，通过LMS法进行正态分布转换后，取Z分0值的原始值，标准差是通过M、S相乘所得，上限值是在原始临界值的基础上加2.5个标准差所得，下限σ是由于所选样本是通过Z分数选取，低分值成绩无法达到2.5个标准差，为拉开评分范围，则以样本数据最低成绩为下限临界点，计算各年龄的标准差数，可以包含临界值至下限临界点所有成绩。

表4-83 13~18岁男生身高握力评分范围

单位：千克/厘米

| 年龄 | 原始临界值 | 标准差 | 上限值（+2.5σ） | 下限σ（−a） |
|---|---|---|---|---|
| 13 | 20.85018 | 2.77553218 | 27.78901 | 1.81954 |
| 14 | 23.22027 | 2.67593642 | 29.91011 | 2.17504 |
| 15 | 25.10796 | 2.51804718 | 31.40308 | 1.43284 |
| 16 | 26.47930 | 2.36623976 | 32.39490 | 1.42813 |
| 17 | 27.23575 | 2.20888687 | 32.75797 | 1.46488 |
| 18 | 28.08752 | 2.10580339 | 33.35203 | 1.51368 |

表 4-84　13~18 岁女生身高握力评分范围　　　　　　单位：千克/厘米

| 年龄 | 原始临界值 | 标准差 | 上限值（+2.5σ） | 下限 σ（-a） |
|---|---|---|---|---|
| 13 | 15.77935 | 1.698247810 | 20.02497 | 1.40106 |
| 14 | 16.86444 | 1.845104652 | 21.47720 | 1.33566 |
| 15 | 18.05539 | 1.975153139 | 22.99327 | 1.54691 |
| 16 | 18.53882 | 1.991356620 | 23.51721 | 1.47579 |
| 17 | 18.85128 | 1.978837713 | 23.79837 | 1.39035 |
| 18 | 19.39960 | 2.000087120 | 24.39982 | 1.44974 |

## 三、50 米跑评价界值范围

### （一）50 米跑 Z 分频数描述统计

通过定性评价指标筛查界值范围对样本数据进行筛查后，并在正态分布转换的基础上选取全部定量评价指标达到 Z 分数 0 以上数据作为制定中学生理想体质定量评价指标界值范围样本数据。50 米跑通过正态分布转换后的 Z 分频数分布如下图所示。

图 4-71、图 4-72 呈现了 13~18 岁男、女生 50 米跑在正态分布状态下，Z 分分布情况及 Z 分取值的临界点（低优指标取 0 值以下）。男生 0 值以下 Z 分频数较为分散，女生 Z 分频数较为集中，13 岁、15 岁、17 岁出现了较为优秀成绩，明显不在整体分布内。

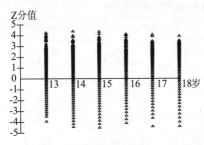

图 4-71　13~18 岁男生 50 米跑 Z 分取值
临界点

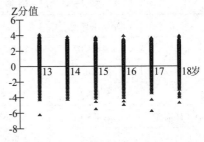

图 4-72　13~18 岁女生 50 米跑 Z 分取值
临界点

### （二）50 米跑取值后成绩分布情况

通过 Z 分数 0 以值临界点取值，50 米跑成绩分布见图 4-73 至图 4-80。

**1. 各体质调研年度男生 50 米跑成绩分布**

图 4-73 显示，2000 年男生 50 米跑成绩较为集中，上限值随年龄增长而提高，下限值趋于一致，表示男生 50 米跑成绩随年龄增长逐渐稳定。图 4-74 显示，2005 年男生 50 米跑成绩较为集中，上限值随年龄增长而提高，下限值随年龄增长而提高，16 岁后出现下降趋势。15 岁年龄组出现较大异常数据 2 例，明显不在整体分布内，将不作为分析数据。

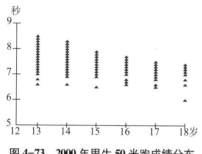

图 4-73　2000 年男生 50 米跑成绩分布

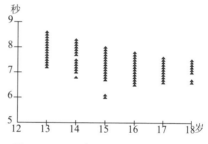

图 4-74　2005 年男生 50 米跑成绩分布

图 4-75 显示，2010 年男生 50 米跑成绩较为集中，上限值和下限值随年龄增长而提高，表示男生 50 米跑成绩随年龄增长逐渐稳定。图 4-76 显示，2000—2010 年男生 50 米跑成绩较为集中，各年龄组上限值和下限值基本一致，成绩较为平均。整体成绩趋势明显。

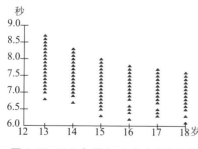

图 4-75　2010 年男生 50 米跑成绩分布

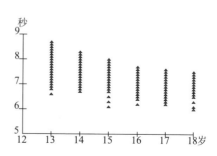

图 4-76　2000—2010 年男生 50 米跑成绩分布

## 2. 各体质调研年度女生 50 米跑成绩分布

图 4-77 显示，2000 年女生 50 米跑成绩较为分散，各年龄组间没有规律，18 岁年龄组进入范围人数较少，表示 18 岁女生 50 米跑成绩整体成绩较差。15 岁、16 岁年龄组出现较大异常数据 1 例，明显不在整体分布内，将不作为分析数据。图 4-78 显示，2005 年女生 50 米跑成绩较为分散，各年龄组上限值和下限值基本一致，成绩较为平均。16 岁年龄组出现较大异常数据 1 例，明显不在整体分布内，将不作为分析数据。

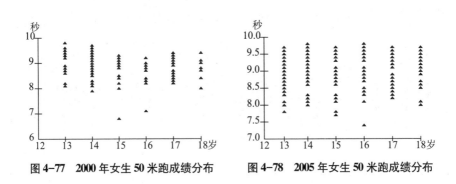

图 4-77　2000 年女生 50 米跑成绩分布　　图 4-78　2005 年女生 50 米跑成绩分布

图 4-79 显示，2010 年女生 50 米跑成绩较为集中，各年龄组上限值基本一致，下限值 13~15 岁有所降低，15 岁后逐渐提高。整体趋势较为平均。图 4-80 显示，2000—2010 年女生 50 米跑成绩较为集中，各年龄组上限值基本一致，下限值各年龄组均出现较好成绩，不在整体分布范围内。整体趋势较为平均。

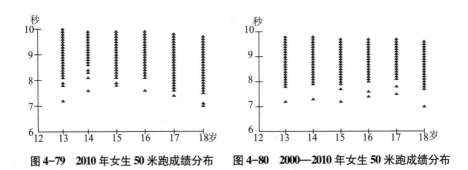

图 4-79　2010 年女生 50 米跑成绩分布　　图 4-80　2000—2010 年女生 50 米跑成绩分布

### （三）各年龄性别 50 米跑的 LMS 法正态分布转换

通过对中学生理想体质定量评价指标 50 米跑界值范围样本数据进行筛选后，数据分布特征发生了改变，需要再次运用 LMS 法进行转换。各年龄段和性别数据 L、M、S 的 EDF 值经过多次调整和实验，在删除数据中明显不在整体范围内的较大数据基础上，最终选择拟合效果较好的 3、5、3，选择年龄转换（Transformed Age）模式，功率（Power）和偏移（Offset）选择默认值进行转换。得到各年度不同年龄、性别的正态分布转换值中位数，并与相对应的实测值中位数进行比较，表 4-85 至表 4-88 显示，实测值与转换值的差值都在指标最小计分单位内，转换过程中没有出现较大误差。图 4-81、图 4-82 显示，13~18 岁男、女生 50 米跑经过 LMS 法转换成正态分布后主要百分位数绘制的百分位数曲线较为光滑，说明拟合的效果较好。结合拟合的百分位数曲线特征，说明较好的对身高肺活量进行了正态分布转换。

表 4-85 显示，2000 年中学生（13~18 岁）50 米跑实测值与转换值中位数差值男生在 -0.06359~0.055355，女生差值在 -0.1108~0.106958。

**表 4-85　13~18 岁 50 米跑实测值与转换值中位数比较（2000 年）**　单位：秒

| 年龄 | 男 | | | 女 | | |
|---|---|---|---|---|---|---|
| | 实测值 | 转换值 | 差值 | 实测值 | 转换值 | 差值 |
| 13 | 7.900 | 7.859278 | 0.040722 | 9.200 | 9.093042 | 0.106958 |
| 14 | 7.700 | 7.644645 | 0.055355 | 9.000 | 9.050162 | -0.050160 |
| 15 | 7.400 | 7.420721 | -0.020720 | 8.900 | 8.831925 | 0.068075 |
| 16 | 7.200 | 7.263594 | -0.063590 | 8.750 | 8.726687 | 0.023313 |
| 17 | 7.200 | 7.177951 | 0.022049 | 8.700 | 8.810798 | -0.110800 |
| 18 | 7.200 | 7.150946 | 0.049054 | 9.000 | 8.914661 | 0.085339 |

表 4-86 显示，2005 年中学生（13~18 岁）50 米跑实测值与转换值中位数差值男生在 -0.04703~0.051246，女生差值在 -0.07058~0.125891。

表 4-86　13~18 岁 50 米跑实测值与转换值中位数比较（2005 年）　单位：秒

| 年龄 | 男 | | | 女 | | |
|---|---|---|---|---|---|---|
| | 实测值 | 转换值 | 差值 | 实测值 | 转换值 | 差值 |
| 13 | 8.000 | 7.977367 | 0.022633 | 9.000 | 9.013799 | -0.013800 |
| 14 | 7.700 | 7.678852 | 0.021148 | 9.000 | 9.070305 | -0.070300 |
| 15 | 7.400 | 7.447029 | -0.047030 | 9.000 | 9.070577 | -0.070580 |
| 16 | 7.300 | 7.315382 | -0.015380 | 9.300 | 9.174109 | 0.125891 |
| 17 | 7.200 | 7.188552 | 0.011448 | 9.100 | 9.109415 | -0.009420 |
| 18 | 7.200 | 7.148754 | 0.051246 | 9.200 | 9.082903 | 0.117097 |

表 4-87 显示，2010 年中学生（13~18 岁）50 米跑实测值与转换值中位数差值男生在 -0.084780~0.062885，女生差值在 -0.097840~0.073198。

表 4-87　13~18 岁 50 米跑实测值与转换值中位数比较（2010 年）　单位：秒

| 年龄 | 男 | | | 女 | | |
|---|---|---|---|---|---|---|
| | 实测值 | 转换值 | 差值 | 实测值 | 转换值 | 差值 |
| 13 | 8.000 | 7.937115 | 0.062885 | 9.300 | 9.276417 | 0.023583 |
| 14 | 7.600 | 7.601528 | -0.001530 | 9.200 | 9.204489 | -0.004490 |
| 15 | 7.300 | 7.384782 | -0.084780 | 9.100 | 9.197842 | -0.097840 |
| 16 | 7.300 | 7.315204 | -0.015200 | 9.200 | 9.126802 | 0.073198 |
| 17 | 7.200 | 7.201524 | -0.001520 | 9.000 | 9.014111 | -0.014110 |
| 18 | 7.100 | 7.129467 | -0.029470 | 8.900 | 8.834830 | 0.065170 |

表 4-88 显示，2000—2010 年中学生（13~18 岁）50 米跑实测值与转换值中位数差值男生在 -0.05113~0.090952，女生差值在 -0.06978~0.001582。

表4-88 13~18岁50米跑实测值与转换值中位数比较（2000—2010年）

单位：秒

| 年龄 | 男 | | | 女 | | |
|---|---|---|---|---|---|---|
| | 实测值 | 转换值 | 差值 | 实测值 | 转换值 | 差值 |
| 13 | 8.000 | 7.964098 | 0.035902 | 9.000 | 9.069778 | −0.069780 |
| 14 | 7.700 | 7.663771 | 0.036229 | 9.000 | 9.012450 | −0.012450 |
| 15 | 7.400 | 7.451133 | −0.051130 | 9.000 | 9.010126 | −0.010130 |
| 16 | 7.400 | 7.309048 | 0.090952 | 9.000 | 8.998418 | 0.001582 |
| 17 | 7.200 | 7.184632 | 0.015368 | 8.900 | 8.925602 | −0.025600 |
| 18 | 7.200 | 7.139572 | 0.060428 | 8.800 | 8.833122 | −0.033120 |

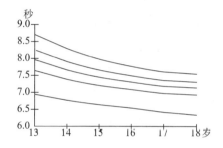 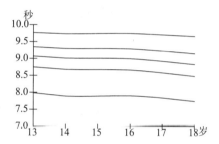

图4-81 13~18岁男生50米跑百分位数曲线 图4-82 13~18岁女生50米百分位数曲线

## （四）各体质调研年度50米跑预判临界值比较

选择了经过正态转换的各年度不同年龄、性别的 Z 分数 0 值对应的转换值作为50米跑评价预判临界值，根据指标记录成绩要求，取小数点后 1位。从表4-89、图4-83 中可以看出，男生各年度水平趋于一致，各年龄成绩 2010 年、2005 年、2000 年不同年龄均有所提高，2000—2010 年综合成绩能够较好的综合了各年度的成绩，成绩增长规律较平稳。表4-90、图4-84 中可以看出，女生各年度成绩随年龄增长而提高，部分年龄组成绩有所下降。各年龄成绩 2005 年较 2000 年各年龄成绩均有下降，14 岁有保持一致，2010 年较 2000 年、2005 年有大幅下降，2000—2010 年综合成绩能够较好的综合各年度的成绩，成绩增长规律较平稳。男女成绩存在一定的差异，且差异较大。

表 4-89　13~18 岁男生 50 米跑预判临界值比较　　　　单位：秒

| 年龄 | 2000 | 2005 | 2010 | 2000—2010 |
|------|------|------|------|-----------|
| 13 | 7.9 | 8.0 | 7.9 | 8.0 |
| 14 | 7.6 | 7.7 | 7.6 | 7.7 |
| 15 | 7.4 | 7.4 | 7.4 | 7.5 |
| 16 | 7.3 | 7.3 | 7.3 | 7.3 |
| 17 | 7.2 | 7.2 | 7.2 | 7.2 |
| 18 | 7.2 | 7.1 | 7.1 | 7.1 |

表 4-90　13~18 岁女生 50 米跑预判临界值比较　　　　单位：秒

| 年龄 | 2000 | 2005 | 2010 | 2000—2010 |
|------|------|------|------|-----------|
| 13 | 9.1 | 9.0 | 9.3 | 9.1 |
| 14 | 9.1 | 9.1 | 9.2 | 9.0 |
| 15 | 8.8 | 9.1 | 9.2 | 9.0 |
| 16 | 8.7 | 9.2 | 9.1 | 9.0 |
| 17 | 8.8 | 9.1 | 9.0 | 8.9 |
| 18 | 8.9 | 9.1 | 8.8 | 8.8 |

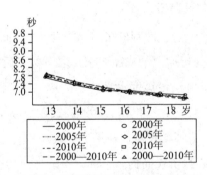

图 4-83　13~18 岁男生 50 米跑预判临界值比较

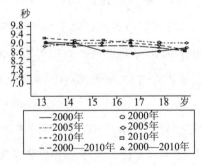

图 4-84　13~18 岁女生 50 米跑预判临界值比较

### （五）各年龄性别 50 米跑评价界值范围的确定

通过以上分析，确定了 2000—2010 年综合预判临界值作为 50 米跑各年龄评价临界值，从图 4-85、图 4-86 中可以了解各年龄临界值变化趋势。

通过正态分布转换，Z 分数 0 值和均数相等，结合 Z 分数和均数、标准差的关系，均数加减 2.5 个标准差包含了近 99% 的频数。图 4-87 和图 4-88 中显示，临界值以下成绩大部分在 2Z 分数以内，部分成绩超出 2.5Z 分数，临界值以上成绩小于 -2Z 分数，因此确定临界值减 2.5 个标准差为界值范围上限，最低成绩为界值范围下限，见表 4-91、表 4-92。

表中所列 L、M、S 值是各年龄偏度、中位数、变异系数。L 值是评价各年龄分布的偏度，1 为正态分布，由于各年龄数据的选取是根据 Z 分数选取，数据分布随着临界值的变化，偏度也随之变化；M 值是 50 米跑的中位数原始值，转换正态分布后，中位数与均值相等；S 值代表变异系数，与相应 M 值相乘得各年龄标准差。

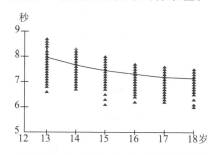

图 4-85　13~18 岁男生 50 米跑界值范围

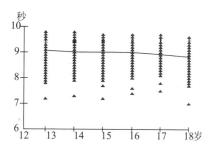

图 4-86　13—18 岁女生 50 米跑界值范围

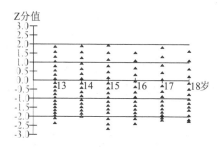

图 4-87　13~18 岁男生 50 米跑界值范围

Z 分数

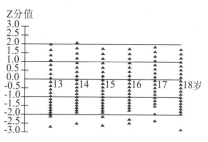

图 4-88　13~18 岁女生 50 米跑界值范围

Z 分数

表4-91　13~18岁男生50米跑L、M、S值、界值范围　　单位：秒

| 年龄 | L | M | 秒 | 上限值 | 临界值 | 下限值 |
|---|---|---|---|---|---|---|
| 13 | 3.896 | 7.964098 | 0.056 | 6.8 | 8.0 | 8.7 |
| 14 | 4.525 | 7.663771 | 0.050 | 6.7 | 7.7 | 8.3 |
| 15 | 5.643 | 7.451133 | 0.045 | 6.6 | 7.5 | 8.0 |
| 16 | 7.038 | 7.309048 | 0.041 | 6.6 | 7.3 | 7.7 |
| 17 | 8.256 | 7.184632 | 0.039 | 6.5 | 7.2 | 7.6 |
| 18 | 9.257 | 7.139572 | 0.038 | 6.5 | 7.1 | 7.5 |

表4-92　13~18岁女生50米跑L、M、S值、界值范围　　单位：秒

| 年龄 | L | M | 秒 | 上限值 | 临界值 | 下限值 |
|---|---|---|---|---|---|---|
| 13 | 5.540 | 9.069778 | 0.049 | 8.0 | 9.1 | 9.8 |
| 14 | 5.339 | 9.012450 | 0.051 | 7.9 | 9.0 | 9.8 |
| 15 | 5.150 | 9.010126 | 0.051 | 7.9 | 9.0 | 9.7 |
| 16 | 4.729 | 8.998418 | 0.052 | 7.8 | 9.0 | 9.7 |
| 17 | 4.094 | 8.925602 | 0.053 | 7.7 | 8.9 | 9.7 |
| 18 | 3.473 | 8.833122 | 0.056 | 7.6 | 8.8 | 9.6 |

　　表4-91、表4-92所列50米跑界值范围是根据指标计分特点和要求，经过小数点取值后确定的，是为能够更直观的表达界值范围。在进行评价时，为提高评价结果准确性，应按照数据的原始值界值范围进行计算评价。表4-93、表4-94中所列原始临界值是在制定界值范围的样本数据上，通过LMS法进行正态分布转换后，取Z分0值的原始值，标准差是通过M、S相乘所得，上限值是在原始临界值的基础上减2.5个标准差所得，下限σ是由于所选样本是通过Z分数选取，低分值成绩无法达到2.5个标准差，为拉开评分范围，则以样本数据最低成绩为下限临界点，计算各年龄的标准差数，可以包含临界值至下限临界点所有成绩。

表4-93　13~18岁男生50米跑评分范围　　　　　　　　　　　单位：秒

| 年龄 | 原始临界值 | 标准差 | 上限值（-2.5σ） | 下限σ（+a） |
|---|---|---|---|---|
| 13 | 7.964098 | 0.449768453 | 6.839677 | 1.636180 |
| 14 | 7.663771 | 0.386491789 | 6.697542 | 1.646164 |
| 15 | 7.451133 | 0.334915389 | 6.613845 | 1.638823 |
| 16 | 7.309048 | 0.298243292 | 6.563440 | 1.310849 |
| 17 | 7.184632 | 0.279878776 | 6.484935 | 1.484100 |
| 18 | 7.139572 | 0.273740115 | 6.455222 | 1.316680 |

表4-94　13~18岁女生50米跑评分范围　　　　　　　　　　　单位：秒

| 年龄 | 原始临界值 | 标准差 | 上限值（-2.5σ） | 下限σ（+a） |
|---|---|---|---|---|
| 13 | 9.069778 | 0.440776699 | 7.967836 | 1.656671 |
| 14 | 9.012450 | 0.456193456 | 7.871966 | 1.726351 |
| 15 | 9.010126 | 0.460202097 | 7.859621 | 1.499067 |
| 16 | 8.998418 | 0.463975259 | 7.838480 | 1.512111 |
| 17 | 8.925602 | 0.476092146 | 7.735372 | 1.626572 |
| 18 | 8.833122 | 0.495422872 | 7.594565 | 1.547926 |

## 四、耐力跑评价界值范围

### （一）耐力跑Z分频数描述统计

通过定性评价指标筛查界值范围对样本数据进行筛查后，并在正态分布转换的基础上选取全部定量评价指标达到Z分数0以上数据作为制定中学生理想体质定量评价指标界值范围样本数据。耐力跑通过正态分布转换后的Z分频数分布如下图所示。

图4-89、图4-90呈现了13~18岁男、女生耐力跑在正态分布状态下，Z分分布情况及Z分取值的临界点（低优指标去0值以下）。男、女生Z分频数较为集中，男生14岁以后出现了较为优秀成绩，女生各年龄出现较为优秀成绩，明显不在整体分布内。

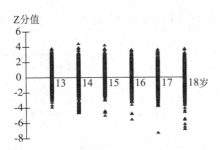 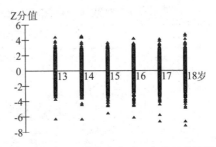

图 4-89　13~18 岁男生 1000 米跑 Z 分取值　　图 4-90　13~18 岁女生身 800 米跑 Z 分取值

　　　　　　临界点　　　　　　　　　　　　　　　　临界点

## （二）耐力跑取值后成绩分布情况

　　通过 Z 分数 0 以值临界点取值，男生 1000 米、女生 800 米成绩分布见图 4-91 至图 4-98。

　　1. 各体质调研年度男生 1000 米跑成绩分布

　　图 4-91 显示，2000 年男生 1000 米跑成绩较为集中，上限值和随年龄增长而提高，下限值趋于一致，表示男生 1000 米跑成绩随年龄增长逐渐稳定。图 4-92 显示，2005 年男生 1000 米跑成绩较为集中，上限值随年龄增长而提高，下限值趋于一致，表示男生 50 米跑成绩随年龄增长逐渐稳定。15 岁年龄组出现较大异常数据一例，明显不在整体分布内，将不作为分析数据。

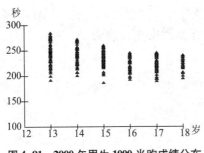 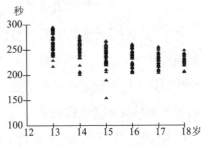

图 4-91　2000 年男生 1000 米跑成绩分布　　图 4-92　2005 年男生 1000 米跑成绩分布

　　图 4-93 显示，2010 年男生 1000 米跑成绩较为集中，上限值随年龄增长而提高，下限值趋于一致，表示男生 50 米跑成绩随年龄增长逐渐稳定。

14 岁年龄组出现较大异常数据 6 例, 明显不在整体分布内, 将不作为分析数据。图 4-94 显示, 2000—2010 年男生 1000 米跑成绩较为集中, 上限值随年龄增长而提高, 下限值趋于一致, 表示男生 1000 米跑成绩随年龄增长逐渐稳定。14 岁年龄组出现较大异常数据 4 例, 明显不在整体分布内, 将不作为分析数据。

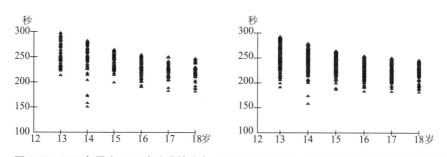

图 4-93　2010 年男生 1000 米跑成绩分布　图 4-94　2000—2010 年男生 1000 米跑成绩分布

2. 各体质调研年度女生 800 米跑成绩分布

图 4-95 显示, 2000 年女生 800 米跑成绩较为集中, 上限值和下限值趋于一致, 变化较小, 表示女生 800 米跑成绩各年龄组较为平均。图 4-96 显示, 2005 年女生 800 米跑成绩较为集中, 上限值和下限值趋于一致, 变化较小, 表示女生 800 米跑成绩各年龄组较为平均。14 岁、18 岁年龄组各出现较大异常数据 2 例, 明显不在整体分布内, 将不作为分析数据。

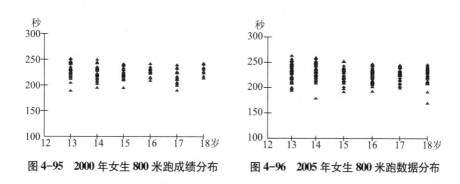

图 4-95　2000 年女生 800 米跑成绩分布　图 4-96　2005 年女生 800 米跑数据分布

图 4-97 显示, 2010 年女生 800 米跑成绩较为集中, 上限值随年龄增

长有所提高，16岁后保持一致，下限最小值变化不一，整体分布较为一致，表示女生800米跑成绩各年龄组较为平稳。图4-98显示，2000—2010年女生800米跑成绩较为集中，上限值随年龄增长有所提高，16岁后保持一致，下限最小值变化不一，整体分布较为一致，表示女生800米跑成绩各年龄组较为平稳。

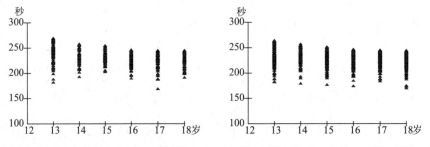

图4-97 2010年女生800米跑成绩分布　图4-98 2000—2010年女生800米跑成绩分布

### （三）各年龄性别耐力跑的LMS法正态分布转换

通过对中学生理想体质定量评价指标耐力跑界值范围样本数据进行筛选后，数据分布特征发生了改变，需要再次运用LMS法进行转换。各年龄段和性别数据L、M、S的EDF值经过多次调整和实验，在删除数据中明显不在整体范围内的较大数据的基础上，最终选择拟合效果较好的3、5、3，选择年龄转换（Transformed Age）模式，功率（Power）和偏移（Offset）选择默认值进行转换。得到各年度不同年龄、性别的正态分布转换值中位数，并与相对应的实测值中位数进行比较，表4-95至表4-98显示，实测值与转换值的差值大部分超出了最小计分单位内，但由于耐力跑所有时间较长，时间差距较大，按照最小计分单位取小数点后一位不能较好的区分成绩，转换差值应按秒进行观察。图4-99、图4-100显示，13~18岁男、女生耐力跑经过LMS法转换成正态分布后主要百分位数绘制的百分位数曲线较为光滑，说明拟合的效果较好。结合拟合的百分位数曲线特征，说明较好的对耐力跑进行了正态分布转换。

表 4-95 显示，2000 年中学生（13~18 岁）耐力跑实测值与转换值中位数差值男生在-2.294~1.2831，女生差值在-5.649~3.3799。

**表 4-95　13~18 岁耐力跑实测值与转换值中位数比较（2000 年）** 单位：秒

| 年龄 | 男 | | | 女 | | |
|---|---|---|---|---|---|---|
| | 实测值 | 转换值 | 差值 | 实测值 | 转换值 | 差值 |
| 13 | 243.9000 | 246.1940 | -2.2940 | 230.0000 | 230.8559 | -0.8559 |
| 14 | 241.0000 | 241.0627 | -0.0627 | 222.0000 | 224.3393 | -2.3393 |
| 15 | 233.1500 | 234.6409 | -1.4909 | 221.4000 | 222.8588 | -1.4588 |
| 16 | 228.2500 | 226.9669 | 1.2831 | 227.5000 | 224.1201 | 3.3799 |
| 17 | 225.0000 | 225.4224 | -0.4224 | 217.8000 | 223.4490 | -5.6490 |
| 18 | 221.1500 | 223.3237 | -2.1737 | 231.5000 | 228.4397 | 3.0603 |

表 4-96 显示，2005 年中学生（13~18 岁）耐力跑实测值与转换值中位数差值男生在-2.7313~5.695，女生差值在-1.6388~1.8012。

**表 4-96　13~18 岁耐力跑实测值与转换值中位数比较（2005 年）** 单位：秒

| 年龄 | （1000 米跑）男 | | | （800 米跑）女 | | |
|---|---|---|---|---|---|---|
| | 实测值 | 转换值 | 差值 | 实测值 | 转换值 | 差值 |
| 13 | 263.2000 | 264.0922 | -0.8922 | 230.9000 | 230.2397 | 0.6603 |
| 14 | 259.4000 | 253.7050 | 5.695 | 234.9500 | 233.1488 | 1.8012 |
| 15 | 238.7000 | 241.4313 | -2.7313 | 230.0000 | 228.7565 | 1.2435 |
| 16 | 237.8000 | 236.6972 | 1.1028 | 227.7000 | 227.6023 | 0.0977 |
| 17 | 229.0500 | 230.1932 | -1.1432 | 229.0000 | 227.6968 | 1.3032 |
| 18 | 229.5500 | 229.7287 | -0.1787 | 225.2000 | 226.8388 | -1.6388 |

表 4-97 显示，2010 年中学生（13~18 岁）耐力跑实测值与转换值中位数差值男生在-4.5217~0.2069，女生差值在-0.7668~0.3780。

表 4-97 　13~18 岁耐力跑实测值与转换值中位数比较（2010 年） 单位：秒

| 年龄 | （1000 米跑）男 | | | （800 米跑）女 | | |
|---|---|---|---|---|---|---|
| | 实测值 | 转换值 | 差值 | 实测值 | 转换值 | 差值 |
| 13 | 251.0200 | 255.5417 | -4.5217 | 245.4000 | 245.6152 | -0.2152 |
| 14 | 248.9800 | 250.6860 | -1.7060 | 236.9000 | 236.8770 | 0.0230 |
| 15 | 240.0500 | 239.8431 | 0.2069 | 231.5700 | 232.3368 | -0.7668 |
| 16 | 228.0000 | 229.4161 | -1.4161 | 227.2000 | 227.7764 | -0.5764 |
| 17 | 222.5000 | 225.1368 | -2.6368 | 226.1000 | 225.7423 | 0.3577 |
| 18 | 222.8050 | 224.4167 | -1.6117 | 226.5000 | 226.1220 | 0.3780 |

表 4-98 显示，2000—2010 年中学生（13~18 岁）耐力跑实测值与转换值中位数差值男生在-2.62~0.6117，女生差值在-1.3962~1.9285。

表 4-98 　13~18 岁耐力跑实测值与转换值中位数比较（2000—2010 年）

单位：秒

| 年龄 | （1000 米跑）男 | | | （800 米跑）女 | | |
|---|---|---|---|---|---|---|
| | 实测值 | 转换值 | 差值 | 实测值 | 转换值 | 差值 |
| 13 | 253.6500 | 256.2700 | -2.6200 | 234.0000 | 234.7753 | -0.7753 |
| 14 | 249.1000 | 249.1477 | -0.0477 | 230.2000 | 231.1808 | -0.9808 |
| 15 | 239.8000 | 239.1883 | 0.6117 | 231.0500 | 229.1215 | 1.9285 |
| 16 | 230.0500 | 230.3668 | -0.3168 | 228.5000 | 227.4388 | 1.0612 |
| 17 | 226.9000 | 226.9793 | -0.0793 | 225.1500 | 226.5462 | -1.3962 |
| 18 | 225.1000 | 225.2233 | -0.1233 | 228.5000 | 227.2733 | 1.2267 |

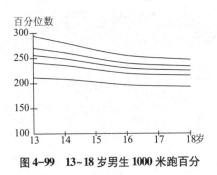

图 4-99 　13~18 岁男生 1000 米跑百分
位数曲线

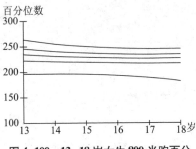

图 4-100 　13~18 岁女生 800 米跑百分
位数曲线

### （四）各体质调研年度耐力跑预判临界值比较

选择了经过正态转换的各年度不同年龄、性别的 Z 分数 0 值对应的转换值作为耐力跑评价预判临界值，根据指标记录成绩要求，取小数点后 1 位。从表 4-99、图 4-101 中可以看出，男生 2005 年较 2000 年有所下降，2010 年较 2005 年有所提高，各年度随着年龄的增长成绩平缓提升。2000—2010 综合成绩能够较好的综合了各年度的成绩，成绩增长规律较平稳。表 4-100、图 4-102 中可以看出，女生 2000 年、2005 年、2010 年成绩逐年下降，2010 年 17 岁、18 岁年龄组有所提高。各年度 13~18 岁随着年龄的增长成绩平缓提升。2000—2010 年综合成绩能够较好的综合各年度的成绩，成绩增长规律较平稳。男女成绩存在一定的差异，且差异较大。

**表 4-99　13~18 岁男生 1000 米跑预判临界值比较**　　　　单位：秒

| 年份＼年龄 | 2000 | 2005 | 2010 | 2000—2010 |
|---|---|---|---|---|
| 13 | 246.2 | 264.1 | 255.5 | 256.3 |
| 14 | 241.1 | 253.7 | 250.7 | 249.1 |
| 15 | 234.6 | 241.4 | 239.8 | 239.2 |
| 16 | 227.0 | 236.7 | 229.4 | 230.4 |
| 17 | 225.4 | 230.2 | 225.1 | 227.0 |
| 18 | 223.3 | 229.7 | 224.4 | 225.2 |

**表 4-100　13~18 岁女生 800 米跑预判临界值比较**　　　　单位：秒

| 年份＼年龄 | 2000 | 2005 | 2010 | 2000—2010 |
|---|---|---|---|---|
| 13 | 230.9 | 230.2 | 245.6 | 234.8 |
| 14 | 224.3 | 233.1 | 236.9 | 231.2 |
| 15 | 222.9 | 228.8 | 232.3 | 229.1 |
| 16 | 224.1 | 227.6 | 227.8 | 227.4 |
| 17 | 223.4 | 227.7 | 225.7 | 226.5 |
| 18 | 228.4 | 226.8 | 226.1 | 227.3 |

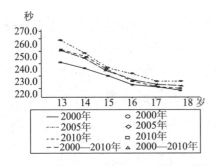
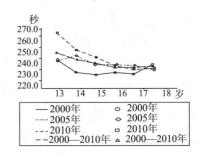

图4-101  13~18岁男生1000米跑预判临  图4-102  13~18岁女生800米跑预判临
界值比较                    界值比较

### （五）各年龄性别耐力跑评价界值范围的确定

通过以上分析，确定了2000—2010年综合预判临界值作为耐力跑各年龄评价临界值，从图4-103、图4-104中可以了解各年龄临界值变化趋势。

通过正态分布转换，Z分数0值和均数相等，结合Z分数和均数、标准差的关系，均数加减2.5个标准差包含了近99%的频数。图4-105和图4-106中显示，临界值以下成绩大部分在2Z分数以内，部分成绩超出2.5Z分数，临界值以上多数成绩小于-2Z分数，女生14岁、15岁成绩超出2Z分数，因此确定临界值减2.5个标准差为界值范围上限，最低成绩为界值范围下限，见表4-101、表4-102。

表中所列L、M、S值是各年龄偏度、中位数、变异系数。L值是评价各年龄分布的偏度，1为正态分布，由于各年龄数据的选取是根据Z分数选取，数据分布随着临界值的变化，偏度也随之变化；M值是耐力跑的中位数原始值，转换正态分布后，中位数与均值相等；S值代表变异系数，与相应M值相乘得各年龄标准差。

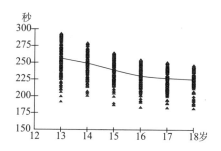

图 4-103　13~18 岁男生 1000 米跑界值范围　　图 4-104　13~18 岁女生 800 米跑界值范围

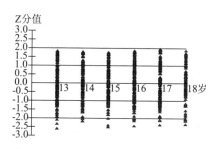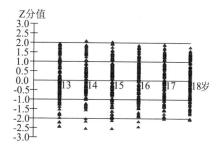

图 4-105　13~18 岁男生 1000 米跑界值　　图 4-106　13~18 岁女生 800 米跑界值

范围 Z 分数　　　　　　　　　　　　　　范围 Z 分数

表 4-101　13~18 岁男生 1000 米跑 L、M、S 值、界值范围　　单位：秒

| 年龄 | L | M | 秒 | 上限值 | 临界值 | 下限值 |
|---|---|---|---|---|---|---|
| 13 | 1.989 | 256.2700 | 0.084 | 202.2 | 256.3 | 293.5 |
| 14 | 2.716 | 249.1477 | 0.075 | 202.4 | 249.1 | 279.6 |
| 15 | 3.157 | 239.1883 | 0.068 | 198.3 | 239.2 | 265.0 |
| 16 | 3.421 | 230.3668 | 0.065 | 193.0 | 230.4 | 254.9 |
| 17 | 3.784 | 226.9793 | 0.062 | 191.6 | 227.0 | 251.0 |
| 18 | 4.358 | 225.2233 | 0.059 | 191.7 | 225.2 | 246.7 |

表 4-102　13~18 岁女生 800 米跑 L、M、S 值、界值范围　　单位：秒

| 年龄 | L | M | 秒 | 上限值 | 临界值 | 下限值 |
|---|---|---|---|---|---|---|
| 13 | 2.968 | 234.7753 | 0.073 | 191.8 | 234.8 | 264.5 |
| 14 | 3.890 | 231.1808 | 0.064 | 194.3 | 231.2 | 257.5 |

| 年龄 | L | M | 秒 | 上限值 | 临界值 | 下限值 |
|---|---|---|---|---|---|---|
| 15 | 4.881 | 229.1215 | 0.058 | 195.8 | 229.1 | 251.7 |
| 16 | 5.768 | 227.4388 | 0.056 | 195.6 | 227.4 | 246.9 |
| 17 | 6.664 | 226.5462 | 0.056 | 194.9 | 226.5 | 245.6 |
| 18 | 7.661 | 227.2733 | 0.057 | 195.1 | 227.3 | 244.8 |

　　表4-101、表4-102所列耐力跑界值范围是根据指标计分特点和要求，经过小数点取值后确定的，是为能够更直观的表达界值范围。在进行评价时，为提高评价结果准确性，应按照数据的原始值界值范围进行计算评价。表4-103、表4-104中所列原始临界值是在制订界值范围的样本数据上，通过LMS法进行正态分布转换后，取Z分0值的原始值，标准差是通过M、S相乘所得，上限值是在原始临界值的基础上减2.5个标准差所得，下限σ是由于所选样本是通过Z分数选取，低分值成绩无法达到2.5个标准差，为拉开评分范围，则以样本数据最低成绩为下限临界点，计算各年龄的标准差数，可以包含临界值至下限临界点所有成绩。

**表4-103　13~18岁男生1000米跑评分范围**　　单位：秒

| 年龄 | 原始临界值 | 标准差 | 上限值（-2.5σ） | 下限σ（+a） |
|---|---|---|---|---|
| 13 | 256.2700 | 21.6357511 | 202.1806 | 1.743873 |
| 14 | 249.1477 | 18.6851681 | 202.4348 | 1.651165 |
| 15 | 239.1883 | 16.3604989 | 198.2871 | 1.577684 |
| 16 | 230.3668 | 14.9372805 | 193.0236 | 1.649109 |
| 17 | 226.9793 | 14.1347909 | 191.6423 | 1.699403 |
| 18 | 225.2233 | 13.4001670 | 191.7229 | 1.625107 |

**表4-104　13~18岁女生800米跑评分范围**　　单位：秒

| 年龄 | 原始临界值 | 标准差 | 上限值（-2.5σ） | 下限σ（+a） |
|---|---|---|---|---|
| 13 | 234.7753 | 17.19694561 | 191.7829 | 1.757562 |
| 14 | 231.1808 | 14.74905531 | 194.3082 | 1.818367 |
| 15 | 229.1215 | 13.33022242 | 195.7959 | 1.716288 |

续表

| 年龄 | 原始临界值 | 标准差 | 上限值（-2.5σ） | 下限 σ（+a） |
|---|---|---|---|---|
| 16 | 227.4388 | 12.73982517 | 195.5892 | 1.535437 |
| 17 | 226.5462 | 12.66038940 | 194.8952 | 1.536588 |
| 18 | 227.2733 | 12.85432330 | 195.1375 | 1.379046 |

## 五、立定跳远评价界值范围

### （一）立定跳远 Z 分频数描述统计

通过定性评价指标筛查界值范围对样本数据进行筛查后，并在正态分布转换的基础上选取全部定量评价指标达到 Z 分数 0 以上数据作为制订中学生理想体质定量评价指标界值范围样本数据。立定跳远通过正态分布转换后的 Z 分频数分布如下图。

图 4-107、图 4-108 呈现了 13~18 岁男、女生立定跳远在正态分布状态下，Z 分分布情况及 Z 分取值的临界点。男、女生 Z 分频数较为集中，各年龄出现了较为优秀成绩，女生 18 岁较为突出，明显不在整体分布内。

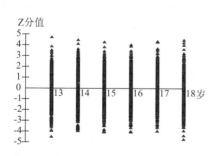

图 4-107 13~18 岁男生立定跳远 Z 分取值临界点

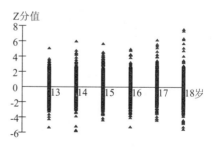

图 4-108 13~18 岁女生立定跳远 Z 分取值临界点

### （二）立定跳远取值后成绩分布情况

通过 Z 分数 0 以值临界点取值，立定跳远成绩分布见图 4-109 至

图4-116。

1. 各体质调研年度男生立定跳远成绩分布

图 4-109 显示，2000 年男生立定跳远成绩较为集中，下限值和上限值随年龄增长而提高，16 岁年龄组后较为缓慢，各年龄组成绩较为稳定。据图 4-110 显示，2005 年男生立定跳远成绩较为集中，下限值和下限值随年龄增长而提高，14 岁年龄组最大值明显小于其他年龄组。

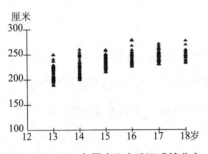

图 4-109　2000 年男生立定跳远成绩分布

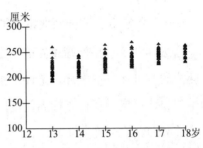

图 4-110　2005 年男生立定跳远成绩分布

图 4-111 显示，2010 年男生立定跳远成绩较为集中，下限值和下限值随年龄增长而提高，16 岁年龄组后成绩增长较为平缓。图 4-112 显示，2000—2010 年男生立定跳远成绩较为集中，下限值和下限值随年龄增长而提高，增长趋势较为明显。

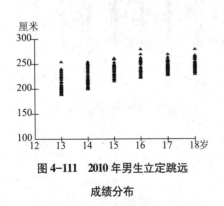

图 4-111　2010 年男生立定跳远
成绩分布

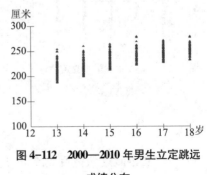

图 4-112　2000—2010 年男生立定跳远
成绩分布

2. 各体质调研年度女生立定跳远成绩分布

图 4-113 显示，2000 年女生立定跳远成绩较为分散，下限值各年龄组变化较小，上限成绩没有规律。14 岁、18 岁分别出现较大异常值，明显不在正常分布内，将不作为分析数据。图 4-114 显示，2005 年女生立定跳远成绩较为集中，下限值和下限值随年龄增长趋于一致，变化较小。

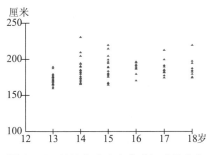

图 4-113　2000 年女生立定跳远成绩分布

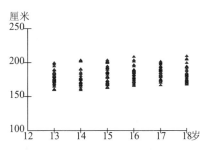

图 4-114　2005 年女生立定跳远成绩分布

图 4-115 显示，2010 年女生立定跳远成绩较为集中，下限值和下限值随年龄增长趋于一致，变化较小。图 4-116 显示，2000～2010 年女生立定跳远成绩较为集中，下限值和下限值随年龄增长趋于一致，变化较小。14 岁、18 岁分别出现较大异常值，明显不在正常分布内，将不作为分析数据。

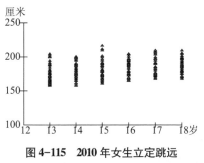

图 4-115　2010 年女生立定跳远
成绩分布

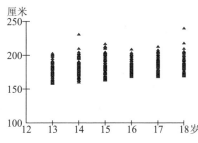

图 4-116　2000—2010 年女生立定跳远
成绩分布

### （三）各年龄性别立定跳远的 LMS 法正态分布转换

通过对中学生理想体质定量评价指标立定跳远界值范围样本数据进行筛选后，数据分布特征发生了改变，需要再次运用 LMS 法进行转换。各年龄段和性别数据 L、M、S 的 EDF 值经过多次调整和实验，在删除数据中，明显不在整体范围内的较大数据基础上，最终选择拟合效果较好的 3、5、3，选择年龄转换（Transformed Age）模式，功率（Power）和偏移（Offset）选择默认值进行转换。得到各年度不同年龄、性别的正态分布转换值中位数，并与相对应的实测值中位数进行比较，表 4-105 至表 4-108 显示，实测值与转换值的差值都在指标最小计分单位内，转换过程中没有出现较大误差。图 4-117、图 4-118 显示，13~18 岁男、女生立定跳远经过 LMS 法转换成正态分布后主要百分位数绘制的百分位数曲线较为光滑，说明拟合的效果较好。结合拟合的百分位数曲线特征，说明较好的对立定跳远进行了正态分布转换。

表 4-105 显示，2000 年中学生（13~18 岁）立定跳远实测值与转换值中位数差值男生在 -2.9859~2.7921，女生差值在 -1.7684~2.0130。

表 4-105 13~18 岁立定跳远实测值与转换值中位数比较（2000 年）

单位：厘米

| 年龄 | 男 | | | 女 | | |
|---|---|---|---|---|---|---|
| | 实测值 | 转换值 | 差值 | 实测值 | 转换值 | 差值 |
| 13 | 210.00 | 212.9859 | -2.9859 | 175.00 | 174.0079 | 0.9921 |
| 14 | 225.00 | 223.4671 | 1.5329 | 182.00 | 180.6205 | 1.3795 |
| 15 | 237.50 | 235.0344 | 2.4656 | 186.50 | 184.9460 | 1.5540 |
| 16 | 245.00 | 243.3238 | 1.6762 | 190.00 | 187.9870 | 2.0130 |
| 17 | 242.00 | 244.5427 | -2.5427 | 186.00 | 187.7684 | -1.7684 |
| 18 | 249.50 | 246.7079 | 2.7921 | 185.00 | 186.1718 | -1.1718 |

表 4-106 显示，2005 年中学生（13~18 岁）立定跳远实测值与转换值中位数差值男生在 -0.2977~1.2412，女生差值在 -1.5472~4.2116。

表 4-106　13~18 岁立定跳远实测值与转换值中位数比较（2005 年）

单位：厘米

| 年龄 | 男 | | | 女 | | |
|---|---|---|---|---|---|---|
| | 实测值 | 转换值 | 差值 | 实测值 | 转换值 | 差值 |
| 13 | 210.00 | 210.2977 | -0.2977 | 175.50 | 175.9802 | -0.4802 |
| 14 | 222.50 | 222.2877 | 0.2123 | 173.50 | 175.0472 | -1.5472 |
| 15 | 230.00 | 230.2545 | -0.2545 | 178.00 | 177.7171 | 0.2829 |
| 16 | 237.00 | 236.8682 | 0.1318 | 181.00 | 181.2729 | -0.2729 |
| 17 | 245.00 | 243.9407 | 1.0593 | 188.00 | 183.7884 | 4.2116 |
| 18 | 249.50 | 248.2588 | 1.2412 | 180.00 | 179.2305 | 0.7695 |

表 4-107 显示，2010 年中学生（13~18 岁）立定跳远实测值与转换值中位数差值男生在 -0.9347~3.1187，女生差值在 -1.5844~2.538。

表 4-107　13~18 岁立定跳远实测值与转换值中位数比较（2010 年）

单位：厘米

| 年龄 | 男 | | | 女 | | |
|---|---|---|---|---|---|---|
| | 实测值 | 转换值 | 差值 | 实测值 | 转换值 | 差值 |
| 13 | 210.00 | 210.9347 | -0.9347 | 171.00 | 171.9289 | -0.9289 |
| 14 | 221.00 | 221.9151 | -0.9151 | 177.00 | 176.2133 | 0.7867 |
| 15 | 238.00 | 234.8813 | 3.1187 | 180.00 | 180.2816 | -0.2816 |
| 16 | 240.00 | 240.7682 | -0.7682 | 180.00 | 179.6221 | 0.3779 |
| 17 | 245.00 | 244.3986 | 0.6014 | 180.00 | 181.5844 | -1.5844 |
| 18 | 245.50 | 245.7695 | -0.2695 | 189.00 | 186.4620 | 2.5380 |

表 4-108 显示，2000—2010 年中学生（13~18 岁）立定跳远实测值与转换值中位数差值男生在 -0.8159~2.5417，女生差值在 -0.8732~1.2766。

表 4-108　13~18 岁立定跳远实测值与转换值中位数比较（2000—2010 年）

单位：厘米

| 年龄 | 男 | | | 女 | | |
|---|---|---|---|---|---|---|
| | 实测值 | 转换值 | 差值 | 实测值 | 转换值 | 差值 |
| 13 | 210.00 | 210.8159 | -0.8159 | 175.00 | 174.4929 | 0.5071 |
| 14 | 221.00 | 221.2353 | -0.2353 | 176.00 | 176.8732 | -0.8732 |
| 15 | 232.00 | 232.5151 | -0.5151 | 181.00 | 180.7984 | 0.2016 |
| 16 | 240.00 | 240.0036 | -0.0036 | 184.00 | 182.7234 | 1.2766 |
| 17 | 245.00 | 243.9617 | 1.0383 | 182.00 | 182.6964 | -0.6964 |
| 18 | 250.00 | 247.4583 | 2.5417 | 185.00 | 184.5891 | 0.4109 |

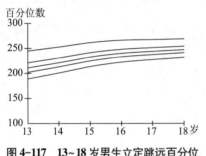
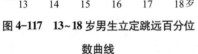

图 4-117　13~18 岁男生立定跳远百分位
数曲线

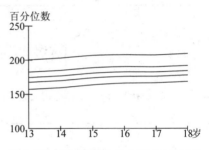

图 4-118　13~18 岁女生立定跳远百分位
数曲线

**（四）各体质调研年度立定跳远评价预判临界值比较**

选择了经过正态转换的各年度不同年龄、性别的 Z 分数 0 值对应的转换值作为立定跳远评价预判临界值，根据指标记录成绩要求，取个位整数。表 4-109、图 4-119 中可以看出，男生各年度间成绩变化较小，各年度随着年龄的增长成绩平缓提升，2000—2010 年综合成绩能够较好的综合了各年度的成绩，成绩增长规律较平稳。表 4-110、图 4-120 中可以看出，女生各年龄组随着年龄的增长成绩平缓提升，2000 年、2005 年 18 岁有所下降，各年龄成绩 2005 年较 2000 年 14~17 岁下降幅度较小，13 岁有所提升，18 岁下降幅度较大，2010 年较 2000 年有大幅下降，2000—2010 年综合成绩能够较好的综合各年度的成绩，成绩增长规律较平稳。男女成绩存在一定的差异，且差异较大。

表 4-109　13~18 岁男生立定跳远预判临界值比较　　　单位：厘米

| 年份＼年龄 | 2000 | 2005 | 2010 | 2000—2010 |
|---|---|---|---|---|
| 13 | 213 | 210 | 211 | 211 |
| 14 | 223 | 222 | 222 | 221 |
| 15 | 235 | 230 | 235 | 233 |
| 16 | 243 | 237 | 241 | 240 |
| 17 | 245 | 244 | 244 | 244 |
| 18 | 247 | 248 | 246 | 247 |

表 4-110　13~18 岁女生立定跳远预判临界值比较　　　单位：厘米

| 年份＼年龄 | 2000 | 2005 | 2010 | 2000—2010 |
|---|---|---|---|---|
| 13 | 174 | 176 | 172 | 174 |
| 14 | 181 | 175 | 176 | 177 |
| 15 | 185 | 1/8 | 180 | 181 |
| 16 | 188 | 181 | 180 | 183 |
| 17 | 188 | 184 | 182 | 183 |
| 18 | 186 | 179 | 186 | 185 |

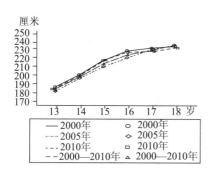

图 4-119　13~18 岁男生立定跳远预判
临界值比较

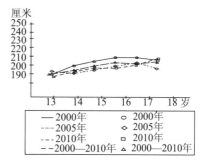

图 4-120　13~18 岁女生立定跳远预判
临界值比较

### （五）各年龄性别立定跳远评价界值范围的确定

通过以上分析，确定了 2000—2010 年综合预判临界值作为立定跳远各年龄评价临界值，从图 4-121、图 4-122 中可以了解各年龄临界值变化趋势。

通过正态分布转换，Z 分数 0 值和均数相等，结合 Z 分数和均数、标准差的关系，均数加减 2.5 个标准差包含了近 99% 的频数。图 4-123 和图 4-124 中显示，临界值以上成绩大部分在 2Z 分数以内，部分成绩在 2Z～2.5Z 分数，临界值以下成绩小于-2Z 分数，因此确定临界值加 2.5 个标准差为界值范围上限，最低成绩为界值范围下限，见表 4-111、表 4-112。

表中所列 L、M、S 值是各年龄偏度、中位数、变异系数。L 值是评价各年龄分布的偏度，1 为正态分布，由于各年龄数据的选取是根据 Z 分数选取，数据分布随着临界值的变化，偏度也随之变化；M 值是立定跳远的中位数原始值，转换正态分布后，中位数与均值相等；S 值代表变异系数，与相应 M 值相乘得各年龄标准差。

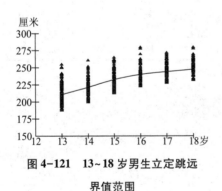

**图 4-121　13～18 岁男生立定跳远界值范围**

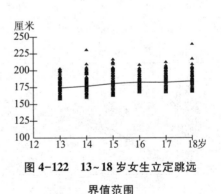

**图 4-122　13～18 岁女生立定跳远界值范围**

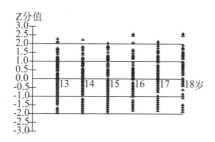

图 4-123 13~18 岁男生立定跳远界值
范围 Z 分数

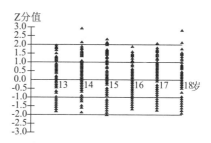

图 4-124 13~18 岁女生立定跳远界值
范围 Z 分数

表 4-111 13~18 岁男生立定跳远 L、M、S 值、界值范围 单位：厘米

| 年龄 | L | M | 秒 | 上限值 | 临界值 | 下限值 |
|---|---|---|---|---|---|---|
| 13 | -2.339 | 210.8159 | 0.067 | 246 | 211 | 188 |
| 14 | -2.750 | 221.2353 | 0.059 | 254 | 221 | 200 |
| 15 | -3.212 | 232.5151 | 0.052 | 263 | 233 | 213 |
| 16 | -3.447 | 240.0036 | 0.046 | 268 | 240 | 223 |
| 17 | -3.401 | 243.9617 | 0.042 | 270 | 244 | 228 |
| 18 | -3.390 | 247.4583 | 0.039 | 271 | 247 | 232 |

表 4-112 13~18 岁女生立定跳远 L、M、S 值、界值范围 单位：厘米

| 年龄 | L | M | 秒 | 上限值 | 临界值 | 下限值 |
|---|---|---|---|---|---|---|
| 13 | -2.686 | 174.4929 | 0.063 | 202 | 174 | 158 |
| 14 | -2.933 | 176.8732 | 0.063 | 205 | 177 | 160 |
| 15 | -3.001 | 180.7984 | 0.061 | 208 | 181 | 163 |
| 16 | -3.201 | 182.7234 | 0.058 | 209 | 183 | 168 |
| 17 | -3.631 | 182.6964 | 0.056 | 209 | 183 | 168 |
| 18 | -4.174 | 184.5891 | 0.056 | 211 | 185 | 169 |

表 4-111、表 4-112 所列立定跳远界值范围是根据指标计分特点和要求，经过小数点取值后确定的，是为能够更直观的表达界值范围。

在进行评价时，为提高评价结果准确性，应按照数据的原始值界值范围进行计算评价。表4-113、表4-114中所列原始临界值是在制定界值范围的样本数据上，通过LMS法进行正态分布转换后，取Z分数0值的原始值，标准差是通过M、S相乘所得，上限值是在原始临界值的基础上加2.5个标准差所得，下限σ是由于所选样本是通过Z分数选取，低分值成绩无法达到2.5个标准差，为拉开评分范围，则以样本数据最低成绩为下限临界点，计算各年龄的标准差数，可以包含临界值至下限临界点所有成绩。

表4-113　13~18岁男生立定跳远评分范围　　单位：厘米

| 年龄 | 原始临界值 | 标准差 | 上限值（+2.5σ） | 下限σ（-a） |
|---|---|---|---|---|
| 13 | 210.8159 | 14.10673541 | 246.0827 | 1.617376 |
| 14 | 221.2353 | 13.10892381 | 254.0076 | 1.619912 |
| 15 | 232.5151 | 12.12170738 | 262.8194 | 1.609930 |
| 16 | 240.0036 | 11.15831217 | 267.8994 | 1.523851 |
| 17 | 243.9617 | 10.26815766 | 269.6321 | 1.554485 |
| 18 | 247.4583 | 9.583621958 | 271.4174 | 1.612991 |

表4-114　13~18岁女生立定跳远评分范围　　单位：厘米

| 年龄 | 原始临界值 | 标准差 | 上限值（+2.5σ） | 下限σ（-a） |
|---|---|---|---|---|
| 13 | 174.4929 | 11.04753985 | 202.1117 | 1.492903 |
| 14 | 176.8732 | 11.12697451 | 204.6906 | 1.516423 |
| 15 | 180.7984 | 10.96899734 | 208.2209 | 1.622610 |
| 16 | 182.7234 | 10.54413602 | 209.0837 | 1.396359 |
| 17 | 182.6964 | 10.31284273 | 208.4785 | 1.425058 |
| 18 | 184.5891 | 10.37590652 | 210.5289 | 1.502433 |

## 六、坐位体前屈评价界值范围

### (一) 坐位体前屈 Z 分频数描述统计

通过定性评价指标筛查界值范围对样本数据进行筛查后，并在正态分布转换的基础上选取全部定量评价指标达到 Z 分数 0 以上数据作为制定中学生理想体质定量评价指标界值范围样本数据。坐位体前屈通过正态分布转换后的 Z 分频数分布如下图所示。

图 4-125、图 4-126 呈现了 13~18 岁男、女生坐位体前屈在正态分布状态下，Z 分分布情况及 Z 分取值的临界点。男、女生 Z 分频数较为集中，没有发现不在整体分布内数据。

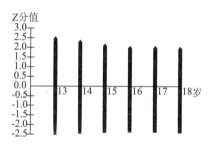

**图 4-125** 13~18 岁男生坐位体前屈 Z 分取值临界点

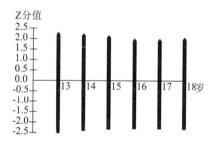

**图 4-126** 13~18 岁女生坐位体前屈 Z 分取值临界点

### (二) 坐位体前屈取值后成绩分布情况

通过 Z 分数 0 以值临界点取值，坐位体前屈数据分布见图 4-127 至图 4-134。

#### 1. 各体质调研年度男生坐位体前屈成绩分布

图 4-127 显示，2000 年男生坐位体前屈成绩较为集中，下限值随年龄增长而提高，16 岁年龄组后较为缓慢，上限值成绩趋于一致，各年龄组成绩较为稳定。图 4-128 显示，2005 年男生坐位体前屈成绩相对集中，下限值和上限值随年龄增长而提高，提高幅度不明显。各年龄组成绩较为稳定。

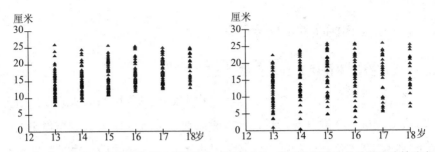

图 4-127　2000 年男生坐位体前屈成绩分布　　图 4-128　2005 年男生坐位体前屈成绩分布

图 4-129 显示，2010 年男生坐位体前屈成绩比较集中，下限值和上限值随年龄增长而提高，提高幅度不明显。各年龄组成绩较为稳定。图 4-130 显示，2000~2010 年男生坐位体前屈成绩比较集中，下限值随年龄增长而提高，上限值趋于一致。各年龄组成绩较为稳定。

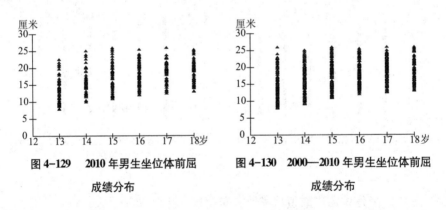

图 4-129　2010 年男生坐位体前屈　　　图 4-130　2000—2010 年男生坐位体前屈
成绩分布　　　　　　　　　　　　　　成绩分布

2. 各体质调研年度女生坐位体前屈成绩分布

图 4-131 显示，2000 年女生坐位体前屈成绩较为分散，下限值和上限值各年龄组间没有规律，18 岁年龄组成绩相差较大。图 4-132 显示，2005 年女生坐位体前屈成绩相对集中，下限值和上限值各年龄组间成绩趋于一致，14 岁年龄组最低成绩高于其他年龄组。

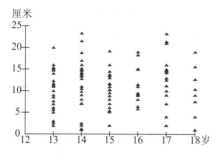 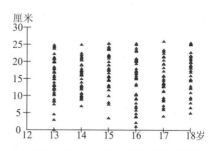

图4-131 2000年女生坐位体前屈成绩分布　图4-132 2005年女生坐位体前屈成绩分布

图4-133显示，2010年女生坐位体前屈成绩比较集中，下限值随年龄增长而提高，提高幅度16岁年龄组后较为平稳，上限值趋于一致。各年龄组成绩较为稳定。图4-134显示，2000—2010年女生坐位体前屈成绩比较集中，下限值随年龄增长而提高，上限值趋于一致。各年龄组成绩较为稳定。

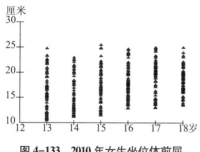 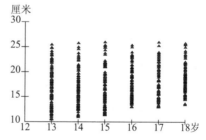

图4-133 2010年女生坐位体前屈　　图4-134 2000—2010年女生坐位体前屈
　　　　成绩分布　　　　　　　　　　　　成绩分布

## （三）不同年龄性别坐位体前屈的LMS法正态分布转换

通过对中学生理想体质定量评价指标坐位体前屈界值范围样本数据进行筛选后，数据分布特征发生了改变，需要再次运用LMS法进行转换。各年龄段和性别数据L、M、S的EDF值经过多次调整和实验，在删除数据中，明显不在整体范围内的较大数据基础上，最终选择拟合效果较好的 3、5、3，选择年龄转换（Transformed Age）模式，功率

（Power）和偏移（Offset）选择默认值进行转换。得到各年度不同年龄、性别的正态分布转换值中位数，并与相对应的实测值中位数进行比较，据表4-115至表4-118显示，实测值与转换值的大多数差值都在指标最小计分单位内，2000年女生14岁、17岁转换值超出最小计分范围；2005年男生15岁、17岁、18岁，女生15岁、17岁超出最小计分范围，说明偏度较大，转换效果不太理想。图4-135、图4-136显示，13~18岁男、女生坐位体前屈经过LMS法转换成正态分布后主要百分位数绘制的百分位数曲线仍然较为光滑，结合拟合的百分位数曲线特征，说明其他年度对坐位体前屈较好的进行了正态分布转换。

表4-115显示，2000年中学生（13~18岁）坐位体前屈实测值与转换值中位数差值男生在-0.31232~0.65269，女生差值在-0.58518~1.32119。

表4-115　13~18岁坐位体前屈实测值与转换值中位数比较（2000年）

单位：厘米

| 年龄 | 男 | | | 女 | | |
|---|---|---|---|---|---|---|
| | 实测值 | 转换值 | 差值 | 实测值 | 转换值 | 差值 |
| 13 | 12.5000 | 12.36440 | 0.13560 | 10.0000 | 9.830806 | 0.16919 |
| 14 | 14.6000 | 14.40625 | 0.19375 | 12.8000 | 11.74800 | 1.05200 |
| 15 | 15.3000 | 15.61232 | -0.31232 | 10.6500 | 10.38097 | 0.26903 |
| 16 | 16.9500 | 16.71815 | 0.23185 | 10.2500 | 10.83518 | -0.58518 |
| 17 | 17.1000 | 17.31973 | -0.21973 | 12.5000 | 11.17881 | 1.32119 |
| 18 | 18.6000 | 17.94731 | 0.65269 | 9.0000 | 9.366173 | -0.36617 |

表4-116显示，2005年中学生（13~18岁）坐位体前屈实测值与转换值中位数差值男生在-1.12376~1.66027，女生差值在-1.5126~1.92463。

表 4-116　13~18 岁坐位体前屈实测值与转换值中位数比较（2005 年）

单位：厘米

| 年龄 | 男 | | | 女 | | |
|---|---|---|---|---|---|---|
| | 实测值 | 转换值 | 差值 | 实测值 | 转换值 | 差值 |
| 13 | 12.8000 | 12.52936 | 0.27064 | 15.2500 | 15.47654 | -0.22654 |
| 14 | 13.9000 | 14.56045 | -0.66045 | 15.5000 | 15.82388 | -0.32388 |
| 15 | 17.8000 | 16.32242 | 1.47758 | 18.1000 | 16.17537 | 1.92463 |
| 16 | 16.0000 | 16.28920 | -0.28920 | 16.5500 | 16.17369 | 0.37631 |
| 17 | 18.2000 | 16.53973 | 1.66027 | 14.5000 | 16.01260 | -1.51260 |
| 18 | 15.2500 | 16.37376 | -1.12376 | 15.0000 | 15.90003 | -0.90003 |

表 4-117 显示，2010 年中学生（13~18 岁）坐位体前屈实测值与转换值中位数差值男生在-0.17788~0.77087，女生差值在-0.95517~0.85775。

表 4-117　13~18 岁坐位体前屈实测值与转换值中位数比较（2010 年）

单位：厘米

| 年龄 | 男 | | | 女 | | |
|---|---|---|---|---|---|---|
| | 实测值 | 转换值 | 差值 | 实测值 | 转换值 | 差值 |
| 13 | 13.5000 | 13.15447 | 0.34553 | 16.0000 | 15.77651 | 0.22349 |
| 14 | 14.9000 | 15.07788 | -0.17788 | 15.0000 | 15.95517 | -0.95517 |
| 15 | 17.0000 | 16.66545 | 0.33455 | 17.2500 | 17.14620 | 0.10380 |
| 16 | 18.0000 | 17.90556 | 0.09444 | 18.0000 | 18.07476 | -0.07476 |
| 17 | 19.4000 | 18.62913 | 0.77087 | 19.8000 | 18.94225 | 0.85775 |
| 18 | 19.0500 | 18.61696 | 0.43304 | 19.2000 | 18.97573 | 0.22427 |

表 4-118 显示，2000—2010 年中学生（13~18 岁）坐位体前屈实测值与转换值中位数差值男生在-0.24844~0.86488，女生差值在-0.26358~0.35892。

表 4-118　13~18 岁坐位体前屈实测值与转换值中位数比较（2000—2010 年）

单位：厘米

| 年龄 | 男 | | | 女 | | |
|---|---|---|---|---|---|---|
| | 实测值 | 转换值 | 差值 | 实测值 | 转换值 | 差值 |
| 13 | 13.5000 | 13.24058 | 0.25942 | 16.0000 | 15.96926 | 0.03074 |
| 14 | 15.7000 | 15.57135 | 0.12865 | 16.0000 | 15.95577 | 0.04423 |
| 15 | 17.9500 | 17.08512 | 0.86488 | 16.5000 | 16.45088 | 0.04912 |
| 16 | 17.4000 | 17.64844 | -0.24844 | 17.8000 | 17.44108 | 0.35892 |
| 17 | 19.0000 | 18.37286 | 0.62714 | 17.2000 | 17.46358 | -0.26358 |
| 18 | 18.4000 | 18.48514 | -0.08514 | 18.6000 | 18.30655 | 0.29345 |

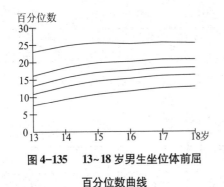

图 4-135　13~18 岁男生坐位体前屈

百分位数曲线

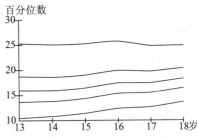

图 4-136　13~18 岁女生坐位体前屈

百分位数曲线

### （四）各体质调研年度坐位体前屈评价预判临界值比较

选择了经过正态转换的各年度不同年龄、性别的 Z 分数 0 值对应的转换值作为坐位体前屈评价预判临界值，根据指标记录成绩要求，取小数点后 1 位。从表 4-119、图 4-137 中可以看出，男生各年度随着年龄的增长成绩平缓提升，各年龄成绩 2005 年较 2000 年 16 岁前能够提高幅度较小，2005 年 16~18 岁年龄组有所下降，2010 年较 2000 年、2005 年有大幅提高，2000—2010 年综合成绩能够较好的综合了各年度的成绩，成绩增长规律较平稳。从表 4-120、图 4-138 中可以看出，女生各年度随着年龄的增长成绩平缓提升，各年龄成绩 2005 年较 2000 年提升幅度较大，2010 年较

2000 年、2005 年提升幅度较大，2000—2010 年综合成绩能够较好的综合各年度的成绩，成绩增长规律较平稳。男女成绩存在一定的差异，且差异较大。

表 4-119　13~18 岁男生坐位体前屈预判临界值比较　单位：厘米

| 年龄＼年份 | 2000 | 2005 | 2010 | 2000—2010 |
|---|---|---|---|---|
| 13 | 12.4 | 12.5 | 13.2 | 13.2 |
| 14 | 14.4 | 14.6 | 15.1 | 15.6 |
| 15 | 15.6 | 16.3 | 16.7 | 17.1 |
| 16 | 16.7 | 16.3 | 17.9 | 17.6 |
| 17 | 17.3 | 16.5 | 18.6 | 18.4 |
| 18 | 17.9 | 16.4 | 18.6 | 18.5 |

表 4-120　13~18 岁女生坐位体前屈预判临界值比较　单位：厘米

| 年龄＼年份 | 2000 | 2005 | 2010 | 2000—2010 |
|---|---|---|---|---|
| 13 | 9.8 | 15.5 | 15.8 | 16.0 |
| 14 | 11.7 | 15.8 | 16.0 | 16.0 |
| 15 | 10.4 | 16.2 | 17.1 | 16.5 |
| 16 | 10.8 | 16.2 | 18.1 | 17.4 |
| 17 | 11.2 | 16.0 | 18.9 | 17.5 |
| 18 | 9.4 | 15.9 | 19.0 | 18.3 |

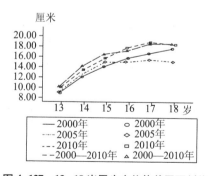

图 4-137　13~18 岁男生坐位体前屈预判临界值比较

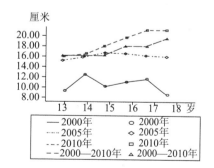

图 4-138　13~18 岁女生坐位体前屈预判临界值比较

### （五）各年龄性别坐位体前屈评价界值范围确定

通过以上分析，确定了2000—2010年综合预判临界值作为坐位体前屈各年龄评价临界值，从图4-139、图4-140中可以了解各年龄临界值变化趋势。

通过正态分布转换，Z分数0值和均数相等，结合Z分数和均数、标准差的关系，均数加减2.5个标准差包含了近99%的频数。图4-141和图4-142中显示，临界值以上成绩大部分在2Z分数以内，只有男生13岁，女生17岁、18岁成绩在2Z~2.5Z分数，临界值以下成绩小于-2Z分数，为鼓励达到较好成绩，坐位体前屈仍然选择临界值加2.5个标准差为界值范围上限，最低成绩为界值范围下限，见表4-121、表4-122。

表中所列L、M、S值是各年龄偏度、中位数、变异系数。L值是评价各年龄分布的偏度，1为正态分布，由于各年龄数据的选取是根据Z分数选取，数据分布随着临界值的变化，偏度也随之变化；M值是坐位体前屈的中位数原始值，转换正态分布后，中位数与均值相等；S值代表变异系数，与相应M值相乘得各年龄标准差。

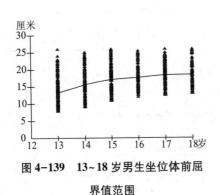

图4-139　13~18岁男生坐位体前屈界值范围

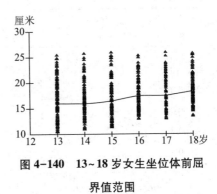

图4-140　13~18岁女生坐位体前屈界值范围

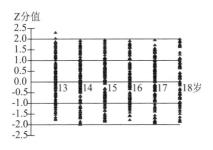

图 4-141 13~18 岁男生坐位体前屈界值
范围 Z 分数

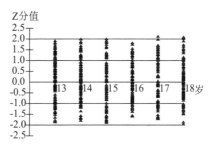

图 4-142 13~18 岁女生坐位体前屈界值
范围 Z 分数

表 4-121　13~18 岁男生坐位体前屈 L、M、S 值、界值范围　单位：厘米

| 年龄 | L | M | 秒 | 上限值 | 临界值 | 下限值 |
|---|---|---|---|---|---|---|
| 13 | 0.004 | 13.24058 | 0.293 | 22.9 | 13.2 | 7.9 |
| 14 | 0.190 | 15.57135 | 0.257 | 25.6 | 15.6 | 9.1 |
| 15 | 0.300 | 17.08512 | 0.227 | 26.8 | 17.1 | 10.9 |
| 16 | 0.346 | 17.64844 | 0.204 | 26.7 | 17.6 | 12.0 |
| 17 | 0.350 | 18.37286 | 0.189 | 27.0 | 18.4 | 12.5 |
| 18 | 0.301 | 18.48514 | 0.179 | 26.8 | 18.5 | 13.0 |

表 4-122　13~18 岁女生坐位体前屈 L、M、S 值、界值范围　单位：厘米

| 年龄 | L | M | 秒 | 上限值 | 临界值 | 下限值 |
|---|---|---|---|---|---|---|
| 13 | -0.179 | 15.96926 | 0.234 | 25.3 | 16.0 | 10.5 |
| 14 | -0.347 | 15.95577 | 0.222 | 24.8 | 16.0 | 11.0 |
| 15 | -0.391 | 16.45088 | 0.209 | 25.1 | 16.5 | 11.4 |
| 16 | -0.333 | 17.44108 | 0.194 | 25.9 | 17.4 | 13.0 |
| 17 | -0.246 | 17.46358 | 0.179 | 25.3 | 17.5 | 13.0 |
| 18 | -0.167 | 18.30655 | 0.160 | 25.6 | 18.3 | 13.5 |

表 4-121、表 4-122 所列坐位体前屈界值范围是根据指标计分特点和要求，经过小数点取值后确定的，是为能够更直观的表达界值范围。在进行评价时，为提高评价结果准确性，应按照数据的原始值界值范围进行计

算评价。表4-123、表4-124中所列原始临界值是在制定界值范围的样本数据上，通过 LMS 法进行正态分布转换后，取 Z 分数 0 值的原始值，标准差是通过 M、S 相乘所得，上限值是在原始临界值的基础上加 2.5 个标准差所得，下限 σ 是由于所选样本是通过 Z 分数选取，低分值成绩无法达到 2.5 个标准差，为拉开评分范围，则以样本数据最低成绩为下限临界点，计算各年龄的标准差数，可以包含临界值至下限临界点所有成绩。

表4-123　13~18岁男生坐位体前屈评分范围　　　　单位：厘米

| 年龄 | 原始临界值 | 标准差 | 上限值（+2.5σ） | 下限 σ（-a） |
| --- | --- | --- | --- | --- |
| 13 | 13. 24058 | 3. 875023892 | 22. 92814 | 1. 378206 |
| 14 | 15. 57135 | 4. 003596513 | 25. 58034 | 1. 616384 |
| 15 | 17. 08512 | 3. 885561205 | 26. 79902 | 1. 591822 |
| 16 | 17. 64844 | 3. 602973147 | 26. 65587 | 1. 567716 |
| 17 | 18. 37286 | 3. 463840808 | 27. 03246 | 1. 695476 |
| 18 | 18. 48514 | 3. 317746200 | 26. 77951 | 1. 653273 |

表4-124　13~18岁女生坐位体前屈评分范围　　　　单位：厘米

| 年龄 | 原始临界值 | 标准差 | 上限值（+2.5σ） | 下限 σ（-a） |
| --- | --- | --- | --- | --- |
| 13 | 15. 96926 | 3. 742878353 | 25. 32646 | 1. 461244 |
| 14 | 15. 95577 | 3. 538951492 | 24. 80315 | 1. 400350 |
| 15 | 16. 45088 | 3. 443825574 | 25. 06044 | 1. 466648 |
| 16 | 17. 44108 | 3. 381821924 | 25. 89563 | 1. 313221 |
| 17 | 17. 46358 | 3. 123067895 | 25. 27125 | 1. 429229 |
| 18 | 18. 30655 | 2. 920557422 | 25. 60794 | 1. 645765 |

## 七、力量素质评价界值范围

### （一）力量素质 Z 分频数描述统计

通过定性评价指标筛查界值范围对样本数据进行筛查后，并在正态分布转换的基础上选取全部定量评价指标达到 Z 分数 0 以上数据作为制定中学生理想体质定量评价指标界值范围样本数据。力量素质通过正态分布转换后的 Z 分频数分布如下图。

图 4-143、图 4-144 呈现了 13~18 岁男、女生力量素质在正态分布状态下，Z 分分布情况及 Z 分取值的临界点。男生 Z 分频数较为分散，但 0 值以上较为集中，女生 Z 分频数较为集中，没有发现明显不在整体分布内数据。

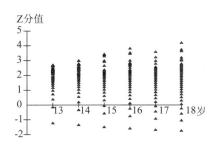

**图 4-143 13~18 岁男生引体向上 Z 分取值临界点**

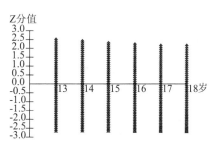

**图 4-144 13~18 岁女生仰卧起坐 Z 分取值临界点**

**（二）力量素质取值后成绩分布情况**

通过 Z 分数 0 以值临界点取值，男生引体向上、女生仰卧起坐成绩分布见图 4-145 至 4-152。

**1. 各体质调研年度男生引体向上成绩分布**

图 4-145 显示，2000 年男生引体向上成绩较为集中，下限值和上限值随年龄增长而提高，各年龄组成绩较为稳定。13 岁、14 岁年龄组各出现较大异常数据 1 例，明显不在整体分布内，将不作为分析数据。图 4-146 显示，2005 年男生引体向上成绩较为集中，下限值随年龄增长而提高，各年龄组成绩较为稳定，上限值趋于一致，14 岁、18 岁年龄组略高于其他年龄组。

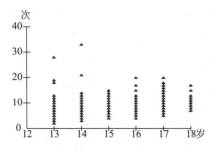
图 4-145　2000 年男生引体向上成绩分布

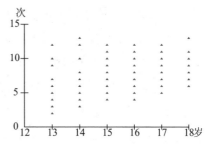
图 4-146　2005 年男生引体向上成绩分布

图 4-147 显示，2010 年男生引体向上成绩较为集中，下限值和上限值随年龄增长而提高，各年龄组成绩较为稳定 17 岁年龄组出现较大异常数据 1 例，明显不在整体分布内，将不作为分析数据。图 4-148 显示，2000—2010 年男生引体向上成绩较为集中，下限值和上限值随年龄增长而提高，各年龄组成绩较为稳定。14 岁、15 岁年龄组分别出现较大异常数据 2 例、1 例，明显不在整体分布内，将不作为分析数据。

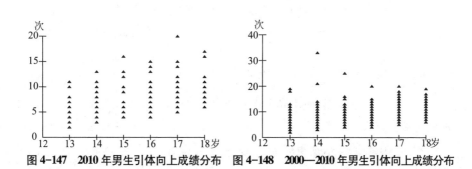
图 4-147　2010 年男生引体向上成绩分布　图 4-148　2000—2010 年男生引体向上成绩分布

2. 各体质调研年度女生仰卧起坐成绩分布

图 4-149 显示，2000 年女生仰卧起坐成绩较为分散，下限值随年龄增长而提高，上限值趋于一致，18 岁年龄组明显低于其他年龄组。图 4-150 显示，2005 年女生仰卧起坐成绩较为集中，下限值随年龄增长而提高，上限值趋于一致，15 岁、16 岁年龄组明显低于其他年龄组。

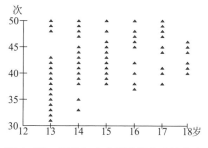

图 4-149　2000 年女生仰卧起坐成绩分布

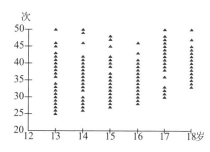

图 4-150　2005 年女生仰卧起坐成绩分布

图 4-151 显示，2010 年女生仰卧起坐成绩较为集中，下限值随年龄增长而提高，上限值趋于一致，14 岁年龄组明显低于其他年龄组。图 4-152 显示，2000—2010 年女生仰卧起坐成绩较为集中，下限值随年龄增长而提高，上限值趋于一致，16 岁年龄组略低于其他年龄组。

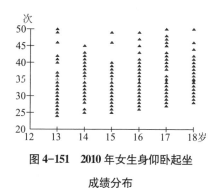

图 4-151　2010 年女生身仰卧起坐

成绩分布

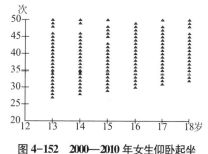

图 4-152　2000—2010 年女生仰卧起坐

成绩分布

### （三）不同年龄性别力量素质的 LMS 法正态分布转换

通过对中学生理想体质定量评价指标力量素质界值范围样本数据进行筛选后，数据分布特征发生了改变，需要再次运用 LMS 法进行转换。各年龄段和性别数据 L、M、S 的 EDF 值经过多次调整和实验，在删除数据中，明显不在整体范围内的较大数据基础上，最终选择拟合效果较好的 3、5、3，选择年龄转换（Transformed Age）模式，功率（Power）和偏移（Offset）选择默认值进行转换。得到各年度不同年龄、性别的正态分布转换值中位数，并与相对应的实测值中位数进行比较，表 4-125 至表 4-128 显示，实测值与转换值的差值都在指标最小计分单位内，转换过程中没有出现较大误差。图4-153、图4-154显示，13~18岁男、女生力量素质经过LMS法转换成正态分布后主要百分位数绘制的百分位数曲线较为光滑，说明拟合的效果较好。结合拟合的百分位数曲线特征，说明较好的对力量素质进行了正态分布转换。

表4-125显示，2000年中学生（13~18岁）力量实测值与转换值中位数差值男生在-0.44704~0.397511，女生差值在-1.38771~0.79402。

表4-125　13~18岁力量实测值与转换值中位数比较（2000年）　　单位：次

| 年龄 | 引体向上（男） | | | 仰卧起坐（女） | | |
|---|---|---|---|---|---|---|
| | 实测值 | 转换值 | 差值 | 实测值 | 转换值 | 差值 |
| 13 | 5.00 | 5.441525 | -0.441530 | 38.00 | 37.58237 | 0.41763 |
| 14 | 7.00 | 6.720192 | 0.279808 | 42.00 | 41.20598 | 0.79402 |
| 15 | 7.00 | 7.445711 | -0.445710 | 42.00 | 42.76743 | -0.76743 |
| 16 | 8.00 | 8.447036 | -0.447040 | 45.50 | 44.92751 | 0.57249 |
| 17 | 10.00 | 9.602489 | 0.397511 | 45.00 | 45.23785 | -0.23785 |
| 18 | 10.00 | 9.968860 | 0.031140 | 41.00 | 42.38771 | -1.38771 |

表4-126显示，2005年中学生（13~18岁）力量实测值与转换值中位数差值男生在-0.01811~0.664298，女生差值在-1.35672~3.30226。

表4-126　13~18岁力量实测值与转换值中位数比较（2005年）　　单位：次

| 年龄 | 引体向上（男） | | | 仰卧起坐（女） | | |
|---|---|---|---|---|---|---|
| | 实测值 | 转换值 | 差值 | 实测值 | 转换值 | 差值 |
| 13 | 4.00 | 3.335702 | 0.664298 | 32.00 | 32.05225 | -0.05225 |
| 14 | 5.00 | 4.769763 | 0.230237 | 33.50 | 33.47805 | 0.02195 |
| 15 | 6.00 | 5.863050 | 0.136950 | 33.00 | 33.91491 | -0.91491 |
| 16 | 6.00 | 6.018111 | -0.018110 | 33.00 | 34.35672 | -1.35672 |
| 17 | 7.00 | 6.908799 | 0.091201 | 40.00 | 36.69774 | 3.30226 |
| 18 | 8.00 | 7.846783 | 0.153217 | 40.00 | 38.89618 | 1.10382 |

表 4-127 显示，2010 年中学生（13~18 岁）力量实测值与转换值中位数差值男生在-0.7375~0.614246，女生差值在-0.71693~0.40655。

表 4-127　13~18 岁力量实测值与转换值中位数比较（2010 年）　单位：次

| 年龄 | 引体向上（男） | | | 仰卧起坐（女） | | |
|---|---|---|---|---|---|---|
| | 实测值 | 转换值 | 差值 | 实测值 | 转换值 | 差值 |
| 13 | 3.00 | 3.257755 | -0.257760 | 29.00 | 29.10959 | -0.10959 |
| 14 | 4.00 | 4.608838 | -0.608840 | 31.00 | 30.59345 | 0.40655 |
| 15 | 5.00 | 5.737502 | -0.737500 | 30.50 | 31.01169 | -0.51169 |
| 16 | 7.00 | 6.534248 | 0.465752 | 31.00 | 31.71693 | -0.71693 |
| 17 | 8.00 | 7.385754 | 0.614246 | 33.00 | 33.30572 | -0.30572 |
| 18 | 8.00 | 8.423907 | -0.423910 | 35.00 | 34.91918 | 0.08082 |

表 4-128 显示，2000—2010 年中学生（13~18 岁）力量实测值与转换值中位数差值男生在-0.3948~0.122958，女生差值在-1.05737~1.00835。

表 4-128　13~18 岁力量实测值与转换值中位数比较（2000—2010 年）单位：次

| 年龄 | 引体向上（男） | | | 仰卧起坐（女） | | |
|---|---|---|---|---|---|---|
| | 实测值 | 转换值 | 差值 | 实测值 | 转换值 | 差值 |
| 13 | 4.00 | 3.921845 | 0.078155 | 33.00 | 33.45009 | -0.45009 |
| 14 | 5.00 | 5.242255 | -0.242260 | 35.00 | 35.20000 | -0.20000 |
| 15 | 6.00 | 6.394796 | -0.394800 | 36.00 | 35.58474 | 0.41526 |
| 16 | 7.00 | 6.907606 | 0.092394 | 35.00 | 36.05737 | -1.05737 |
| 17 | 8.00 | 7.877042 | 0.122958 | 40.00 | 38.99165 | 1.00835 |
| 18 | 9.00 | 8.896273 | 0.103727 | 39.00 | 39.06205 | -0.06205 |

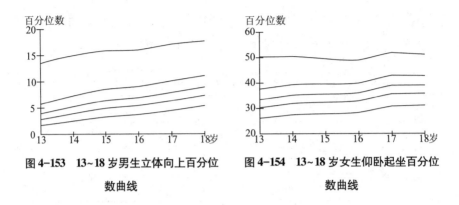

图4-153　13~18岁男生立体向上百分位
数曲线

图4-154　13~18岁女生仰卧起坐百分位
数曲线

### （四）各体质调研年度力量素质评价预判临界值计比较

选择了经过正态转换的各年度不同年龄、性别的 Z 分数 0 值对应的转换值作为力量评价预判临界值，根据指标记录成绩要求，取个位整数。表4-129、图4-155 中可以看出，男生各年度随着年龄的增长成绩平缓提升，各年龄成绩 2005 年较 2000 年有所下降，2010 年较 2005 年趋于一致，2000—2010 年综合成绩能够较好的综合了各年度的成绩，成绩增长规律较平稳。表4-130、图4-156 中可以看出，女生各年度随着年龄的增长成绩平缓提升，各年龄成绩 2005 年较 2000 年呈下降趋势，2010 年较 2005 年有呈下降趋势，2000—2010 年综合成绩能够较好的综合各年度的成绩，成绩增长规律较平稳。男女成绩存在一定的差异，且差异较大。

表4-129　13~18岁男生引体向上预判临界值比较　　　单位：次

| 年龄＼年份 | 2000 | 2005 | 2010 | 2000—2010 |
|---|---|---|---|---|
| 13 | 5 | 3 | 3 | 4 |
| 14 | 7 | 5 | 5 | 5 |
| 15 | 7 | 6 | 6 | 6 |
| 16 | 8 | 6 | 7 | 7 |
| 17 | 10 | 7 | 7 | 8 |
| 18 | 10 | 8 | 8 | 9 |

表4-130 13~18岁女生仰卧起坐预判临界值比较  单位：次

| 年龄<br>年份 | 2000 | 2005 | 2010 | 2000—2010 |
|---|---|---|---|---|
| 13 | 38 | 32 | 29 | 33 |
| 14 | 41 | 33 | 31 | 35 |
| 15 | 43 | 34 | 31 | 36 |
| 16 | 45 | 34 | 32 | 36 |
| 17 | 45 | 37 | 33 | 39 |
| 18 | 42 | 39 | 35 | 39 |

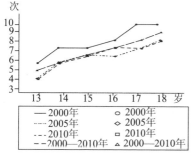

图4-155 13~18岁男生引体向上预判临界值比较

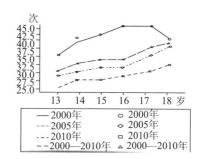

图4-156 13~18岁女生仰卧起坐预判临界值比较

### （五）各年度性别力量素质评价界值范围确定

通过以上分析，确定了2000—2010年综合预判临界值作为力量素质各年龄评价临界值，从图4-157、图4-158中可以了解各年龄临界值变化趋势。

通过正态分布转换，Z分数0值和均数相等，结合Z分数和均数、标准差的关系，均数加减2.5个标准差包含了近99%的频数。图4-159显示，男生临界值以上成绩大部分在2Z分数以内，部分成绩在2Z~2.5Z分数，15岁成绩超出2.5Z分数；图4-160显示，女生临界值以上成绩全部在2Z分数以内。男、女生临界值以下成绩全部小于-2Z分数，为鼓励达到较好成绩，女生仰卧起坐仍然选择临界值加2.5个标准差为界值范围上限，最低成绩为界值范围下限，见表4-131、表4-132。

表中所列 L、M、S 值是各年龄偏度、中位数、变异系数。L 值是评价各年龄分布的偏度，1 为正态分布，由于各年龄数据的选取是根据 Z 分数选取，数据分布随着临界值的变化，偏度也随之变化；M 值是力量素质的中位数原始值，转换正态分布后，中位数与均值相等；S 值代表变异系数，与相应 M 值相乘得各年龄标准差。

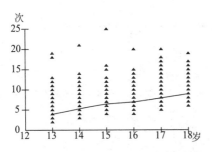

图 4-157  13~18 岁男生引体向上界值范围   图 4-158  13~18 岁女生仰卧起坐界值范围

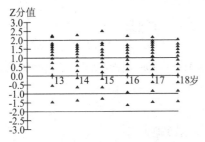
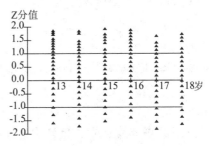

图 4-159  13~18 岁男生引体向上界值   图 4-160  13~18 岁女生仰卧起坐界值
范围 Z 分数                         范围 Z 分数

表 4-131  13~18 岁男生引体向上 L、M、S 值、界值范围                单位：次

| 年龄 | L | M | 秒 | 上限值 | 临界值 | 下限值 |
|---|---|---|---|---|---|---|
| 13 | -0.375 | 3.921845 | 0.526 | 9 | 4 | 2 |
| 14 | -0.406 | 5.242255 | 0.460 | 11 | 5 | 3 |
| 15 | -0.422 | 6.394796 | 0.411 | 13 | 6 | 4 |
| 16 | -0.433 | 6.907606 | 0.380 | 14 | 7 | 4 |
| 17 | -0.462 | 7.877042 | 0.347 | 15 | 8 | 5 |
| 18 | -0.507 | 8.896273 | 0.307 | 16 | 9 | 6 |

表 4-132　13~18 岁女生仰卧起坐 L、M、S 值、界值范围　　　　单位：次

| 年龄 | L | M | 秒 | 上限值 | 临界值 | 下限值 |
|---|---|---|---|---|---|---|
| 13 | -1.572 | 33.45009 | 0.160 | 47 | 33 | 27 |
| 14 | -1.222 | 35.20000 | 0.155 | 49 | 35 | 28 |
| 15 | -1.003 | 35.58474 | 0.149 | 49 | 36 | 29 |
| 16 | -0.829 | 36.05737 | 0.143 | 49 | 36 | 30 |
| 17 | -0.693 | 38.99165 | 0.137 | 52 | 39 | 31 |
| 18 | -0.679 | 39.06205 | 0.131 | 52 | 39 | 32 |

　　表 4-131、表 4-132 所列力量素质界值范围是根据指标计分特点和要求，并经过小数点取值后确定的，是为能够更直观的表达界值范围。在进行评价时，为提高评价结果准确性，应按照数据的原始值界值范围进行计算评价。表 4-133、表 4-134 中所列原始临界值是在制定标准的样本数据上，通过 LMS 法进行正态分布转换后，取 Z 分 0 值的原始值，标准差是通过 M、S 相乘所得，上限值是在原始临界值的基础上加 2.5 个标准差所得，下限 $\sigma$ 是由于所选样本是通过 Z 分数选取，低分值成绩无法达到 2.5 个标准差，为拉开评分范围，则以样本数据最低成绩为下限临界点，计算各年龄的标准差数，可以包含临界值至下限临界点所有成绩。

表 4-133　13~18 岁男生引体向上评分范围　　　　单位：次

| 年龄 | 原始临界值 | 标准差 | 上限值（+2.5$\sigma$） | 下限 $\sigma$（-a） |
|---|---|---|---|---|
| 13 | 3.921845 | 2.06337599 | 9.080285 | 0.931408 |
| 14 | 5.242255 | 2.41381571 | 11.27679 | 0.928926 |
| 15 | 6.394796 | 2.62710498 | 12.96256 | 0.911572 |
| 16 | 6.907606 | 2.62372497 | 13.46692 | 1.108198 |
| 17 | 7.877042 | 2.73680420 | 14.71905 | 1.051241 |
| 18 | 8.896273 | 2.72973775 | 15.72062 | 1.061008 |

表 4-134　13~18 岁女生仰卧起坐评分范围　　　　　　　　　　单位：次

| 年龄 | 原始临界值 | 标准差 | 上限值（+2.5σ） | 下限 σ（-a） |
|---|---|---|---|---|
| 13 | 33.45009 | 5.361791861 | 46.85457 | 1.202973 |
| 14 | 35.20000 | 5.447692800 | 48.81923 | 1.321660 |
| 15 | 35.58474 | 5.314392320 | 48.87072 | 1.239039 |
| 16 | 36.05737 | 5.170846808 | 48.98449 | 1.171446 |
| 17 | 38.99165 | 5.357437113 | 52.38524 | 1.491693 |
| 18 | 39.06205 | 5.119519147 | 51.86085 | 1.379436 |

# 第五章　中学生理想体质综合评价体系构建

## 第一节　中学生理想体质综合评价标准适用范围

本研究对中学生概念的界定为：在普通中学就读的 13～18 岁年龄段在校学生，不包括经过专业训练的体育生或运动员。

在制定中学生理想体质评价各指标界值范围时，依据年代划分原则，选择进入 21 世纪以来河南省学生体质与健康调研十年的数据进行分析制定，随着生活环境的变化，青少年体质也会发生相应的变化，理想体质评价的界值范围也应该随着时代的变迁进行相应的调整，以适应社会对青少年体质发展的要求。

在进行学生体质与健康调研现场检测前，对受试学生进行了内科检查，其中包括查阅病史、心、肝、肺、肾等重要脏器疾病；身体发育异常；身体残缺、畸形；急性病等。凡出现上述情况之一者，均不得参加身体素质测试，也不列入体测统计样本。所以，用于制定评价界值范围及验证数据均为身体健康、主要脏器无疾病正常学生测试数据。

因此，本标准适用于在河南省普通中学就读的 13～18 岁年龄段主要脏器无疾病的城市、农村正常学生，不包括经过专业训练的体育生或运动员。考虑到社会、经济的发展和选取样本数据的时代性，所制定的界值范围应结合 5 年一次的全国学生体质健康调研工作及时调整。

## 第二节　中学生理想体质综合评价方法

依据中学生理想体质各指标特征及作用，采用定性评价指标和定量评价指标结合的方式进行综合评价。最终得分由定性评价总分与定量评价总分相乘所得，60 分以上为理想体质，满分为 100 分，最低分为 20 分。

定性评价指标是中学生理想体质综合评价的基础，在进行评价时需要先通过健康筛查，单项评价结果非是即否，即 1 或 0，各指标相乘得定性评价总分；定量评价需要根据不同单项指标界值范围计算单项得分与相应权重结合，相加得定量评价总分。

中学生理想体质综合评价方法分为查表法和计算法。

### 一、查表法

在对个体进行较为简单的评价时，可采用查看"中学生理想体质定性评价指标各年龄健康筛查界值范围界值范围"和"中学生理想体质定量评价指标男生各年龄评价界值范围"的方法进行，见表 5-2 至表 5-5。

在对个体进行详细的绝对评价时，需要先通过"中学生理想体质定性评价指标评分表"和"中学生理想体质定量评价指标评分表"进行查表，并结合相应的权重计算最终得分。在评价过程中，个体某项定性评价指标没有达到相应界值范围，则无须再进行评价。各指标评分见表 5-6 至表 5-71。

### 二、公式计算法

在进行个体绝对评价或群体相对评价时，可通过定性评价指标筛查界值范围和定量评价指标原始界值范围，结合权重利用计算公式计算最总得分。定性评价指标筛查界值范围见表 5-2、表 5-4；定量评价指标原始界值范围见表 4-73、表 4-74、表 4-83、表 4-84、表 4-93、表 4-94、表 4-

103、表 4-104、表 4-113、表 4-114、表 4-123、表 4-124、表 4-133、表 4-134；计算公式见式 5-5 至式 5-12。

## 第三节　中学生理想体质综合评价指标体系

　　通过第三章的研究，确定了中学生理想体质综合评价指标及权重。为能够直观的表达中学生理想体质综合评价指标体系，将确定的各评价指标及权重汇总。见下图。

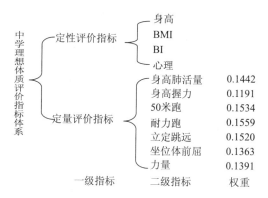

**图 5-1　中学生理想体质指标体系结构图**

## 第四节　中学生理想体质综合评价指标合成

　　综合评价是针对研究对象，建立一个进行测评的指标体系，利用一定的方法或模型，对收集的资料进行分析，对被评价的事务做出定量化的总体判断。中学生理想体质指标体系的确定是综合评价的基础，在进行综合评价时，还需通过技术处理将评价结果数量化，对多指标进行综合，最后形成一个指数，通过指数比较达到评价的目的。

　　本节主要通过综合评价指数对确定的中学生理想体质评价指标进行合成，以达到能够进行综合评价的目的。

## 一、各评价指标变量声明

根据中学生理想体质各评价指标名称和评价特点，通过编写变量名称对其进行变量声明，用于中学生理想体质综合评价指标合成。各指标变量名称见表5-1。

表5-1　中学生理想体质综合评价各指标变量名称

| 指标分类 | 变量名称 | 指标 | 变量名称 |
|---|---|---|---|
| 定性评价指标 | $P$ | 身高 | $Z_{Height}$ |
| | | BMI | $Z_{BMI'}$ |
| | | BI | $Z_{BI'}$ |
| | | 心理 | $Z_{Mind}$ |
| 定量评价指标 | $Q$ | 身高肺活量指数 | $T_{HVC}$ |
| | | 身高握力指数 | $T_{HG}$ |
| | | 50米跑 | $T_{Run1}$ |
| | | 800米跑/1000米跑 | $T_{Run2}$ |
| | | 立定跳远 | $T_{Jump}$ |
| | | 坐位体前屈 | $T_{Sit}$ |
| | | 引体向上/仰卧起坐 | $T_{Strenght}$ |

## 二、各评价指标无量纲化转换

综合评价指数的基础是单项指标，由于不同的单项指标通常不能直接进行加减乘除的运算，需要将数据处理技术与指数分析方法结合起来。中学生理想体质各评价指标性质不同，计量单位不同，具有不同的量纲，需要对各指标的实际数据进行无量纲化处理，使之具有可比性。依据各指标所属类别和评价方法的不同，定性评价指标选择综合评价指数的相对标准化、功效系数法，定量评价指标选择标准T分法中改变均数得分点的标准百分法进行无量纲化转换。

定性评价指标转化公式如下：

$$z_i = \frac{x_i}{x_s} \tag{5-1}$$

式中，$x_s$ 为进行标准化确定的对比标准，$x_i$ 为实测值。

$$z_i = \frac{x_i - \min(x_i)}{\max(x_i) - \min(x_i)} \tag{5-2}$$

式中，$\max(x_i)$ 和 $\min(x_i)$ 分别为指标 $x_i$ 的最大值和最小值，$x_i$ 为实测值，按照此方法计算，$Z_i$ 的取值间距在 $0\sim1$。

定量评价指标转化公式如下：

$$T = G + \frac{100 - G}{a\sigma}(x - \mu) \tag{5-3}$$

式中，$G$ 为评分点，$a\sigma$ 为几个标准差，$\mu$ 为均数，$x$ 为实测值。

低优指标为：

$$T = G + \frac{100 - G}{a\sigma}(\mu - x) \tag{5-4}$$

### 三、综合评价指标合成公式

参照中学生理想体质各评价指标的作用及评价思想，设中学生理想体质综合评价的最终得分为 $S$，则有

$$S = P \times Q \tag{5-5}$$

式中，变量 $P$ 和变量 $Q$ 分别为定性评价指标和定量评价指标集合变量。具体为

$$P = Z_{Height} \times Z_{BMI} \times Z_{BI} \times Z_{Mind} \tag{5-6}$$

$$Q = (T_{HVC}, T_{HG}, T_{Run1}, T_{Run2}, T_{Jump}, T_{Sit}, T_{Strenght}) \cdot \begin{pmatrix} w_1 \\ w_2 \\ w_3 \\ w_4 \\ w_5 \\ w_6 \\ w_7 \end{pmatrix} \tag{5-7}$$

式中，变量 $P$ 中的 4 个指标评价值为 0 分或 1 分，公式分别表示如下：

$$Z_{Height} = \begin{cases} 0, & \dfrac{x_i}{x_s} < 1 \\[3mm] 1, & \dfrac{x_i}{x_s} \geq 1 \end{cases} \tag{5-8}$$

$$Z_{Mind} = \begin{cases} 0, & \dfrac{x_i}{x_s} \geq 1 \\[3mm] 1, & \dfrac{x_i}{x_s} < 1 \end{cases} \tag{5-9}$$

变量 $Z_{Height}$ 中 $x_i$（$i=1$，2，$\cdots$，$n$）表示样本身高的实测值，$x_S$ 表示样本身高的标准值。变量 $Z_{Mind}$ 同理如 $Z_{Height}$ 所示。

$$Z_{BMI'} = \begin{cases} 0, & \dfrac{x_i - \min(x_i)}{\max(x_i) - \min(x_i)} > 1 \\[3mm] 0, & \dfrac{x_i - \min(x_i)}{\max(x_i) - \min(x_i)} < 0 \\[3mm] 1, & 0 \leq \dfrac{x_i - \min(x_i)}{\max(x_i) - \min(x_i)} \leq 1 \end{cases} \tag{5-10}$$

式中，$x_i$（$i=1$，2，$\cdots$，$n$）表示样本 $BMI$ 的实测值，$\min(x_i)$ 表示样本 $BMI$ 的标准最小值，$\max(x_i)$ 表示本 $BMI$ 的标准最大值。变量 $Z_{BI'}$ 同理如 $Z_{BMI'}$ 所示。

式中，设变量 $Q$ 中 7 个指标的评价临界值为 60 分，$\mu + a\sigma$ 为 100 分。高优指标公式表示如下：

$$T = 60 + \frac{100 - 60}{a\sigma}(x - \mu) \tag{5-11}$$

低优指标公式表示如下：

$$T = 60 + \frac{100 - 60}{a\sigma}(\mu - x) \tag{5-12}$$

# 第五节 中学生理想体质综合评价标准

通过第四章的研究，确定了中学生理想体质各指标评价界值范围。为能够直观的表达中学生理想体质综合评价指标体系及界值范围，根据各指标计分特点和要求，经过小数点取值后，将不同性别定性评价指标、定量评价指标界值范围，按照指标、年龄进行汇总整理。见表5-2至表5-5。

## 一、男生各年龄综合评价界值范围

表5-2 中学生理想体质定性评价指标男生各年龄健康筛查界值范围

| 项目 | 年龄 | | | | | |
|---|---|---|---|---|---|---|
| | 13 | 14 | 15 | 16 | 17 | 18 |
| 身高 | ≥ 137.0 | ≥ 142.0 | ≥ 149.7 | ≥ 155.1 | ≥ 156.9 | ≥ 157.2 |
| BMI | 16.0~21.8 | 16.5~22.5 | 17.0~23.0 | 17.4~23.4 | 17.8~23.7 | 18.0~23.9 |
| BI | 110~160 | 110~160 | 110~160 | 110~160 | 110~160 | 110~160 |
| 心理 | < 2.00 | < 2.00 | < 2.00 | < 2.00 | < 2.00 | < 2.00 |

表5-3 中学生理想体质定量评价指标男生各年龄评价界值范围

| 项目 | 权重 | 范围 | 年龄 | | | | | |
|---|---|---|---|---|---|---|---|---|
| | | | 13 | 14 | 15 | 16 | 17 | 18 |
| 身高肺活量（毫升/厘米） | 0.1442 | 上限值 | 24.8 | 26.2 | 27.9 | 29.1 | 29.9 | 30.6 |
| | | 临界值 | 19.1 | 20.7 | 22.6 | 24.0 | 24.8 | 25.4 |
| | | 下限值 | 15.8 | 17.4 | 19.6 | 21.2 | 22.0 | 22.7 |
| 身高握力（千克/厘米） | 0.1191 | 上限值 | 27.8 | 29.9 | 31.4 | 32.4 | 32.8 | 33.4 |
| | | 临界值 | 20.9 | 23.2 | 25.1 | 26.5 | 27.3 | 28.1 |
| | | 下限值 | 15.8 | 17.4 | 21.5 | 23.1 | 24.0 | 24.9 |
| 50米跑（秒） | 0.1534 | 上限值 | 6.8 | 6.7 | 6.6 | 6.6 | 6.5 | 6.5 |
| | | 临界值 | 8.0 | 7.7 | 7.5 | 7.3 | 7.2 | 7.1 |
| | | 下限值 | 8.7 | 8.3 | 8.0 | 7.7 | 7.6 | 7.5 |

| 项目 | 权重 | 范围 | 年龄 | | | | | |
|---|---|---|---|---|---|---|---|---|
| | | | 13 | 14 | 15 | 16 | 17 | 18 |
| 1000 米跑（秒） | 0.1559 | 上限值 | 202.2 | 202.4 | 198.3 | 193.0 | 191.6 | 191.7 |
| | | 临界值 | 256.3 | 249.1 | 239.2 | 230.4 | 227.0 | 225.2 |
| | | 下限值 | 293.5 | 279.6 | 265.0 | 254.9 | 251.0 | 246.7 |
| 立定跳远（厘米） | 0.1520 | 上限值 | 246 | 254 | 263 | 268 | 270 | 271 |
| | | 临界值 | 211 | 221 | 233 | 240 | 244 | 247 |
| | | 下限值 | 188 | 200 | 213 | 223 | 228 | 232 |
| 坐位体前屈（厘米） | 0.1363 | 上限值 | 22.9 | 25.6 | 26.8 | 26.7 | 27.0 | 26.8 |
| | | 临界值 | 13.2 | 15.6 | 17.1 | 17.6 | 18.4 | 18.5 |
| | | 下限值 | 7.9 | 9.1 | 10.9 | 12.0 | 12.5 | 13.0 |
| 引体向上（次） | 0.1391 | 上限值 | 9 | 11 | 13 | 14 | 15 | 16 |
| | | 临界值 | 4 | 5 | 6 | 7 | 8 | 9 |
| | | 下限值 | 2 | 3 | 4 | 4 | 5 | 6 |

## 二、女生各年龄综合评价界值范围

表 5-4　中学生理想体质定性评价指标女生各年龄健康筛查界值范围

| 项目 | 年龄 | | | | | |
|---|---|---|---|---|---|---|
| | 13 | 14 | 15 | 16 | 17 | 18 |
| 身高 | ≥ 138.9 | ≥ 143.0 | ≥ 145.5 | ≥ 146.9 | ≥ 147.4 | ≥ 147.6 |
| BMI | 15.4~22.5 | 16.1~22.9 | 16.7~23.3 | 17.1~23.6 | 17.3~23.7 | 17.4~23.9 |
| BI | 110~160 | 110~160 | 110~160 | 110~160 | 110~160 | 110~160 |
| 心理 | < 2.00 | < 2.00 | < 2.00 | < 2.00 | < 2.00 | < 2.00 |

表 5-5　中学生理想体质定量评价指标女生各年龄评价界值范围

| 项目 | 权重 | 范围 | 年龄 | | | | | |
|---|---|---|---|---|---|---|---|---|
| | | | 13 | 14 | 15 | 16 | 17 | 18 |
| 身高肺活量（毫升/厘米） | 0.1442 | 上限值 | 19.8 | 21.0 | 22.3 | 22.9 | 22.8 | 23 |
| | | 临界值 | 15.5 | 16.5 | 17.6 | 18.1 | 18.3 | 18.6 |
| | | 下限值 | 13.2 | 13.9 | 14.8 | 15.5 | 15.9 | 16.1 |

续表

| 项目 | 权重 | 范围 | 年龄（岁） | | | | | |
|---|---|---|---|---|---|---|---|---|
| | | | 13 | 14 | 15 | 16 | 17 | 18 |
| 身高握力<br>（千克/厘米） | 0.1191 | 上限值 | 20.0 | 21.5 | 23.0 | 23.5 | 23.8 | 24.4 |
| | | 临界值 | 15.8 | 16.9 | 18.1 | 18.5 | 18.9 | 19.4 |
| | | 下限值 | 13.4 | 14.4 | 15.0 | 15.6 | 16.1 | 16.5 |
| 50米跑<br>（秒） | 0.1534 | 上限值 | 8.0 | 7.9 | 7.9 | 7.8 | 7.7 | 7.6 |
| | | 临界值 | 9.1 | 9.0 | 9.0 | 9.0 | 8.9 | 8.8 |
| | | 下限值 | 9.8 | 9.8 | 9.7 | 9.7 | 9.7 | 9.6 |
| 800米跑<br>（秒） | 0.1559 | 上限值 | 191.8 | 194.3 | 195.8 | 195.6 | 194.9 | 195.1 |
| | | 临界值 | 234.8 | 231.2 | 229.1 | 227.4 | 226.5 | 227.3 |
| | | 下限值 | 264.5 | 257.5 | 251.7 | 246.9 | 245.6 | 244.8 |
| 立定跳远<br>（厘米） | 0.1520 | 上限值 | 202 | 205 | 208 | 209 | 209 | 211 |
| | | 临界值 | 174 | 177 | 181 | 183 | 183 | 185 |
| | | 下限值 | 158 | 160 | 163 | 168 | 168 | 169 |
| 坐位体前屈<br>（厘米） | 0.1363 | 上限值 | 25.3 | 24.8 | 25.1 | 25.9 | 25.3 | 25.6 |
| | | 临界值 | 16.0 | 16.0 | 16.5 | 17.4 | 17.5 | 18.3 |
| | | 下限值 | 10.5 | 11.0 | 11.4 | 13.0 | 13.0 | 13.5 |
| 仰卧起坐<br>（次） | 0.1391 | 上限值 | 47 | 49 | 49 | 49 | 52 | 52 |
| | | 临界值 | 33 | 35 | 36 | 36 | 39 | 39 |
| | | 下限值 | 27 | 28 | 29 | 30 | 31 | 32 |

# 第六节　中学生理想体质综合评价评分表

中学生理想体质定性评价指标评分表是采用定性变量中无序变量的两项分类思想，选择综合评价指数的相对标准化、功效系数法，依据相应指标正常值划分特点进行分类计算。计算式见式5-8、式5-9、式5-10。中学生理想体质定量评价指标评分表是运用标准T分中，改变均数得分点的标准百分办法，依据各指标界值范围的原始值，以不同指标计分要求结合实际情况为间距进行计算所得。计算公式见式5-11、式5-12。

中学生理想体质综合评价各指标评分表的编制，能够直观的表现出其在理想体质状态下此项指标的界值范围分数，便于利用查表法进行评价。

## 一、中学生理想体质定性评价指标评分表

中学生理想体质定量评价指标评分表根据性别不同，分为男女两类，各项指标不同年龄分值均为 1 分或 0 分。见表 5-6、表 5-7。

### （一）男生不同指标各年龄评分表

表 5-6　中学生理想体质定性评价指标男生各年龄评分

| 项目 | 分值 | 年龄 | | | | | |
|------|------|------|------|------|------|------|------|
| | | 13 | 14 | 15 | 16 | 17 | 18 |
| 身高 | 1 | ≥ 137.0 | ≥ 142.0 | ≥ 149.7 | ≥ 155.1 | ≥ 156.9 | ≥ 157.2 |
| | 0 | <137.0 | <142.0 | <149.7 | <155.1 | <156.9 | <157.2 |
| BMI | 1 | 16.0~21.8 | 16.5~22.5 | 17.0~23.0 | 17.4~23.4 | 17.8~23.7 | 18.0~23.9 |
| | 0 | <16.0 >21.8 | <16.5 >22.5 | <17.0 >23.0 | <17.4 >23.4 | <17.8 >23.7 | <18.0 >23.9 |
| BI | 1 | 110~160 | 110~160 | 110~160 | 110~160 | 110~160 | 110~160 |
| | 0 | <110 >160 | <110 >160 | <110 >160 | <110 >160 | <110 >160 | <110 >160 |
| 心理 | 1 | < 2.00 | < 2.00 | < 2.00 | < 2.00 | < 2.00 | < 2.00 |
| | 0 | ≥ 2.00 | ≥ 2.00 | ≥ 2.00 | ≥ 2.00 | ≥ 2.00 | ≥ 2.00 |

### （二）女生不同指标各年龄评分表

表 5-7　中学生理想体质定性评价指标女生各年龄评分

| 项目 | 分值 | 年龄 | | | | | |
|------|------|------|------|------|------|------|------|
| | | 13 | 14 | 15 | 16 | 17 | 18 |
| 身高 | 1 | ≥ 138.9 | ≥ 143.0 | ≥ 145.5 | ≥ 146.9 | ≥ 147.4 | ≥ 147.6 |
| | 0 | <138.9 | <143.0 | <145.5 | <146.9 | <147.4 | <147.6 |
| BMI | 1 | 15.4~22.5 | 16.1~22.9 | 16.7~23.3 | 17.1~23.6 | 17.3~23.7 | 17.4~23.9 |
| | 0 | <15.4 >22.5 | <16.1 >22.9 | <16.7 >23.3 | <17.1 >23.6 | <17.3 >23.7 | <17.4 >23.9 |

续表

| 项目 | 分值 | 年龄 | | | | | |
|---|---|---|---|---|---|---|---|
| | | 13 | 14 | 15 | 16 | 17 | 18 |
| BI | 1 | 110~160 | 110~160 | 110~160 | 110~160 | 110~160 | 110~160 |
| | 0 | <110 >160 | <110 >160 | <110 >160 | <110 >160 | <110 >160 | <110 >160 |
| 心理 | 1 | < 2.00 | < 2.00 | < 2.00 | < 2.00 | < 2.00 | < 2.00 |
| | 0 | ≥ 2.00 | ≥ 2.00 | ≥ 2.00 | ≥ 2.00 | ≥ 2.00 | ≥ 2.00 |

## 二、中学生理想体质定量评价指标评分表

中学生理想体质定量评价指标评价评分表根据性别不同分为两大类，定量评价指标用于等级评价，且各年龄界值范围不同分值较多，按照不同指标、不同年龄依次编制。各项指标评分范围在20~100分。见表5-8至表5-71。

### （一）男生不同指标各年龄评分表

#### 1. 身高肺活量

表5-8 中学生理想体质13岁男生身高肺活量评分 单位：分

| 毫升/厘米 | .0 | .1 | .2 | .3 | .4 | .5 | .6 | .7 | .8 | .9 |
|---|---|---|---|---|---|---|---|---|---|---|
| 24 | 94.17 | 94.86 | 95.55 | 96.24 | 96.93 | 97.62 | 98.31 | 99.00 | 99.69 | 100 |
| 23 | 87.27 | 87.96 | 88.65 | 89.34 | 90.03 | 90.72 | 91.41 | 92.10 | 92.79 | 93.48 |
| 22 | 80.36 | 81.05 | 81.74 | 82.44 | 83.13 | 83.82 | 84.51 | 85.20 | 85.89 | 86.58 |
| 21 | 73.46 | 74.15 | 74.84 | 75.53 | 76.22 | 76.91 | 77.60 | 78.29 | 78.98 | 79.67 |
| 20 | 66.59 | 67.25 | 67.94 | 68.63 | 69.32 | 70.01 | 70.70 | 71.39 | 72.08 | 72.77 |
| 19 | 59.37 | 60.35 | 61.04 | 61.73 | 62.42 | 63.11 | 63.80 | 64.49 | 65.18 | 65.87 |
| 18 | 47.08 | 48.31 | 49.54 | 50.77 | 52.00 | 53.23 | 54.46 | 55.69 | 56.92 | 58.16 |
| 17 | 34.77 | 36.00 | 37.23 | 38.46 | 39.69 | 40.92 | 42.15 | 43.39 | 44.62 | 45.85 |
| 16 | 22.46 | 23.69 | 24.92 | 26.15 | 27.38 | 28.62 | 29.85 | 31.08 | 32.31 | 33.54 |
| 15 | | | | | | | | 0 | 20.00 | 21.23 |

表 5-9　中学生理想体质 14 岁男生身高肺活量评分　　　　单位：分

| 毫升/厘米 | .0 | .1 | .2 | .3 | .4 | .5 | .6 | .7 | .8 | .9 |
|---|---|---|---|---|---|---|---|---|---|---|
| 26 | 98.76 | 99.49 | 100 | | | | | | | |
| 25 | 91.50 | 92.22 | 92.95 | 93.68 | 94.4 | 95.13 | 95.85 | 96.58 | 97.31 | 98.03 |
| 24 | 84.23 | 84.96 | 85.69 | 86.41 | 87.14 | 87.87 | 88.59 | 89.32 | 90.04 | 90.77 |
| 23 | 76.97 | 77.70 | 78.42 | 79.15 | 79.88 | 80.60 | 81.33 | 82.05 | 82.78 | 83.51 |
| 22 | 69.71 | 70.43 | 71.16 | 71.89 | 72.61 | 73.34 | 74.07 | 74.79 | 75.52 | 76.24 |
| 21 | 62.44 | 63.17 | 63.90 | 64.62 | 65.35 | 66.08 | 66.80 | 67.53 | 68.26 | 68.98 |
| 20 | 51.87 | 53.09 | 54.32 | 55.55 | 56.77 | 58.00 | 59.22 | 60.27 | 60.99 | 61.72 |
| 19 | 39.61 | 40.84 | 42.06 | 43.29 | 44.51 | 45.74 | 46.97 | 48.19 | 49.42 | 50.64 |
| 18 | 27.35 | 28.58 | 29.81 | 31.03 | 32.26 | 33.48 | 34.71 | 35.93 | 37.16 | 38.39 |
| 17 | | | | 0 | 20.00 | 21.23 | 22.45 | 23.68 | 24.90 | 26.13 |

表 5-10　中学生理想体质 15 岁男生身高肺活量评分　　　　单位：分

| 毫升/厘米 | .0 | .1 | .2 | .3 | .4 | .5 | .6 | .7 | .8 | .9 |
|---|---|---|---|---|---|---|---|---|---|---|
| 27 | 93.24 | 93.99 | 94.75 | 95.50 | 96.25 | 97.00 | 97.76 | 98.51 | 99.26 | 100 |
| 26 | 85.71 | 86.47 | 87.22 | 87.97 | 88.72 | 89.48 | 90.23 | 90.98 | 91.73 | 92.49 |
| 25 | 78.19 | 78.94 | 79.69 | 80.44 | 81.20 | 81.95 | 82.70 | 83.45 | 84.21 | 84.96 |
| 24 | 70.66 | 71.41 | 72.16 | 72.92 | 73.67 | 74.42 | 75.17 | 75.93 | 76.68 | 77.43 |
| 23 | 63.13 | 63.88 | 64.64 | 65.39 | 66.14 | 66.89 | 67.65 | 68.40 | 69.15 | 69.90 |
| 22 | 52.17 | 53.51 | 54.85 | 56.19 | 57.53 | 58.87 | 60.12 | 60.87 | 61.62 | 62.38 |
| 21 | 38.77 | 40.11 | 41.45 | 42.79 | 44.13 | 45.47 | 46.81 | 48.15 | 49.49 | 50.83 |
| 20 | 25.36 | 26.70 | 28.04 | 29.38 | 30.72 | 32.06 | 33.40 | 34.74 | 36.08 | 37.43 |
| 19 | | | | 0 | 20.00 | 21.34 | 22.68 | 24.02 | | |

表 5-11　中学生理想体质 16 岁男生身高肺活量评分　　　　单位：分

| 毫升/厘米 | .0 | .1 | .2 | .3 | .4 | .5 | .6 | .7 | .8 | .9 |
|---|---|---|---|---|---|---|---|---|---|---|
| 29 | 99.14 | 99.92 | 100 | | | | | | | |
| 28 | 91.36 | 92.14 | 92.91 | 93.69 | 94.47 | 95.25 | 96.03 | 96.81 | 97.59 | 98.36 |
| 27 | 83.57 | 84.35 | 85.13 | 85.91 | 86.69 | 87.46 | 88.24 | 89.02 | 89.80 | 90.58 |
| 26 | 75.78 | 76.56 | 77.34 | 78.12 | 78.90 | 79.68 | 80.46 | 81.24 | 82.01 | 82.79 |

| 毫升/厘米 | .0 | .1 | .2 | .3 | .4 | .5 | .6 | .7 | .8 | .9 |
|---|---|---|---|---|---|---|---|---|---|---|
| 25 | 68.00 | 68.78 | 69.56 | 70.33 | 71.11 | 71.89 | 72.67 | 73.45 | 74.23 | 75.01 |
| 24 | 60.21 | 60.99 | 61.77 | 62.55 | 63.33 | 64.11 | 64.88 | 65.66 | 66.44 | 67.22 |
| 23 | 45.97 | 47.41 | 48.85 | 50.30 | 51.74 | 53.18 | 54.62 | 56.07 | 57.51 | 58.95 |
| 22 | 31.54 | 32.98 | 34.43 | 35.87 | 37.31 | 38.75 | 40.20 | 41.64 | 43.08 | 44.53 |
| 21 |  | 0 | 20.00 | 21.44 | 22.89 | 24.33 | 25.77 | 27.21 | 28.66 | 30.10 |

表 5-12　中学生理想体质 17 岁男生身高肺活量评分　　单位：分

| 毫升/厘米 | .0 | .1 | .2 | .3 | .4 | .5 | .6 | .7 | .8 | .9 |
|---|---|---|---|---|---|---|---|---|---|---|
| 29 | 93.27 | 94.05 | 94.83 | 95.62 | 96.40 | 97.18 | 97.97 | 98.75 | 99.54 | 100 |
| 28 | 85.43 | 86.21 | 87.00 | 87.78 | 88.57 | 89.35 | 90.13 | 90.92 | 91.70 | 92.48 |
| 27 | 77.60 | 78.38 | 79.16 | 79.95 | 80.73 | 81.51 | 82.30 | 83.08 | 83.86 | 84.65 |
| 26 | 69.76 | 70.54 | 71.33 | 72.11 | 72.89 | 73.68 | 74.46 | 75.24 | 76.03 | 76.81 |
| 25 | 61.92 | 62.71 | 63.49 | 64.27 | 65.06 | 65.84 | 66.62 | 67.41 | 68.19 | 68.98 |
| 24 | 49.04 | 50.49 | 51.95 | 53.40 | 54.85 | 56.30 | 57.76 | 59.21 | 60.36 | 61.14 |
| 23 | 34.52 | 35.97 | 37.43 | 38.88 | 40.33 | 41.78 | 43.23 | 44.69 | 46.14 | 47.59 |
| 22 | 20.00 | 21.45 | 22.90 | 24.36 | 25.81 | 27.26 | 28.71 | 30.16 | 31.62 | 33.07 |
| 21 |  |  |  |  |  |  |  |  |  | 0 |

表 5-13　中学生理想体质 18 岁男生身高肺活量评分　　单位：分

| 毫升/厘米 | .0 | .1 | .2 | .3 | .4 | .5 | .6 | .7 | .8 | .9 |
|---|---|---|---|---|---|---|---|---|---|---|
| 30 | 95.60 | 96.38 | 97.16 | 97.94 | 98.72 | 99.50 | 100 |  |  |  |
| 29 | 87.80 | 88.58 | 89.36 | 90.14 | 90.92 | 91.70 | 92.48 | 93.26 | 94.04 | 94.82 |
| 28 | 80.00 | 80.78 | 81.56 | 82.34 | 83.12 | 83.90 | 84.68 | 85.46 | 86.24 | 87.02 |
| 27 | 72.20 | 72.98 | 73.76 | 74.54 | 75.32 | 76.10 | 76.88 | 77.66 | 78.44 | 79.22 |
| 26 | 64.40 | 65.18 | 65.96 | 66.74 | 67.52 | 68.30 | 69.08 | 69.86 | 70.64 | 71.42 |
| 25 | 53.63 | 55.10 | 56.56 | 58.02 | 59.48 | 60.50 | 61.28 | 62.06 | 62.84 | 63.62 |
| 24 | 39.01 | 40.47 | 41.93 | 43.40 | 44.86 | 46.32 | 47.78 | 49.25 | 50.71 | 52.17 |
| 23 | 24.39 | 25.85 | 27.31 | 28.77 | 30.24 | 31.70 | 33.16 | 34.62 | 36.09 | 37.55 |
| 22 |  |  |  |  |  |  | 0 | 20.00 | 21.46 | 22.92 |

## 2. 身高握力

**表 5-14　中学生理想体质 13 岁男生身高握力评分**　　　　　单位：分

| 千克/厘米 | .0 | .1 | .2 | .3 | .4 | .5 | .6 | .7 | .8 | .9 |
|---|---|---|---|---|---|---|---|---|---|---|
| 27 | 95.45 | 96.03 | 96.60 | 97.18 | 97.76 | 98.33 | 98.91 | 99.49 | 100 | |
| 26 | 89.69 | 90.26 | 90.84 | 91.42 | 91.99 | 92.57 | 93.15 | 93.72 | 94.30 | 94.88 |
| 25 | 83.92 | 84.50 | 85.08 | 85.65 | 86.23 | 86.80 | 87.38 | 87.96 | 88.53 | 89.11 |
| 24 | 78.16 | 78.73 | 79.31 | 79.89 | 80.46 | 81.04 | 81.62 | 82.19 | 82.77 | 83.35 |
| 23 | 72.39 | 72.97 | 73.55 | 74.12 | 74.70 | 75.28 | 75.85 | 76.43 | 77.00 | 77.58 |
| 22 | 66.63 | 67.20 | 67.78 | 68.36 | 68.93 | 69.51 | 70.09 | 70.66 | 71.24 | 71.82 |
| 21 | 60.86 | 61.44 | 62.02 | 62.59 | 63.17 | 63.75 | 64.32 | 64.90 | 65.48 | 66.05 |
| 20 | 53.27 | 54.06 | 54.85 | 55.64 | 56.43 | 57.23 | 58.02 | 58.81 | 59.60 | 60.29 |
| 19 | 45.35 | 46.14 | 46.93 | 47.72 | 48.51 | 49.31 | 50.10 | 50.89 | 51.68 | 52.47 |
| 18 | 37.43 | 38.22 | 39.01 | 39.80 | 40.59 | 41.39 | 42.18 | 42.97 | 43.76 | 44.55 |
| 17 | 29.50 | 30.30 | 31.09 | 31.88 | 32.67 | 33.46 | 34.26 | 35.05 | 35.84 | 36.63 |
| 16 | 21.58 | 22.38 | 23.17 | 23.96 | 24.75 | 25.54 | 26.34 | 27.13 | 27.92 | 28.71 |
| 15 | | | | | | | | 0 | 20.00 | 20.79 |

**表 5-15　中学生理想体 14 岁男生身高握力评分**　　　　　单位：分

| 千克/厘米 | .0 | .1 | .2 | .3 | .4 | .5 | .6 | .7 | .8 | .9 |
|---|---|---|---|---|---|---|---|---|---|---|
| 30 | 100 | | | | | | | | | |
| 29 | 94.56 | 95.16 | 95.75 | 96.35 | 96.95 | 97.55 | 98.15 | 98.74 | 99.34 | 99.94 |
| 28 | 88.58 | 89.18 | 89.77 | 90.37 | 90.97 | 91.57 | 92.17 | 92.76 | 93.36 | 93.96 |
| 27 | 82.60 | 83.20 | 83.80 | 84.39 | 84.99 | 85.59 | 86.19 | 86.79 | 87.38 | 87.98 |
| 26 | 76.62 | 77.22 | 77.82 | 78.41 | 79.01 | 79.61 | 80.21 | 80.81 | 81.40 | 82.00 |
| 25 | 70.64 | 71.24 | 71.84 | 72.44 | 73.03 | 73.63 | 74.23 | 74.83 | 75.42 | 76.02 |
| 24 | 64.66 | 65.26 | 65.86 | 66.46 | 67.05 | 67.65 | 68.25 | 68.85 | 69.45 | 70.04 |
| 23 | 58.49 | 59.17 | 59.86 | 60.48 | 61.07 | 61.67 | 62.27 | 62.87 | 63.47 | 64.06 |
| 22 | 51.61 | 52.30 | 52.99 | 53.68 | 54.36 | 55.05 | 55.74 | 56.42 | 57.11 | 57.80 |
| 21 | 44.74 | 45.43 | 46.12 | 46.80 | 47.49 | 48.18 | 48.86 | 49.55 | 50.24 | 50.93 |
| 20 | 37.87 | 38.56 | 39.24 | 39.93 | 40.62 | 41.30 | 41.99 | 42.68 | 43.37 | 44.05 |
| 19 | 31.00 | 31.68 | 32.37 | 33.06 | 33.75 | 34.43 | 35.12 | 35.81 | 36.49 | 37.18 |
| 18 | 24.12 | 24.81 | 25.50 | 26.19 | 26.87 | 27.56 | 28.25 | 28.93 | 29.62 | 30.31 |
| 17 | | | 0 | 20.00 | 20.69 | 21.37 | 22.06 | 22.75 | 23.44 | |

表 5-16　中学生理想体 15 岁男生身高握力评分　　　　单位：分

| 千克/厘米 | .0 | .1 | .2 | .3 | .4 | .5 | .6 | .7 | .8 | .9 |
|---|---|---|---|---|---|---|---|---|---|---|
| 31 | 97.44 | 98.07 | 98.71 | 99.35 | 99.98 | 100 | | | | |
| 30 | 91.08 | 91.72 | 92.36 | 92.99 | 93.63 | 94.26 | 94.9 | 95.53 | 96.17 | 96.80 |
| 29 | 84.73 | 85.37 | 86.00 | 86.64 | 87.27 | 87.91 | 88.54 | 89.18 | 89.81 | 90.45 |
| 28 | 78.38 | 79.01 | 79.65 | 80.28 | 80.92 | 81.55 | 82.19 | 82.82 | 83.46 | 84.10 |
| 27 | 72.02 | 72.66 | 73.29 | 73.93 | 74.56 | 75.20 | 75.83 | 76.47 | 77.11 | 77.74 |
| 26 | 65.67 | 66.30 | 66.94 | 67.57 | 68.21 | 68.85 | 69.48 | 70.12 | 70.75 | 71.39 |
| 25 | 58.80 | 59.91 | 60.58 | 61.22 | 61.86 | 62.49 | 63.13 | 63.76 | 64.4 | 65.03 |
| 24 | 47.72 | 48.83 | 49.93 | 51.04 | 52.15 | 53.26 | 54.37 | 55.48 | 56.59 | 57.69 |
| 23 | 36.63 | 37.74 | 38.85 | 39.96 | 41.06 | 42.17 | 43.28 | 44.39 | 45.50 | 46.61 |
| 22 | 25.54 | 26.65 | 27.76 | 28.87 | 29.98 | 31.09 | 32.20 | 33.30 | 34.41 | 35.52 |
| 21 | | | | | 0 | 20.00 | 21.11 | 22.22 | 23.33 | 24.43 |

表 5-17　中学生理想体质 16 岁男生身高握力评分　　　　单位：分

| 千克/厘米 | .0 | .1 | .2 | .3 | .4 | .5 | .6 | .7 | .8 | .9 |
|---|---|---|---|---|---|---|---|---|---|---|
| 32 | 97.33 | 98.01 | 98.68 | 99.36 | 100 | | | | | |
| 31 | 90.57 | 91.24 | 91.92 | 92.60 | 93.27 | 93.95 | 94.63 | 95.30 | 95.98 | 96.65 |
| 30 | 83.81 | 84.48 | 85.16 | 85.83 | 86.51 | 87.19 | 87.86 | 88.54 | 89.22 | 89.89 |
| 29 | 77.04 | 77.72 | 78.40 | 79.07 | 79.75 | 80.43 | 81.10 | 81.78 | 82.45 | 83.13 |
| 28 | 70.28 | 70.96 | 71.64 | 72.31 | 72.99 | 73.66 | 74.34 | 75.02 | 75.69 | 76.37 |
| 27 | 63.52 | 64.2 | 64.87 | 65.55 | 66.23 | 66.90 | 67.58 | 68.25 | 68.93 | 69.61 |
| 26 | 54.33 | 55.51 | 56.69 | 57.88 | 59.06 | 60.14 | 60.82 | 61.49 | 62.17 | 62.84 |
| 25 | 42.49 | 43.67 | 44.86 | 46.04 | 47.22 | 48.41 | 49.59 | 50.78 | 51.96 | 53.14 |
| 24 | 30.65 | 31.84 | 33.02 | 34.20 | 35.39 | 36.57 | 37.76 | 38.94 | 40.12 | 41.31 |
| 23 | 0 | 20.00 | 21.18 | 22.37 | 23.55 | 24.73 | 25.92 | 27.10 | 28.29 | 29.47 |

表 5-18　中学生理想体质 17 岁男生身高握力评分表　　　　单位：分

| 千克/厘米 | .0 | .1 | .2 | .3 | .4 | .5 | .6 | .7 | .8 | .9 |
|---|---|---|---|---|---|---|---|---|---|---|
| 32 | 94.51 | 95.23 | 95.96 | 96.68 | 97.41 | 98.13 | 98.86 | 99.58 | 100 | |
| 31 | 87.27 | 87.99 | 88.71 | 89.44 | 90.16 | 90.89 | 91.61 | 92.34 | 93.06 | 93.79 |

| 千克/厘米 | .0 | .1 | .2 | .3 | .4 | .5 | .6 | .7 | .8 | .9 |
|---|---|---|---|---|---|---|---|---|---|---|
| 30 | 80.02 | 80.75 | 81.47 | 82.20 | 82.92 | 83.64 | 84.37 | 85.09 | 85.82 | 86.54 |
| 29 | 72.78 | 73.50 | 74.23 | 74.95 | 75.68 | 76.40 | 77.13 | 77.85 | 78.57 | 79.30 |
| 28 | 65.54 | 66.26 | 66.98 | 67.71 | 68.43 | 69.16 | 69.88 | 70.61 | 71.33 | 72.05 |
| 27 | 57.09 | 58.32 | 59.56 | 60.47 | 61.19 | 61.91 | 62.64 | 63.36 | 64.09 | 64.81 |
| 26 | 44.72 | 45.96 | 47.20 | 48.43 | 49.67 | 50.90 | 52.14 | 53.38 | 54.61 | 55.85 |
| 25 | 32.36 | 33.6 | 34.83 | 36.07 | 37.31 | 38.54 | 39.78 | 41.02 | 42.25 | 43.49 |
| 24 | 20.00 | 21.24 | 22.47 | 23.71 | 24.94 | 26.18 | 27.42 | 28.65 | 29.89 | 31.13 |
| 23 | | | | | | | | | | 0 |

表 5-19  中学生理想体质 18 岁男生身高握力评分表　　单位：分

| 千克/厘米 | .0 | .1 | .2 | .3 | .4 | .5 | .6 | .7 | .8 | .9 |
|---|---|---|---|---|---|---|---|---|---|---|
| 33 | 97.33 | 98.09 | 98.84 | 99.6 | 100 | | | | | |
| 32 | 89.73 | 90.49 | 91.25 | 92.01 | 92.77 | 93.53 | 94.29 | 95.05 | 95.81 | 96.57 |
| 31 | 82.13 | 82.89 | 83.65 | 84.41 | 85.17 | 85.93 | 86.69 | 87.45 | 88.21 | 88.97 |
| 30 | 74.53 | 75.29 | 76.05 | 76.81 | 77.57 | 78.33 | 79.09 | 79.85 | 80.61 | 81.37 |
| 29 | 66.93 | 67.69 | 68.45 | 69.21 | 69.97 | 70.73 | 71.49 | 72.25 | 73.01 | 73.77 |
| 28 | 58.9 | 60.09 | 60.85 | 61.61 | 62.37 | 63.13 | 63.89 | 64.65 | 65.41 | 66.17 |
| 27 | 46.35 | 47.61 | 48.86 | 50.12 | 51.37 | 52.63 | 53.88 | 55.14 | 56.39 | 57.65 |
| 26 | 33.80 | 35.06 | 36.31 | 37.57 | 38.82 | 40.08 | 41.33 | 42.59 | 43.84 | 45.10 |
| 25 | 21.25 | 22.51 | 23.76 | 25.02 | 26.27 | 27.53 | 28.78 | 30.04 | 31.29 | 32.55 |
| 24 | | | | | | | | | 0 | 20.00 |

## 3. 50 米跑

表 5-20  中学生理想体质 13~18 岁男生 50 米跑评分　　单位：分

| 秒 \ 年龄 | 13 | 14 | 15 | 16 | 17 | 18 |
|---|---|---|---|---|---|---|
| 6.4 | | | | | 100 | 100 |
| 6.5 | | | | 100 | 99.14 | 97.38 |
| 6.6 | | 100 | 100 | 98.04 | 93.42 | 91.54 |

续表

| 秒 \ 年龄 | 13 | 14 | 15 | 16 | 17 | 18 |
|---|---|---|---|---|---|---|
| 6.7 | | 99.90 | 95.88 | 92.67 | 87.71 | 85.69 |
| 6.8 | 100 | 95.76 | 91.11 | 87.31 | 81.99 | 79.85 |
| 6.9 | 97.85 | 91.62 | 86.33 | 81.94 | 76.27 | 74.00 |
| 7 | 94.30 | 87.48 | 81.55 | 76.58 | 70.55 | 68.16 |
| 7.1 | 90.74 | 83.34 | 76.77 | 71.21 | 64.84 | 62.31 |
| 7.2 | 87.18 | 79.20 | 72.00 | 65.85 | 58.52 | 53.29 |
| 7.3 | 83.62 | 75.06 | 67.22 | 60.49 | 48.89 | 42.20 |
| 7.4 | 80.07 | 70.92 | 62.44 | 50.69 | 39.26 | 31.10 |
| 7.5 | 76.51 | 66.78 | 56.44 | 40.46 | 29.63 | 20.00 |
| 7.6 | 72.95 | 62.64 | 49.15 | 30.23 | 20.00 | 0 |
| 7.7 | 69.39 | 57.72 | 41.86 | 20.00 | 0 | |
| 7.8 | 65.84 | 51.44 | 34.58 | 0 | | |
| 7.9 | 62.28 | 45.15 | 34.58 | | | |
| 8 | 58.05 | 38.86 | 20.00 | | | |
| 8.1 | 52.61 | 32.57 | 0 | | | |
| 8.2 | 47.18 | 26.29 | | | | |
| 8.3 | 41.74 | 20.00 | | | | |
| 8.4 | 36.31 | 0 | | | | |
| 8.5 | 30.87 | | | | | |
| 8.6 | 25.44 | | | | | |
| 8.7 | 20.00 | | | | | |
| 8.8 | 0 | | | | | |

## 4. 1000 米跑

表 5-21　中学生理想体质 13 岁男生 1000 米跑评分　　　　单位：分

| 秒 | +0 | +1 | +2 | +3 | +4 | +5 | +6 | +7 | +8 | +9 |
|---|---|---|---|---|---|---|---|---|---|---|
| 3分20 | | | 100 | 99.39 | 98.65 | 97.92 | 97.18 | 96.44 | 95.7 | 94.96 |
| 3分30 | 94.22 | 93.48 | 92.74 | 92.00 | 91.26 | 90.52 | 89.78 | 89.04 | 88.3 | 87.56 |

| 秒 | +0 | +1 | +2 | +3 | +4 | +5 | +6 | +7 | +8 | +9 |
|---|---|---|---|---|---|---|---|---|---|---|
| 3分40 | 86.82 | 86.08 | 85.34 | 84.6 | 83.86 | 83.12 | 82.39 | 81.65 | 80.91 | 80.17 |
| 3分50 | 79.43 | 78.69 | 77.95 | 77.21 | 76.47 | 75.73 | 74.99 | 74.25 | 73.51 | 72.77 |
| 4分 | 72.03 | 71.29 | 70.55 | 69.81 | 69.07 | 68.33 | 67.59 | 66.86 | 66.12 | 65.38 |
| 4分10 | 64.64 | 63.9 | 63.16 | 62.42 | 61.68 | 60.94 | 60.2 | 59.23 | 58.17 | 57.11 |
| 4分20 | 56.05 | 54.99 | 53.93 | 52.87 | 51.80 | 50.74 | 49.68 | 48.62 | 47.56 | 46.5 |
| 4分30 | 45.44 | 44.38 | 43.32 | 42.26 | 41.20 | 40.14 | 39.08 | 38.02 | 36.96 | 35.9 |
| 4分40 | 34.84 | 33.78 | 32.72 | 31.66 | 30.60 | 29.54 | 28.48 | 27.42 | 26.36 | 25.3 |
| 4分50 | 24.24 | 23.18 | 22.12 | 21.06 | 20.00 | 0 | | | | |

表 5-22　中学生理想体质 14 岁男生 1000 米跑评分　　单位：分

| 秒 | +0 | +1 | +2 | +3 | +4 | +5 | +6 | +7 | +8 | +9 |
|---|---|---|---|---|---|---|---|---|---|---|
| 3分20 | | | 100 | 99.52 | 98.66 | 97.8 | 96.95 | 96.09 | 95.23 | 94.38 |
| 3分30 | 93.52 | 92.67 | 91.81 | 90.95 | 90.10 | 89.24 | 88.38 | 87.53 | 86.67 | 85.82 |
| 3分40 | 84.96 | 84.10 | 83.25 | 82.39 | 81.53 | 80.68 | 79.82 | 78.96 | 78.11 | 77.25 |
| 3分50 | 76.40 | 75.54 | 74.68 | 73.83 | 72.97 | 72.11 | 71.26 | 70.40 | 69.55 | 68.69 |
| 4分 | 67.83 | 66.98 | 66.12 | 65.26 | 64.41 | 63.55 | 62.70 | 61.84 | 60.98 | 60.13 |
| 4分10 | 58.89 | 57.60 | 56.30 | 55.01 | 53.71 | 52.41 | 51.12 | 49.82 | 48.52 | 47.23 |
| 4分20 | 45.93 | 44.63 | 43.34 | 42.04 | 40.74 | 39.45 | 38.15 | 36.85 | 35.56 | 34.26 |
| 4分30 | 32.96 | 31.67 | 30.37 | 29.08 | 27.78 | 26.48 | 25.19 | 23.89 | 22.59 | 21.30 |
| 4分40 | 20.00 | 0 | | | | | | | | |

表 5-23　中学生理想体质 15 岁男生 1000 米跑评分　　单位：分

| 秒 | +0 | +1 | +2 | +3 | +4 | +5 | +6 | +7 | +8 | +9 |
|---|---|---|---|---|---|---|---|---|---|---|
| 3分10 | | | | | | | | | 100 | 99.30 |
| 3分20 | 98.32 | 97.35 | 96.37 | 95.39 | 94.41 | 93.43 | 92.46 | 91.48 | 90.50 | 89.52 |
| 3分30 | 88.55 | 87.57 | 86.59 | 85.61 | 84.63 | 83.66 | 82.68 | 81.70 | 80.72 | 79.74 |
| 3分40 | 78.77 | 77.79 | 76.81 | 75.83 | 74.85 | 73.88 | 72.90 | 71.92 | 70.94 | 69.96 |
| 3分50 | 68.99 | 68.01 | 67.03 | 66.05 | 65.07 | 64.10 | 63.12 | 62.14 | 61.16 | 60.18 |

续表

| 秒 | +0 | +1 | +2 | +3 | +4 | +5 | +6 | +7 | +8 | +9 |
|---|---|---|---|---|---|---|---|---|---|---|
| 4分 | 58.74 | 57.19 | 55.64 | 54.09 | 52.54 | 50.99 | 49.44 | 47.89 | 46.34 | 44.79 |
| 4分10 | 43.25 | 41.70 | 40.15 | 38.60 | 37.05 | 35.5 | 33.95 | 32.40 | 30.85 | 29.30 |
| 4分20 | 27.75 | 26.20 | 24.65 | 23.10 | 21.55 | 20.00 | 0 | | | |

表 5-24  中学生理想体质 16 岁男生 1000 米跑评分　　　　单位：分

| 秒 | +0 | +1 | +2 | +3 | +4 | +5 | +6 | +7 | +8 | +9 |
|---|---|---|---|---|---|---|---|---|---|---|
| 3分10 | | | | 100 | 98.95 | 97.88 | 96.81 | 95.74 | 94.67 | 93.6 |
| 3分20 | 92.53 | 91.46 | 90.38 | 89.31 | 88.24 | 87.17 | 86.10 | 85.03 | 83.96 | 82.89 |
| 3分30 | 81.82 | 80.74 | 79.67 | 78.60 | 77.53 | 76.46 | 75.39 | 74.32 | 73.25 | 72.18 |
| 3分40 | 71.10 | 70.03 | 68.96 | 67.89 | 66.82 | 65.75 | 64.68 | 63.61 | 62.54 | 61.46 |
| 3分50 | 60.39 | 58.97 | 57.35 | 55.72 | 54.10 | 52.48 | 50.85 | 49.23 | 47.61 | 45.98 |
| 4分 | 44.36 | 42.73 | 41.11 | 39.49 | 37.86 | 36.24 | 34.61 | 32.99 | 31.37 | 29.74 |
| 4分10 | 28.12 | 26.50 | 24.87 | 23.25 | 21.62 | 20.00 | 0 | | | |

表 5-25  中学生理想体质 17 岁男生 1000 米跑评分　　　　单位：分

| 秒 | +0 | +1 | +2 | +3 | +4 | +5 | +6 | +7 | +8 | +9 |
|---|---|---|---|---|---|---|---|---|---|---|
| 3分10 | | 100 | 99.60 | 98.46 | 97.33 | 96.2 | 95.07 | 93.94 | 92.8 | 91.67 |
| 3分20 | 90.54 | 89.41 | 88.28 | 87.14 | 86.01 | 84.88 | 83.75 | 82.62 | 81.48 | 80.35 |
| 3分30 | 79.22 | 78.09 | 76.96 | 75.82 | 74.69 | 73.56 | 72.43 | 71.30 | 70.16 | 69.03 |
| 3分40 | 67.90 | 66.77 | 65.64 | 64.50 | 63.37 | 62.24 | 61.11 | 59.97 | 58.30 | 56.64 |
| 3分50 | 54.97 | 53.30 | 51.64 | 49.97 | 48.31 | 46.64 | 44.98 | 43.31 | 41.65 | 39.98 |
| 4分 | 38.32 | 36.65 | 34.99 | 33.32 | 31.66 | 29.99 | 28.33 | 26.66 | 25.00 | 23.33 |
| 4分10 | 21.67 | 20.00 | 0 | | | | | | | |

表 5-26  中学生理想体质 18 岁男生 1000 米跑评分　　　　单位：分

| 秒 | +0 | +1 | +2 | +3 | +4 | +5 | +6 | +7 | +8 | +9 |
|---|---|---|---|---|---|---|---|---|---|---|
| 3分10 | | 100 | 99.67 | 98.48 | 97.28 | 96.09 | 94.89 | 93.70 | 92.51 | 91.31 |
| 3分20 | 90.12 | 88.92 | 87.73 | 86.53 | 85.34 | 84.15 | 82.95 | 81.76 | 80.56 | 79.37 |

215

| 秒 | +0 | +1 | +2 | +3 | +4 | +5 | +6 | +7 | +8 | +9 |
|---|---|---|---|---|---|---|---|---|---|---|
| 3分30 | 78.18 | 76.98 | 75.79 | 74.59 | 73.40 | 72.21 | 71.01 | 69.82 | 68.62 | 67.43 |
| 3分40 | 66.24 | 65.04 | 63.85 | 62.65 | 61.46 | 60.27 | 58.57 | 56.74 | 54.90 | 53.06 |
| 3分50 | 51.23 | 49.39 | 47.55 | 45.72 | 43.88 | 42.04 | 40.21 | 38.37 | 36.53 | 34.69 |
| 4分 | 32.86 | 31.02 | 29.18 | 27.35 | 25.51 | 23.67 | 21.84 | 20.00 | 0 | |

## 5. 立定跳远

表5-27　中学生理想体质13岁男生立定跳远评分　　　　单位：分

| 厘米 | +0 | +1 | +2 | +3 | +4 | +5 | +6 | +7 | +8 | +9 |
|---|---|---|---|---|---|---|---|---|---|---|
| 240 | 93.10 | 94.24 | 95.37 | 96.5 | 97.64 | 98.77 | 99.91 | 100 | | |
| 230 | 81.76 | 82.89 | 84.03 | 85.16 | 86.30 | 87.43 | 88.56 | 89.70 | 90.83 | 91.97 |
| 220 | 70.42 | 71.55 | 72.69 | 73.82 | 74.95 | 76.09 | 77.22 | 78.36 | 79.49 | 80.62 |
| 210 | 58.57 | 60.21 | 61.34 | 62.48 | 63.61 | 64.75 | 65.88 | 67.01 | 68.15 | 69.28 |
| 200 | 41.04 | 42.79 | 44.54 | 46.30 | 48.05 | 49.80 | 51.56 | 53.31 | 55.06 | 56.82 |
| 190 | 23.51 | 25.26 | 27.01 | 28.77 | 30.52 | 32.27 | 34.03 | 35.78 | 37.53 | 39.28 |
| 180 | | | | | | | | 0 | 20.00 | 21.75 |

表5-28　中学生理想体质14岁男生立定跳远评分　　　　单位：分

| 厘米 | +0 | +1 | +2 | +3 | +4 | +5 | +6 | +7 | +8 | +9 |
|---|---|---|---|---|---|---|---|---|---|---|
| 250 | 95.11 | 96.33 | 97.55 | 98.77 | 99.99 | 100 | | | | |
| 240 | 82.90 | 84.12 | 85.34 | 86.56 | 87.79 | 89.01 | 90.23 | 91.45 | 92.67 | 93.89 |
| 230 | 70.70 | 71.92 | 73.14 | 74.36 | 75.58 | 76.80 | 78.02 | 79.24 | 80.46 | 81.68 |
| 220 | 57.67 | 59.56 | 60.93 | 62.15 | 63.37 | 64.59 | 65.82 | 67.04 | 68.26 | 69.48 |
| 210 | 38.84 | 40.72 | 42.6 | 44.49 | 46.37 | 48.25 | 50.14 | 52.02 | 53.91 | 55.79 |
| 200 | 20.00 | 21.88 | 23.77 | 25.65 | 27.53 | 29.42 | 31.30 | 33.19 | 35.07 | 36.95 |
| 190 | | | | | | | | | | 0 |

表5-29　中学生理想体质15岁男生立定跳远评分　　　单位：分

| 厘米 | +0 | +1 | +2 | +3 | +4 | +5 | +6 | +7 | +8 | +9 |
|---|---|---|---|---|---|---|---|---|---|---|
| 260 | 96.28 | 97.6 | 98.92 | 100 | | | | | | |
| 250 | 83.08 | 84.4 | 85.72 | 87.04 | 88.36 | 89.68 | 91.00 | 92.32 | 93.64 | 94.96 |
| 240 | 69.88 | 71.20 | 72.52 | 73.84 | 75.16 | 76.48 | 77.80 | 79.12 | 80.44 | 81.76 |
| 230 | 54.84 | 56.89 | 58.94 | 60.64 | 61.96 | 63.28 | 64.60 | 65.92 | 67.24 | 68.56 |
| 220 | 34.35 | 36.4 | 38.45 | 40.50 | 42.55 | 44.60 | 46.65 | 48.70 | 50.75 | 52.80 |
| 210 | | | 0 | 20.00 | 22.05 | 24.10 | 26.15 | 28.20 | 30.25 | 32.30 |

表5-30　中学生理想体质16岁男生立定跳远评分　　　单位：分

| 厘米 | +0 | +1 | +2 | +3 | +4 | +5 | +6 | +7 | +8 | +9 |
|---|---|---|---|---|---|---|---|---|---|---|
| 260 | 88.67 | 90.11 | 91.54 | 92.97 | 94.41 | 95.84 | 97.28 | 98.71 | 100 | |
| 250 | 74.33 | 75.77 | 77.2 | 78.64 | 80.07 | 81.50 | 82.94 | 84.37 | 85.81 | 87.24 |
| 240 | 59.99 | 61.43 | 62.86 | 64.30 | 65.73 | 67.16 | 68.60 | 70.03 | 71.47 | 72.90 |
| 230 | 36.47 | 38.82 | 41.17 | 43.52 | 45.88 | 48.23 | 50.58 | 52.93 | 55.29 | 57.64 |
| 220 | | | 0 | 20.00 | 22.35 | 24.70 | 27.06 | 29.41 | 31.76 | 34.11 |

表5-31　中学生理想体质17岁男生立定跳远评分　　　单位：分

| 厘米 | +0 | +1 | +2 | +3 | +4 | +5 | +6 | +7 | +8 | +9 |
|---|---|---|---|---|---|---|---|---|---|---|
| 270 | 100 | | | | | | | | | |
| 260 | 84.99 | 86.55 | 88.11 | 89.67 | 91.22 | 92.78 | 94.34 | 95.90 | 97.46 | 99.02 |
| 250 | 69.41 | 70.97 | 72.53 | 74.08 | 75.64 | 77.20 | 78.76 | 80.32 | 81.87 | 83.43 |
| 240 | 50.07 | 52.58 | 55.08 | 57.59 | 60.06 | 61.62 | 63.18 | 64.73 | 66.29 | 67.85 |
| 230 | 25.01 | 27.52 | 30.02 | 32.53 | 35.04 | 37.54 | 40.05 | 42.55 | 45.06 | 47.57 |
| 220 | | | | | | | | 0 | 20.00 | 22.51 |

表5-32　中学生理想体质18岁男生立定跳远评分　　　单位：分

| 厘米 | +0 | +1 | +2 | +3 | +4 | +5 | +6 | +7 | +8 | +9 |
|---|---|---|---|---|---|---|---|---|---|---|
| 270 | 97.63 | 99.3 | 100 | | | | | | | |
| 260 | 80.94 | 82.61 | 84.28 | 85.95 | 87.62 | 89.29 | 90.96 | 92.63 | 94.29 | 95.96 |

续表

| 厘米 | +0 | +1 | +2 | +3 | +4 | +5 | +6 | +7 | +8 | +9 |
|---|---|---|---|---|---|---|---|---|---|---|
| 250 | 64.24 | 65.91 | 67.58 | 69.25 | 70.92 | 72.59 | 74.26 | 75.93 | 77.60 | 79.27 |
| 240 | 40.70 | 43.29 | 45.88 | 48.46 | 51.05 | 53.64 | 56.23 | 58.81 | 60.90 | 62.57 |
| 230 | | 0 | 20.00 | 22.59 | 25.18 | 27.76 | 30.35 | 32.94 | 35.53 | 38.11 |

## 6. 坐位体前屈

表5-33　中学生理想体质13岁男生坐位体前屈评分表　　　单位：分

| 厘米 | .0 | .1 | .2 | .3 | .4 | .5 | .6 | .7 | .8 | .9 |
|---|---|---|---|---|---|---|---|---|---|---|
| 23 | 100 | | | | | | | | | |
| 22 | 96.17 | 96.58 | 96.99 | 97.41 | 97.82 | 98.23 | 98.65 | 99.06 | 99.47 | 99.88 |
| 21 | 92.04 | 92.45 | 92.86 | 93.28 | 93.69 | 94.10 | 94.52 | 94.93 | 95.34 | 95.75 |
| 20 | 87.91 | 88.32 | 88.74 | 89.15 | 89.56 | 89.97 | 90.39 | 90.80 | 91.21 | 91.63 |
| 19 | 83.78 | 84.19 | 84.61 | 85.02 | 85.43 | 85.85 | 86.26 | 86.67 | 87.08 | 87.50 |
| 18 | 79.65 | 80.06 | 80.48 | 80.89 | 81.3 | 81.72 | 82.13 | 82.54 | 82.95 | 83.37 |
| 17 | 75.52 | 75.94 | 76.35 | 76.76 | 77.17 | 77.59 | 78.00 | 78.41 | 78.83 | 79.24 |
| 16 | 71.39 | 71.81 | 72.22 | 72.63 | 73.05 | 73.46 | 73.87 | 74.28 | 74.70 | 75.11 |
| 15 | 67.26 | 67.68 | 68.09 | 68.50 | 68.92 | 69.33 | 69.74 | 70.15 | 70.57 | 70.98 |
| 14 | 63.14 | 63.55 | 63.96 | 64.37 | 64.79 | 65.20 | 65.61 | 66.03 | 66.44 | 66.85 |
| 13 | 58.20 | 58.95 | 59.70 | 60.25 | 60.66 | 61.07 | 61.48 | 61.90 | 62.31 | 62.72 |
| 12 | 50.71 | 51.46 | 52.21 | 52.96 | 53.70 | 54.45 | 55.20 | 55.95 | 56.70 | 57.45 |
| 11 | 43.22 | 43.97 | 44.72 | 45.47 | 46.21 | 46.96 | 47.71 | 48.46 | 49.21 | 49.96 |
| 10 | 35.73 | 36.48 | 37.23 | 37.98 | 38.72 | 39.47 | 40.22 | 40.97 | 41.72 | 42.47 |
| 9 | 28.24 | 28.99 | 29.74 | 30.49 | 31.23 | 31.98 | 32.73 | 33.48 | 34.23 | 34.98 |
| 8 | 20.75 | 21.50 | 22.25 | 23.00 | 23.74 | 24.49 | 25.24 | 25.99 | 26.74 | 27.49 |
| 7 | | | | | | | | | 0 | 20.00 |

表 5-34　中学生理想体质 14 岁男生坐位体前屈评分表　　　单位：分

| 厘米 | .0 | .1 | .2 | .3 | .4 | .5 | .6 | .7 | .8 | .9 |
|---|---|---|---|---|---|---|---|---|---|---|
| 25 | 97.68 | 98.08 | 98.48 | 98.88 | 99.28 | 99.68 | 100 | | | |
| 24 | 93.68 | 94.08 | 94.48 | 94.88 | 95.28 | 95.68 | 96.08 | 96.48 | 96.88 | 97.28 |
| 23 | 89.69 | 90.09 | 90.49 | 90.89 | 91.29 | 91.69 | 92.09 | 92.49 | 92.89 | 93.28 |
| 22 | 85.69 | 86.09 | 86.49 | 86.89 | 87.29 | 87.69 | 88.09 | 88.49 | 88.89 | 89.29 |
| 21 | 81.70 | 82.09 | 82.49 | 82.89 | 83.29 | 83.69 | 84.09 | 84.49 | 84.89 | 85.29 |
| 20 | 77.70 | 78.10 | 78.50 | 78.90 | 79.30 | 79.70 | 80.10 | 80.50 | 80.90 | 81.30 |
| 19 | 73.70 | 74.10 | 74.50 | 74.90 | 75.30 | 75.70 | 76.10 | 76.50 | 76.90 | 77.30 |
| 18 | 69.71 | 70.11 | 70.51 | 70.90 | 71.30 | 71.70 | 72.10 | 72.50 | 72.90 | 73.30 |
| 17 | 65.71 | 66.11 | 66.51 | 66.91 | 67.31 | 67.71 | 68.11 | 68.51 | 68.91 | 69.31 |
| 16 | 61.71 | 62.11 | 62.51 | 62.91 | 63.31 | 63.71 | 64.11 | 64.51 | 64.91 | 65.31 |
| 15 | 56.47 | 57.09 | 57.70 | 58.32 | 58.94 | 59.56 | 60.11 | 60.51 | 60.91 | 61.31 |
| 14 | 50.29 | 50.91 | 51.52 | 52.14 | 52.76 | 53.38 | 54.00 | 54.61 | 55.23 | 55.85 |
| 13 | 44.11 | 44.72 | 45.34 | 45.96 | 46.58 | 47.2 | 47.81 | 48.43 | 49.05 | 49.67 |
| 12 | 37.93 | 38.54 | 39.16 | 39.78 | 40.40 | 41.02 | 41.63 | 42.25 | 42.87 | 43.49 |
| 11 | 31.74 | 32.36 | 32.98 | 33.60 | 34.22 | 34.83 | 35.45 | 36.07 | 36.69 | 37.31 |
| 10 | 25.56 | 26.18 | 26.80 | 27.42 | 28.04 | 28.65 | 29.27 | 29.89 | 30.51 | 31.13 |
| 9 | 0 | 20.00 | 20.62 | 21.24 | 21.85 | 22.47 | 23.09 | 23.71 | 24.33 | 24.94 |

表 5-35　中学生理想体质 15 岁男生坐位体前屈评分表　　　单位：分

| 厘米 | .0 | .1 | .2 | .3 | .4 | .5 | .6 | .7 | .8 | .9 |
|---|---|---|---|---|---|---|---|---|---|---|
| 26 | 96.71 | 97.12 | 97.53 | 97.95 | 98.36 | 98.77 | 99.18 | 99.59 | 100 | |
| 25 | 92.59 | 93.00 | 93.42 | 93.83 | 94.24 | 94.65 | 95.06 | 95.47 | 95.89 | 96.30 |
| 24 | 88.47 | 88.89 | 89.30 | 89.71 | 90.12 | 90.53 | 90.94 | 91.36 | 91.77 | 92.18 |
| 23 | 84.36 | 84.77 | 85.18 | 85.59 | 86.00 | 86.42 | 86.83 | 87.24 | 87.65 | 88.06 |
| 22 | 80.24 | 80.65 | 81.06 | 81.47 | 81.89 | 82.30 | 82.71 | 83.12 | 83.53 | 83.94 |
| 21 | 76.12 | 76.53 | 76.94 | 77.36 | 77.77 | 78.18 | 78.59 | 79.00 | 79.41 | 79.83 |
| 20 | 72.00 | 72.41 | 72.83 | 73.24 | 73.65 | 74.06 | 74.47 | 74.89 | 75.30 | 75.71 |
| 19 | 67.89 | 68.30 | 68.71 | 69.12 | 69.53 | 69.94 | 70.36 | 70.77 | 71.18 | 71.59 |

续表

| 厘米 | +0 | +1 | +2 | +3 | +4 | +5 | +6 | +7 | +8 | +9 |
|---|---|---|---|---|---|---|---|---|---|---|
| 18 | 63.77 | 64.18 | 64.59 | 65.00 | 65.41 | 65.83 | 66.24 | 66.65 | 67.06 | 67.47 |
| 17 | 59.45 | 60.06 | 60.47 | 60.88 | 61.30 | 61.71 | 62.12 | 62.53 | 62.94 | 63.36 |
| 16 | 52.98 | 53.63 | 54.28 | 54.92 | 55.57 | 56.22 | 56.86 | 57.51 | 58.16 | 58.80 |
| 15 | 46.52 | 47.16 | 47.81 | 48.46 | 49.10 | 49.75 | 50.40 | 51.04 | 51.69 | 52.34 |
| 14 | 40.05 | 40.69 | 41.34 | 41.99 | 42.63 | 43.28 | 43.93 | 44.58 | 45.22 | 45.87 |
| 13 | 33.58 | 34.23 | 34.87 | 35.52 | 36.17 | 36.81 | 37.46 | 38.11 | 38.75 | 39.40 |
| 12 | 27.11 | 27.76 | 28.41 | 29.05 | 29.70 | 30.35 | 30.99 | 31.64 | 32.29 | 32.93 |
| 11 | 20.65 | 21.29 | 21.94 | 22.59 | 23.23 | 23.88 | 24.53 | 25.17 | 25.82 | 26.47 |
| 10 | | | | | | | | | 0 | 20.00 |

表5-36　中学生理想体质16岁男生坐位体前屈评分　　　　　单位：分

| 厘米 | .0 | .1 | .2 | .3 | .4 | .5 | .6 | .7 | .8 | .9 |
|---|---|---|---|---|---|---|---|---|---|---|
| 26 | 97.09 | 97.53 | 97.98 | 98.42 | 98.86 | 99.31 | 99.75 | 100 | | |
| 25 | 92.65 | 93.09 | 93.53 | 93.98 | 94.42 | 94.87 | 95.31 | 95.76 | 96.20 | 96.64 |
| 24 | 88.21 | 88.65 | 89.09 | 89.54 | 89.98 | 90.43 | 90.87 | 91.31 | 91.76 | 92.20 |
| 23 | 83.77 | 84.21 | 84.65 | 85.10 | 85.54 | 85.99 | 86.43 | 86.87 | 87.32 | 87.76 |
| 22 | 79.32 | 79.77 | 80.21 | 80.66 | 81.10 | 81.54 | 81.99 | 82.43 | 82.88 | 83.32 |
| 21 | 74.88 | 75.33 | 75.77 | 76.22 | 76.66 | 77.10 | 77.55 | 77.99 | 78.44 | 78.88 |
| 20 | 70.44 | 70.89 | 71.33 | 71.77 | 72.22 | 72.66 | 73.11 | 73.55 | 74.00 | 74.44 |
| 19 | 66.00 | 66.45 | 66.89 | 67.33 | 67.78 | 68.22 | 68.67 | 69.11 | 69.55 | 70.00 |
| 18 | 61.56 | 62.01 | 62.45 | 62.89 | 63.34 | 63.78 | 64.23 | 64.67 | 65.11 | 65.56 |
| 17 | 55.41 | 56.12 | 56.82 | 57.53 | 58.24 | 58.95 | 59.66 | 60.23 | 60.67 | 61.12 |
| 16 | 48.33 | 49.03 | 49.74 | 50.45 | 51.16 | 51.87 | 52.58 | 53.28 | 53.99 | 54.70 |
| 15 | 41.24 | 41.95 | 42.66 | 43.37 | 44.08 | 44.79 | 45.49 | 46.20 | 46.91 | 47.62 |
| 14 | 34.16 | 34.87 | 35.58 | 36.29 | 37.00 | 37.70 | 38.41 | 39.12 | 39.83 | 40.54 |
| 13 | 27.08 | 27.79 | 28.50 | 29.21 | 29.91 | 30.62 | 31.33 | 32.04 | 32.75 | 33.46 |
| 12 | 20.00 | 20.71 | 21.42 | 22.12 | 22.83 | 23.54 | 24.25 | 24.96 | 25.67 | 26.37 |
| 11 | | | | | | | | | | 0 |

表 5-37　中学生理想体质 17 岁男生坐位体前屈评分　　单位：分

| 厘米 | .0 | .1 | .2 | .3 | .4 | .5 | .6 | .7 | .8 | .9 |
|---|---|---|---|---|---|---|---|---|---|---|
| 27 | 99.85 | 100 | | | | | | | | |
| 26 | 95.23 | 95.69 | 96.15 | 96.62 | 97.08 | 97.54 | 98.00 | 98.46 | 98.93 | 99.39 |
| 25 | 90.61 | 91.07 | 91.54 | 92.00 | 92.46 | 92.92 | 93.38 | 93.85 | 94.31 | 94.77 |
| 24 | 85.99 | 86.45 | 86.92 | 87.38 | 87.84 | 88.30 | 88.76 | 89.23 | 89.69 | 90.15 |
| 23 | 81.37 | 81.84 | 82.30 | 82.76 | 83.22 | 83.68 | 84.14 | 84.61 | 85.07 | 85.53 |
| 22 | 76.75 | 77.22 | 77.68 | 78.14 | 78.60 | 79.06 | 79.53 | 79.99 | 80.45 | 80.91 |
| 21 | 72.14 | 72.60 | 73.06 | 73.52 | 73.98 | 74.44 | 74.91 | 75.37 | 75.83 | 76.29 |
| 20 | 67.52 | 67.98 | 68.44 | 68.90 | 69.36 | 69.83 | 70.29 | 70.75 | 71.21 | 71.67 |
| 19 | 62.90 | 63.36 | 63.82 | 64.28 | 64.74 | 65.21 | 65.67 | 66.13 | 66.59 | 67.05 |
| 18 | 57.46 | 58.14 | 58.82 | 59.50 | 60.13 | 60.59 | 61.05 | 61.51 | 61.97 | 62.43 |
| 17 | 50.65 | 51.33 | 52.01 | 52.69 | 53.37 | 54.05 | 54.74 | 55.42 | 56.10 | 56.78 |
| 16 | 43.84 | 44.52 | 45.20 | 45.88 | 46.56 | 47.24 | 47.93 | 48.61 | 49.29 | 49.97 |
| 15 | 37.03 | 37.71 | 38.39 | 39.07 | 39.75 | 40.43 | 41.11 | 41.80 | 42.48 | 43.16 |
| 14 | 30.22 | 30.90 | 31.58 | 32.26 | 32.94 | 33.62 | 34.30 | 34.98 | 35.67 | 36.35 |
| 13 | 23.41 | 24.09 | 24.77 | 25.45 | 26.13 | 26.81 | 27.49 | 28.17 | 28.85 | 29.54 |
| 12 | | | | | 0 | 20.00 | 20.68 | 21.36 | 22.04 | 22.72 |

表 5-38　中学生理想体质 18 岁男生坐位体前屈评分　　单位：分

| 厘米 | .0 | .1 | .2 | .3 | .4 | .5 | .6 | .7 | .8 | .9 |
|---|---|---|---|---|---|---|---|---|---|---|
| 26 | 96.24 | 96.72 | 97.21 | 97.69 | 98.17 | 98.65 | 99.13 | 99.62 | 100 | |
| 25 | 91.42 | 91.90 | 92.38 | 92.87 | 93.35 | 93.83 | 94.31 | 94.79 | 95.28 | 95.76 |
| 24 | 86.60 | 87.08 | 87.56 | 88.04 | 88.52 | 89.01 | 89.49 | 89.97 | 90.45 | 90.94 |
| 23 | 81.77 | 82.26 | 82.74 | 83.22 | 83.70 | 84.18 | 84.67 | 85.15 | 85.63 | 86.11 |
| 22 | 76.95 | 77.43 | 77.92 | 78.40 | 78.88 | 79.36 | 79.84 | 80.33 | 80.81 | 81.29 |
| 21 | 72.13 | 72.61 | 73.09 | 73.57 | 74.06 | 74.54 | 75.02 | 75.50 | 75.99 | 76.47 |
| 20 | 67.31 | 67.79 | 68.27 | 68.75 | 69.23 | 69.72 | 70.20 | 70.68 | 71.16 | 71.65 |
| 19 | 62.48 | 62.97 | 63.45 | 63.93 | 64.41 | 64.89 | 65.38 | 65.86 | 66.34 | 66.82 |
| 18 | 56.46 | 57.19 | 57.92 | 58.65 | 59.38 | 60.07 | 60.55 | 61.04 | 61.52 | 62.00 |

**221**

| 厘米 | +0 | +1 | +2 | +3 | +4 | +5 | +6 | +7 | +8 | +9 |
|---|---|---|---|---|---|---|---|---|---|---|
| 17 | 49.17 | 49.90 | 50.63 | 51.36 | 52.09 | 52.82 | 53.55 | 54.27 | 55.00 | 55.73 |
| 16 | 41.88 | 42.61 | 43.34 | 44.07 | 44.79 | 45.52 | 46.25 | 46.98 | 47.71 | 48.44 |
| 15 | 34.58 | 35.31 | 36.04 | 36.77 | 37.50 | 38.23 | 38.96 | 39.69 | 40.42 | 41.15 |
| 14 | 27.29 | 28.02 | 28.75 | 29.48 | 30.21 | 30.94 | 31.67 | 32.40 | 33.13 | 33.86 |
| 13 | 20.00 | 20.73 | 21.46 | 22.19 | 22.92 | 23.65 | 24.38 | 25.10 | 25.83 | 26.56 |
| 12 | | | | | | | | | | 0 |

## 7. 引体向上

表 5-39  中学生理想体质 13~18 岁男生引体向上评分    单位：分

| 次 | 13 岁 | 14 岁 | 15 岁 | 16 岁 | 17 岁 | 18 岁 |
|---|---|---|---|---|---|---|
| 16 | | | | | | 100 |
| 15 | | | | | 100 | 95.78 |
| 14 | | | | 100 | 95.8 | 89.91 |
| 13 | | | 100 | 97.15 | 89.95 | 84.05 |
| 12 | | 100 | 94.14 | 91.05 | 84.10 | 78.19 |
| 11 | | 98.17 | 88.05 | 84.96 | 78.26 | 72.33 |
| 10 | 100 | 91.54 | 81.96 | 78.86 | 72.41 | 66.47 |
| 9 | 99.38 | 84.91 | 75.87 | 72.76 | 66.57 | 60.61 |
| 8 | 91.62 | 78.28 | 69.78 | 66.66 | 60.72 | 47.62 |
| 7 | 83.87 | 71.65 | 63.69 | 60.56 | 47.81 | 33.81 |
| 6 | 76.11 | 65.02 | 57.60 | 47.51 | 33.90 | 20.00 |
| 5 | 68.36 | 58.39 | 36.70 | 33.76 | 20.00 | 0 |
| 4 | 60.61 | 37.84 | 20.00 | 20.00 | 0 | |
| 3 | 40.81 | 20.00 | 0 | 0 | | |
| 2 | 20.00 | 0 | | | | |
| 1 | 0 | | | | | |

（二）女生不同指标各年龄评分表

1. 身高肺活量

表 5-40  中学生理想体质 13 岁女生身高肺活量评分　　　　单位：分

| 毫升/厘米 | .0 | .1 | .2 | .3 | .4 | .5 | .6 | .7 | .8 | .9 |
|---|---|---|---|---|---|---|---|---|---|---|
| 19 | 92.41 | 93.35 | 94.28 | 95.22 | 96.16 | 97.09 | 98.03 | 98.97 | 99.90 | 100 |
| 18 | 83.04 | 83.98 | 84.92 | 85.85 | 86.79 | 87.73 | 88.66 | 89.6 | 90.54 | 91.47 |
| 17 | 73.67 | 74.61 | 75.55 | 76.48 | 77.42 | 78.36 | 79.29 | 80.23 | 81.17 | 82.10 |
| 16 | 64.30 | 65.24 | 66.18 | 67.12 | 68.05 | 68.99 | 69.93 | 70.86 | 71.80 | 72.74 |
| 15 | 50.76 | 52.47 | 54.18 | 55.89 | 57.60 | 59.31 | 60.56 | 61.49 | 62.43 | 63.37 |
| 14 | 33.67 | 35.38 | 37.09 | 38.80 | 40.51 | 42.22 | 43.93 | 45.64 | 47.34 | 49.05 |
| 13 |  | 0 | 20.00 | 21.71 | 23.42 | 25.13 | 26.84 | 28.55 | 30.25 | 31.96 |

表 5-41  中学生理想体质 14 岁女生身高肺活量评分　　　　单位：分

| 毫升/厘米 | .0 | .1 | .2 | .3 | .4 | .5 | .6 | .7 | .8 | .9 |
|---|---|---|---|---|---|---|---|---|---|---|
| 21 | 100 |  |  |  |  |  |  |  |  |  |
| 20 | 91.42 | 92.31 | 93.20 | 94.09 | 94.98 | 95.88 | 96.77 | 97.66 | 98.55 | 99.44 |
| 19 | 82.50 | 83.39 | 84.28 | 85.17 | 86.06 | 86.96 | 87.85 | 88.74 | 89.63 | 90.52 |
| 18 | 73.58 | 74.47 | 75.36 | 76.25 | 77.14 | 78.04 | 78.93 | 79.82 | 80.71 | 81.60 |
| 17 | 64.65 | 65.55 | 66.44 | 67.33 | 68.22 | 69.11 | 70.01 | 70.90 | 71.79 | 72.68 |
| 16 | 52.58 | 54.13 | 55.68 | 57.24 | 58.79 | 60.19 | 61.09 | 61.98 | 62.87 | 63.76 |
| 15 | 37.07 | 38.62 | 40.17 | 41.72 | 43.27 | 44.82 | 46.38 | 47.93 | 49.48 | 51.03 |
| 14 | 21.55 | 23.10 | 24.65 | 26.21 | 27.76 | 29.31 | 30.86 | 32.41 | 33.96 | 35.51 |
| 13 |  |  |  |  |  |  |  |  | 0 | 20.00 |

表 5-42  中学生理想体质 15 岁女生身高肺活量评分　　　　单位：分

| 毫升/厘米 | .0 | .1 | .2 | .3 | .4 | .5 | .6 | .7 | .8 | .9 |
|---|---|---|---|---|---|---|---|---|---|---|
| 22 | 97.34 | 98.19 | 99.04 | 99.89 | 100 |  |  |  |  |  |
| 21 | 88.87 | 89.72 | 90.56 | 91.41 | 92.26 | 93.11 | 93.95 | 94.80 | 95.65 | 96.50 |
| 20 | 80.39 | 81.24 | 82.09 | 82.93 | 83.78 | 84.63 | 85.48 | 86.32 | 87.17 | 88.02 |

| 毫升/厘米 | .0 | .1 | .2 | .3 | .4 | .5 | .6 | .7 | .8 | .9 |
|---|---|---|---|---|---|---|---|---|---|---|
| 19 | 71.91 | 72.76 | 73.61 | 74.46 | 75.30 | 76.15 | 77.00 | 77.85 | 78.7 | 79.54 |
| 18 | 63.44 | 64.28 | 65.13 | 65.98 | 66.83 | 67.68 | 68.52 | 69.37 | 70.22 | 71.07 |
| 17 | 51.49 | 52.92 | 54.35 | 55.78 | 57.22 | 58.65 | 60.05 | 60.89 | 61.74 | 62.59 |
| 16 | 37.18 | 38.61 | 40.04 | 41.47 | 42.90 | 44.33 | 45.76 | 47.2 | 48.63 | 50.06 |
| 15 | 22.86 | 24.29 | 25.73 | 27.16 | 28.59 | 30.02 | 31.45 | 32.88 | 34.31 | 35.74 |
| 14 | | | | | | | | 0 | 20.00 | 21.43 |

表5-43　中学生理想体质16岁女生身高肺活量评分　　　　单位：分

| 毫升/厘米 | .0 | .1 | .2 | .3 | .4 | .5 | .6 | .7 | .8 | .9 |
|---|---|---|---|---|---|---|---|---|---|---|
| 22 | 92.57 | 93.42 | 94.27 | 95.12 | 95.97 | 96.82 | 97.67 | 98.52 | 99.38 | 100 |
| 21 | 84.06 | 84.91 | 85.76 | 86.61 | 87.46 | 88.31 | 89.16 | 90.02 | 90.87 | 91.72 |
| 20 | 75.55 | 76.40 | 77.25 | 78.10 | 78.95 | 79.80 | 80.65 | 81.51 | 82.36 | 83.21 |
| 19 | 67.04 | 67.89 | 68.74 | 69.59 | 70.44 | 71.29 | 72.15 | 73.00 | 73.85 | 74.70 |
| 18 | 57.42 | 58.91 | 60.23 | 61.08 | 61.93 | 62.79 | 63.64 | 64.49 | 65.34 | 66.19 |
| 17 | 42.45 | 43.95 | 45.44 | 46.94 | 48.44 | 49.93 | 51.43 | 52.93 | 54.42 | 55.92 |
| 16 | 27.48 | 28.98 | 30.48 | 31.97 | 33.47 | 34.97 | 36.46 | 37.96 | 39.46 | 40.95 |
| 15 | | | | | 0 | 20.00 | 21.50 | 22.99 | 24.49 | 25.99 |

表5-44　中学生理想体质17岁女生身高肺活量评分　　　　单位：分

| 毫升/厘米 | .0 | .1 | .2 | .3 | .4 | .5 | .6 | .7 | .8 | .9 |
|---|---|---|---|---|---|---|---|---|---|---|
| 22 | 93.06 | 93.95 | 94.83 | 95.71 | 96.59 | 97.48 | 98.36 | 99.24 | 100 | |
| 21 | 84.23 | 85.12 | 86.00 | 86.88 | 87.77 | 88.65 | 89.53 | 90.41 | 91.30 | 92.18 |
| 20 | 75.41 | 76.29 | 77.17 | 78.05 | 78.94 | 79.82 | 80.70 | 81.59 | 82.47 | 83.35 |
| 19 | 66.58 | 67.46 | 68.34 | 69.23 | 70.11 | 70.99 | 71.88 | 72.76 | 73.64 | 74.52 |
| 18 | 55.67 | 57.37 | 59.07 | 60.40 | 61.28 | 62.16 | 63.05 | 63.93 | 64.81 | 65.70 |
| 17 | 38.68 | 40.38 | 42.08 | 43.78 | 45.48 | 47.18 | 48.88 | 50.58 | 52.27 | 53.97 |
| 16 | 21.70 | 23.40 | 25.10 | 26.79 | 28.49 | 30.19 | 31.89 | 33.59 | 35.29 | 36.99 |
| 15 | | | | | | | | | 0 | 20.00 |

表 5-45　中学生理想体质 18 岁女生身高肺活量评分　　　单位：分

| 毫升/厘米 | .0 | .1 | .2 | .3 | .4 | .5 | .6 | .7 | .8 | .9 |
|---|---|---|---|---|---|---|---|---|---|---|
| 23 | 99.73 | 100 | | | | | | | | |
| 22 | 90.70 | 91.61 | 92.51 | 93.41 | 94.31 | 95.21 | 96.12 | 97.02 | 97.92 | 98.82 |
| 21 | 81.68 | 82.58 | 83.48 | 84.39 | 85.29 | 86.19 | 87.09 | 88.00 | 88.90 | 89.80 |
| 20 | 72.66 | 73.56 | 74.46 | 75.36 | 76.27 | 77.17 | 78.07 | 78.97 | 79.88 | 80.78 |
| 19 | 63.63 | 64.54 | 65.44 | 66.34 | 67.24 | 68.14 | 69.05 | 69.95 | 70.85 | 71.75 |
| 18 | 50.43 | 52.03 | 53.64 | 55.24 | 56.84 | 58.44 | 60.02 | 60.93 | 61.83 | 62.73 |
| 17 | 34.42 | 36.02 | 37.62 | 39.22 | 40.82 | 42.42 | 44.03 | 45.63 | 47.23 | 48.83 |
| 16 | 0 | 20.00 | 21.60 | 23.20 | 24.81 | 26.41 | 28.01 | 29.61 | 31.21 | 32.81 |

## 2. 身高握力

表 5-46　中学生理想体质 13 岁女生身高握力评分　　　单位：分

| 千克/厘米 | .0 | .1 | .2 | .3 | .4 | .5 | .6 | .7 | .8 | .9 |
|---|---|---|---|---|---|---|---|---|---|---|
| 20 | 99.76 | 100 | | | | | | | | |
| 19 | 90.34 | 91.29 | 92.23 | 93.17 | 94.11 | 95.05 | 96.00 | 96.94 | 97.88 | 98.82 |
| 18 | 80.92 | 81.86 | 82.81 | 83.75 | 84.69 | 85.63 | 86.57 | 87.52 | 88.46 | 89.40 |
| 17 | 71.50 | 72.44 | 73.38 | 74.33 | 75.27 | 76.21 | 77.15 | 78.10 | 79.04 | 79.98 |
| 16 | 62.08 | 63.02 | 63.96 | 64.91 | 65.85 | 66.79 | 67.73 | 68.67 | 69.62 | 70.56 |
| 15 | 46.9 | 48.58 | 50.26 | 51.94 | 53.62 | 55.30 | 56.98 | 58.67 | 60.19 | 61.14 |
| 14 | 30.09 | 31.77 | 33.45 | 35.13 | 36.81 | 38.49 | 40.17 | 41.85 | 43.54 | 45.22 |
| 13 | | | | 0 | 20.00 | 21.68 | 23.36 | 25.04 | 26.72 | 28.41 |

表 5-47　中学生理想体质 14 岁女生身高握力评分　　　单位：分

| 千克/厘米 | .0 | .1 | .2 | .3 | .4 | .5 | .6 | .7 | .8 | .9 |
|---|---|---|---|---|---|---|---|---|---|---|
| 21 | 95.86 | 96.73 | 97.60 | 98.46 | 99.33 | 100 | | | | |
| 20 | 87.19 | 88.06 | 88.92 | 89.79 | 90.66 | 91.53 | 92.39 | 93.26 | 94.13 | 94.99 |
| 19 | 78.52 | 79.39 | 80.25 | 81.12 | 81.99 | 82.85 | 83.72 | 84.59 | 85.46 | 86.32 |
| 18 | 69.85 | 70.71 | 71.58 | 72.45 | 73.32 | 74.18 | 75.05 | 75.92 | 76.78 | 77.65 |

| 千克/厘米 | .0 | .1 | .2 | .3 | .4 | .5 | .6 | .7 | .8 | .9 |
|---|---|---|---|---|---|---|---|---|---|---|
| 17 | 61.18 | 62.04 | 62.91 | 63.78 | 64.64 | 65.51 | 66.38 | 67.25 | 68.11 | 68.98 |
| 16 | 45.97 | 47.59 | 49.22 | 50.84 | 52.46 | 54.08 | 55.71 | 57.33 | 58.95 | 60.31 |
| 15 | 29.74 | 31.36 | 32.98 | 34.61 | 36.23 | 37.85 | 39.48 | 41.10 | 42.72 | 44.35 |
| 14 | | | | 0 | 20.00 | 21.62 | 23.25 | 24.87 | 26.49 | 28.12 |

表 5-48　中学生理想体质 15 岁女生身高握力评分　　　　单位：分

| 千克/厘米 | .0 | .1 | .2 | .3 | .4 | .5 | .6 | .7 | .8 | .9 |
|---|---|---|---|---|---|---|---|---|---|---|
| 23 | 100 | | | | | | | | | |
| 22 | 91.95 | 92.76 | 93.57 | 94.38 | 95.19 | 96 | 96.81 | 97.62 | 98.43 | 99.24 |
| 21 | 83.85 | 84.66 | 85.47 | 86.28 | 87.09 | 87.9 | 88.71 | 89.52 | 90.33 | 91.14 |
| 20 | 75.75 | 76.56 | 77.37 | 78.18 | 78.99 | 79.8 | 80.61 | 81.42 | 82.23 | 83.04 |
| 19 | 67.65 | 68.46 | 69.27 | 70.08 | 70.89 | 71.70 | 72.51 | 73.32 | 74.13 | 74.94 |
| 18 | 59.27 | 60.36 | 61.17 | 61.98 | 62.79 | 63.6 | 64.41 | 65.22 | 66.03 | 66.84 |
| 17 | 46.18 | 47.49 | 48.80 | 50.11 | 51.42 | 52.73 | 54.04 | 55.35 | 56.66 | 57.97 |
| 16 | 33.09 | 34.40 | 35.71 | 37.02 | 38.33 | 39.64 | 40.95 | 42.26 | 43.56 | 44.87 |
| 15 | 20.00 | 21.31 | 22.62 | 23.93 | 25.24 | 26.55 | 27.85 | 29.16 | 30.47 | 31.78 |
| 14 | | | | | | | | | | 0 |

表 5-49　中学生理想体质 16 岁女生身高握力评分　　　　单位：分

| 千克/厘米 | .0 | .1 | .2 | .3 | .4 | .5 | .6 | .7 | .8 | .9 |
|---|---|---|---|---|---|---|---|---|---|---|
| 23 | 95.84 | 96.65 | 97.45 | 98.25 | 99.06 | 99.86 | 100 | | | |
| 22 | 87.81 | 88.61 | 89.42 | 90.22 | 91.02 | 91.83 | 92.63 | 93.43 | 94.24 | 95.04 |
| 21 | 79.77 | 80.58 | 81.38 | 82.19 | 82.99 | 83.79 | 84.60 | 85.40 | 86.20 | 87.01 |
| 20 | 71.74 | 72.54 | 73.35 | 74.15 | 74.95 | 75.76 | 76.56 | 77.36 | 78.17 | 78.97 |
| 19 | 63.71 | 64.51 | 65.31 | 66.12 | 66.92 | 67.72 | 68.53 | 69.33 | 70.13 | 70.94 |
| 18 | 52.67 | 54.03 | 55.39 | 56.75 | 58.11 | 59.47 | 60.49 | 61.30 | 62.10 | 62.90 |
| 17 | 39.06 | 40.42 | 41.78 | 43.14 | 44.50 | 45.86 | 47.22 | 48.58 | 49.94 | 51.31 |
| 16 | 25.44 | 26.81 | 28.17 | 29.53 | 30.89 | 32.25 | 33.61 | 34.97 | 36.33 | 37.69 |
| 15 | | | | 0 | 20.00 | 21.36 | 22.72 | 24.08 | | |

表 5-50　中学生理想体质 17 岁女生身高握力评分　　　单位：分

| 千克/厘米 | .0 | .1 | .2 | .3 | .4 | .5 | .6 | .7 | .8 | .9 |
|---|---|---|---|---|---|---|---|---|---|---|
| 23 | 93.54 | 94.35 | 95.16 | 95.97 | 96.78 | 97.59 | 98.40 | 99.20 | 100 | |
| 22 | 85.46 | 86.27 | 87.08 | 87.88 | 88.69 | 89.50 | 90.31 | 91.12 | 91.93 | 92.74 |
| 21 | 77.37 | 78.18 | 78.99 | 79.80 | 80.61 | 81.42 | 82.22 | 83.03 | 83.84 | 84.65 |
| 20 | 69.29 | 70.10 | 70.91 | 71.71 | 72.52 | 73.33 | 74.14 | 74.95 | 75.76 | 76.57 |
| 19 | 61.20 | 62.01 | 62.82 | 63.63 | 64.44 | 65.25 | 66.05 | 66.86 | 67.67 | 68.48 |
| 18 | 47.62 | 49.08 | 50.53 | 51.99 | 53.44 | 54.89 | 56.35 | 57.80 | 59.25 | 60.39 |
| 17 | 33.08 | 34.54 | 35.99 | 37.45 | 38.90 | 40.35 | 41.81 | 43.26 | 44.72 | 46.17 |
| 16 | 0 | 20.00 | 21.45 | 22.91 | 24.36 | 25.82 | 27.27 | 28.72 | 30.18 | 31.63 |

表 5-51　中学生理想体质 18 岁女生身高握力评分　　　单位：分

| 千克/厘米 | .0 | .1 | .2 | .3 | .4 | .5 | .6 | .7 | .8 | .9 |
|---|---|---|---|---|---|---|---|---|---|---|
| 24 | 96.80 | 97.60 | 98.40 | 99.20 | 100 | | | | | |
| 23 | 88.80 | 89.60 | 90.40 | 91.20 | 92.00 | 92.80 | 93.60 | 94.40 | 95.20 | 96.00 |
| 22 | 80.80 | 81.60 | 82.40 | 83.20 | 84.00 | 84.80 | 85.60 | 86.40 | 87.20 | 88.00 |
| 21 | 72.80 | 73.60 | 74.40 | 75.20 | 76.00 | 76.80 | 77.60 | 78.40 | 79.20 | 80.00 |
| 20 | 64.80 | 65.60 | 66.40 | 67.20 | 68.00 | 68.80 | 69.60 | 70.40 | 71.20 | 72.00 |
| 19 | 54.49 | 55.87 | 57.25 | 58.63 | 60.00 | 60.80 | 61.60 | 62.40 | 63.20 | 64.00 |
| 18 | 40.69 | 42.07 | 43.45 | 44.83 | 46.21 | 47.59 | 48.97 | 50.35 | 51.73 | 53.11 |
| 17 | 26.90 | 28.28 | 29.66 | 31.04 | 32.42 | 33.80 | 35.17 | 36.55 | 37.93 | 39.31 |
| 16 | | | | | 0 | 20.00 | 21.38 | 22.76 | 24.14 | 25.52 |

### 3. 50 米跑

表 5-52　中学生理想体质 13~18 岁女生 50 米跑评分　　　单位：分

| 秒 | 13 岁 | 14 岁 | 15 岁 | 16 岁 | 17 岁 | 18 岁 |
|---|---|---|---|---|---|---|
| 7.5 | | | | | | 100 |
| 7.6 | | | | | | 99.82 |
| 7.7 | | | | | 100 | 96.59 |
| 7.8 | | 100 | 100 | 100 | 97.83 | 93.37 |

| 秒 | 13 岁 | 14 岁 | 15 岁 | 16 岁 | 17 岁 | 18 岁 |
|---|---|---|---|---|---|---|
| 7.9 | 100 | 99.02 | 98.60 | 97.88 | 94.47 | 90.14 |
| 8 | 98.83 | 95.51 | 95.12 | 94.43 | 91.11 | 86.91 |
| 8.1 | 95.20 | 92.00 | 91.64 | 90.98 | 87.75 | 83.68 |
| 8.2 | 91.57 | 88.49 | 88.17 | 87.53 | 84.39 | 80.45 |
| 8.3 | 87.94 | 84.99 | 84.69 | 84.08 | 81.02 | 77.22 |
| 8.4 | 84.31 | 81.48 | 81.21 | 80.64 | 77.66 | 73.99 |
| 8.5 | 80.68 | 77.97 | 77.74 | 77.19 | 74.30 | 70.76 |
| 8.6 | 77.05 | 74.47 | 74.26 | 73.74 | 70.94 | 67.53 |
| 8.7 | 73.42 | 70.96 | 70.78 | 70.29 | 67.58 | 64.30 |
| 8.8 | 69.79 | 67.45 | 67.31 | 66.84 | 64.22 | 61.07 |
| 8.9 | 66.16 | 63.94 | 63.83 | 63.39 | 60.86 | 56.51 |
| 9 | 62.53 | 60.44 | 60.35 | 59.91 | 56.16 | 51.30 |
| 9.1 | 58.34 | 55.55 | 54.79 | 54.21 | 50.99 | 46.08 |
| 9.2 | 52.87 | 50.47 | 48.99 | 48.51 | 45.83 | 40.86 |
| 9.3 | 47.39 | 45.40 | 43.19 | 42.81 | 40.66 | 35.65 |
| 9.4 | 41.91 | 40.32 | 37.39 | 37.10 | 35.50 | 30.43 |
| 9.5 | 36.43 | 35.24 | 31.60 | 31.40 | 30.33 | 25.22 |
| 9.6 | 30.96 | 30.16 | 25.80 | 25.70 | 25.17 | 20.00 |
| 9.7 | 25.48 | 25.08 | 20.00 | 20.00 | 20.00 | 0 |
| 9.8 | 20.00 | 20.00 | 0 | 0 | 0 | |
| 9.9 | 0 | 0 | | | | |

### 4. 800 米跑

表 5-53　中学生理想体质 13 岁女生 800 米跑评分　　　单位：分

| 秒 | +0 | +1 | +2 | +3 | +4 | +5 | +6 | +7 | +8 | +9 |
|---|---|---|---|---|---|---|---|---|---|---|
| 3 分 10 | | 100 | 99.80 | 98.87 | 97.94 | 97.01 | 96.08 | 95.15 | 94.22 | 93.29 |
| 3 分 20 | 92.35 | 91.42 | 90.49 | 89.56 | 88.63 | 87.70 | 86.77 | 85.84 | 84.91 | 83.98 |
| 3 分 30 | 83.05 | 82.12 | 81.19 | 80.26 | 79.33 | 78.40 | 77.47 | 76.54 | 75.61 | 74.68 |

续表

| 秒 | +0 | +1 | +2 | +3 | +4 | +5 | +6 | +7 | +8 | +9 |
|---|---|---|---|---|---|---|---|---|---|---|
| 3分40 | 73.75 | 72.82 | 71.89 | 70.96 | 70.03 | 69.09 | 68.16 | 67.23 | 66.30 | 65.37 |
| 3分50 | 64.44 | 63.51 | 62.58 | 61.65 | 60.72 | 59.70 | 58.38 | 57.06 | 55.73 | 54.41 |
| 4分 | 53.09 | 51.76 | 50.44 | 49.12 | 47.79 | 46.47 | 45.14 | 43.82 | 42.50 | 41.17 |
| 4分10 | 39.85 | 38.53 | 37.20 | 35.88 | 34.56 | 33.23 | 31.91 | 30.59 | 29.26 | 27.94 |
| 4分20 | 26.62 | 25.29 | 23.97 | 22.65 | 21.32 | 20.00 | 0 | | | |

表 5-54　中学生理想体质 14 岁女生 800 米跑评分　　　单位：分

| 秒 | +0 | +1 | +2 | +3 | +4 | +5 | +6 | +7 | +8 | +9 |
|---|---|---|---|---|---|---|---|---|---|---|
| 3分10 | | | | | 100 | 99.25 | 98.16 | 97.08 | 96.00 | 94.91 |
| 3分20 | 93.83 | 92.74 | 91.66 | 90.57 | 89.49 | 88.40 | 87.32 | 86.23 | 85.15 | 84.06 |
| 3分30 | 82.98 | 81.89 | 80.81 | 79.72 | 78.64 | 77.55 | 76.47 | 75.38 | 74.30 | 73.21 |
| 3分40 | 72.13 | 71.04 | 69.96 | 68.87 | 67.79 | 66.71 | 65.62 | 64.54 | 63.45 | 62.37 |
| 3分50 | 61.28 | 60.20 | 58.78 | 57.29 | 55.80 | 54.30 | 52.81 | 51.32 | 49.83 | 48.34 |
| 4分 | 46.85 | 45.35 | 43.86 | 42.37 | 40.88 | 39.39 | 37.90 | 36.41 | 34.91 | 33.42 |
| 4分10 | 31.93 | 30.44 | 28.95 | 27.46 | 25.97 | 24.47 | 22.98 | 21.49 | 20.00 | 0 |

表 5-55　中学生理想体质 15 岁女生 800 米跑评分　　　单位：分

| 秒 | +0 | +1 | +2 | +3 | +4 | +5 | +6 | +7 | +8 | +9 |
|---|---|---|---|---|---|---|---|---|---|---|
| 3分10 | | | | | | 100 | 99.76 | 98.55 | 97.35 | 96.15 |
| 3分20 | 94.95 | 93.75 | 92.55 | 91.35 | 90.15 | 88.95 | 87.75 | 86.55 | 85.35 | 84.15 |
| 3分30 | 82.95 | 81.75 | 80.55 | 79.35 | 78.15 | 76.95 | 75.75 | 74.55 | 73.35 | 72.15 |
| 3分40 | 70.95 | 69.75 | 68.55 | 67.35 | 66.15 | 64.95 | 63.75 | 62.55 | 61.35 | 60.15 |
| 3分50 | 58.46 | 56.72 | 54.97 | 53.22 | 51.47 | 49.72 | 47.97 | 46.23 | 44.48 | 42.73 |
| 4分 | 40.98 | 39.23 | 37.48 | 35.74 | 33.99 | 32.24 | 30.49 | 28.74 | 26.99 | 25.25 |
| 4分10 | 23.50 | 21.75 | 20.00 | 0 | | | | | | |

表 5-56　中学生理想体质 16 岁女生 800 米跑评分　　单位：分

| 秒 | +0 | +1 | +2 | +3 | +4 | +5 | +6 | +7 | +8 | +9 |
|---|---|---|---|---|---|---|---|---|---|---|
| 3 分 10 | | | | | | 100 | 99.48 | 98.23 | 96.97 | 95.72 |
| 3 分 20 | 94.46 | 93.2 | 91.95 | 90.69 | 89.44 | 88.18 | 86.93 | 85.67 | 84.41 | 83.16 |
| 3 分 30 | 81.90 | 80.65 | 79.39 | 78.13 | 76.88 | 75.62 | 74.37 | 73.11 | 71.85 | 70.60 |
| 3 分 40 | 69.34 | 68.09 | 66.83 | 65.57 | 64.32 | 63.06 | 61.81 | 60.55 | 58.85 | 56.81 |
| 3 分 50 | 54.76 | 52.72 | 50.67 | 48.63 | 46.58 | 44.54 | 42.49 | 40.45 | 38.40 | 36.36 |
| 4 分 | 34.31 | 32.27 | 30.22 | 28.18 | 26.13 | 24.09 | 22.04 | 20.00 | 0 | |

表 5-57　中学生理想体质 17 岁女生 800 米跑评分　　单位：分

| 秒 | +0 | +1 | +2 | +3 | +4 | +5 | +6 | +7 | +8 | +9 |
|---|---|---|---|---|---|---|---|---|---|---|
| 3 分 10 | | | | | | 100 | 99.87 | 98.6 | 97.34 | 96.08 | 94.81 |
| 3 分 20 | 93.55 | 92.28 | 91.02 | 89.76 | 88.49 | 87.23 | 85.97 | 84.70 | 83.44 | 82.17 |
| 3 分 30 | 80.91 | 79.65 | 78.38 | 77.12 | 75.86 | 74.59 | 73.33 | 72.06 | 70.80 | 69.54 |
| 3 分 40 | 68.27 | 67.01 | 65.75 | 64.48 | 63.22 | 61.95 | 60.69 | 59.07 | 57.01 | 54.95 |
| 3 分 50 | 52.90 | 50.84 | 48.79 | 46.73 | 44.67 | 42.62 | 40.56 | 38.51 | 36.45 | 34.39 |
| 4 分 | 32.34 | 30.28 | 28.22 | 26.17 | 24.11 | 22.06 | 20.00 | 0 | | |

表 5-58　中学生理想体质 18 岁女生 800 米跑评分　　单位：分

| 秒 | +0 | +1 | +2 | +3 | +4 | +5 | +6 | +7 | +8 | +9 |
|---|---|---|---|---|---|---|---|---|---|---|
| 3 分 10 | | | | | | 100 | 98.93 | 97.68 | 96.44 | 95.19 |
| 3 分 20 | 93.95 | 92.7 | 91.46 | 90.21 | 88.97 | 87.72 | 86.48 | 85.23 | 83.99 | 82.75 |
| 3 分 30 | 81.50 | 80.26 | 79.01 | 77.77 | 76.52 | 75.28 | 74.03 | 72.79 | 71.54 | 70.30 |
| 3 分 40 | 69.05 | 67.81 | 66.56 | 65.32 | 64.07 | 62.83 | 61.58 | 60.34 | 58.36 | 56.10 |
| 3 分 50 | 53.85 | 51.59 | 49.33 | 47.08 | 44.82 | 42.56 | 40.31 | 38.05 | 35.8 | 33.54 |
| 4 分 | 31.28 | 29.03 | 26.77 | 24.51 | 22.26 | 20.00 | 0 | | | |

5. 立定跳远

表 5-59　中学生理想体质 13 岁女生立定跳远评分　　单位：分

| 厘米 | +0 | +1 | +2 | +3 | +4 | +5 | +6 | +7 | +8 | +9 |
|---|---|---|---|---|---|---|---|---|---|---|
| 200 | 96.94 | 98.39 | 99.84 | 100 | | | | | | |
| 190 | 82.46 | 83.91 | 85.36 | 86.80 | 88.25 | 89.70 | 91.15 | 92.60 | 94.05 | 95.49 |
| 180 | 67.98 | 69.42 | 70.87 | 72.32 | 73.77 | 75.22 | 76.67 | 78.11 | 79.56 | 81.01 |
| 170 | 49.10 | 51.53 | 53.95 | 56.38 | 58.80 | 60.73 | 62.18 | 63.63 | 65.08 | 66.53 |
| 160 | 24.85 | 27.28 | 29.70 | 32.13 | 34.55 | 36.98 | 39.40 | 41.83 | 44.25 | 46.68 |
| 150 | | | | | | | | 0 | 20.00 | 22.43 |

表 5-60　中学生理想体质 14 岁女生立定跳远评分　　单位：分

| 厘米 | +0 | +1 | +2 | +3 | +4 | +5 | +6 | +7 | +8 | +9 |
|---|---|---|---|---|---|---|---|---|---|---|
| 200 | 93.26 | 94.69 | 96.13 | 97.57 | 99.01 | 100 | | | | |
| 190 | 78.88 | 80.31 | 81.75 | 83.19 | 84.63 | 86.07 | 87.50 | 88.94 | 90.38 | 91.82 |
| 180 | 64.50 | 65.93 | 67.37 | 68.81 | 70.25 | 71.69 | 73.12 | 74.56 | 76.00 | 77.44 |
| 170 | 43.71 | 46.08 | 48.45 | 50.82 | 53.19 | 55.56 | 57.93 | 60.18 | 61.62 | 63.06 |
| 160 | 20.00 | 22.37 | 24.74 | 27.11 | 29.48 | 31.85 | 34.22 | 36.59 | 38.96 | 41.34 |
| 150 | | | | | | | | | | 0 |

表 5-61　中学生理想体质 15 岁女生立定跳远评分　　单位：分

| 厘米 | +0 | +1 | +2 | +3 | +4 | +5 | +6 | +7 | +8 | +9 |
|---|---|---|---|---|---|---|---|---|---|---|
| 200 | 88.01 | 89.47 | 90.93 | 92.38 | 93.84 | 95.3 | 96.76 | 98.22 | 99.68 | 100 |
| 190 | 73.42 | 74.88 | 76.34 | 77.8 | 79.26 | 80.72 | 82.17 | 83.63 | 85.09 | 86.55 |
| 180 | 58.21 | 60.29 | 61.75 | 63.21 | 64.67 | 66.13 | 67.59 | 69.05 | 70.50 | 71.96 |
| 170 | 35.73 | 37.98 | 40.23 | 42.47 | 44.72 | 46.97 | 49.22 | 51.46 | 53.71 | 55.96 |
| 160 | | | 0 | 20.00 | 22.25 | 24.49 | 26.74 | 28.99 | 31.24 | 33.48 |

表 5-62　中学生理想体质 16 岁女生立定跳远评分　　单位：分

| 厘米 | +0 | +1 | +2 | +3 | +4 | +5 | +6 | +7 | +8 | +9 |
|---|---|---|---|---|---|---|---|---|---|---|
| 210 | 100 | | | | | | | | | |
| 200 | 86.22 | 87.73 | 89.25 | 90.77 | 92.29 | 93.8 | 95.32 | 96.84 | 98.36 | 99.87 |
| 190 | 71.04 | 72.56 | 74.08 | 75.59 | 77.11 | 78.63 | 80.15 | 81.66 | 83.18 | 84.70 |
| 180 | 52.60 | 55.32 | 58.03 | 60.42 | 61.94 | 63.45 | 64.97 | 66.49 | 68.01 | 69.52 |
| 170 | 25.43 | 28.15 | 30.87 | 33.58 | 36.30 | 39.02 | 41.73 | 44.45 | 47.17 | 49.88 |
| 160 | | | | | | | | 0 | 20.00 | 22.72 |

表 5-63　中学生理想体质 17 岁女生立定跳远评分　　单位：分

| 厘米 | +0 | +1 | +2 | +3 | +4 | +5 | +6 | +7 | +8 | +9 |
|---|---|---|---|---|---|---|---|---|---|---|
| 200 | 86.85 | 88.4 | 89.95 | 91.5 | 93.05 | 94.6 | 96.15 | 97.71 | 99.26 | 100 |
| 190 | 71.33 | 72.88 | 74.43 | 75.99 | 77.54 | 79.09 | 80.64 | 82.19 | 83.74 | 85.29 |
| 180 | 52.66 | 55.38 | 58.10 | 60.47 | 62.02 | 63.57 | 65.13 | 66.68 | 68.23 | 69.78 |
| 170 | 25.44 | 28.17 | 30.89 | 33.61 | 36.33 | 39.05 | 41.77 | 44.50 | 47.22 | 49.94 |
| 160 | | | | | | | | 0 | 20.00 | 22.72 |

表 5-64　中学生理想体质 18 岁女生立定跳远评分　　单位：分

| 厘米 | +0 | +1 | +2 | +3 | +4 | +5 | +6 | +7 | +8 | +9 |
|---|---|---|---|---|---|---|---|---|---|---|
| 210 | 99.18 | 100 | | | | | | | | |
| 200 | 83.76 | 85.31 | 86.85 | 88.39 | 89.93 | 91.47 | 93.02 | 94.56 | 96.10 | 97.64 |
| 190 | 68.34 | 69.89 | 71.43 | 72.97 | 74.51 | 76.05 | 77.60 | 79.14 | 80.68 | 82.22 |
| 180 | 48.22 | 50.79 | 53.36 | 55.92 | 58.49 | 60.63 | 62.18 | 63.72 | 65.26 | 66.80 |
| 170 | 22.57 | 25.13 | 27.7 | 30.26 | 32.83 | 35.40 | 37.96 | 40.53 | 43.09 | 45.66 |
| 160 | | | | | | | | | 0 | 20.00 |

6. 坐位体前屈

表 5-65 中学生理想体质 13 岁女生坐位体前屈评分　　　　　　单位：分

| 厘米 | .0 | .1 | .2 | .3 | .4 | .5 | .6 | .7 | .8 | .9 |
|---|---|---|---|---|---|---|---|---|---|---|
| 25 | 98.60 | 99.03 | 99.46 | 99.89 | 100 | | | | | |
| 24 | 94.33 | 94.76 | 95.18 | 95.61 | 96.04 | 96.47 | 96.89 | 97.32 | 97.75 | 98.18 |
| 23 | 90.05 | 90.48 | 90.91 | 91.34 | 91.76 | 92.19 | 92.62 | 93.05 | 93.47 | 93.9 |
| 22 | 85.78 | 86.21 | 86.64 | 87.06 | 87.49 | 87.92 | 88.34 | 88.77 | 89.20 | 89.63 |
| 21 | 81.51 | 81.93 | 82.36 | 82.79 | 83.22 | 83.64 | 84.07 | 84.50 | 84.93 | 85.35 |
| 20 | 77.23 | 77.66 | 78.09 | 78.51 | 78.94 | 79.37 | 79.80 | 80.22 | 80.65 | 81.08 |
| 19 | 72.96 | 73.38 | 73.81 | 74.24 | 74.67 | 75.09 | 75.52 | 75.95 | 76.38 | 76.80 |
| 18 | 68.68 | 69.11 | 69.54 | 69.96 | 70.39 | 70.82 | 71.25 | 71.67 | 72.10 | 72.53 |
| 17 | 64.41 | 64.83 | 65.26 | 65.69 | 66.12 | 66.54 | 66.97 | 67.4 | 67.83 | 68.25 |
| 16 | 60.13 | 60.56 | 60.99 | 61.41 | 61.84 | 62.27 | 62.70 | 63.12 | 63.55 | 63.98 |
| 15 | 52.91 | 53.64 | 54.37 | 55.11 | 55.84 | 56.57 | 57.30 | 58.03 | 58.76 | 59.49 |
| 14 | 45.60 | 46.33 | 47.06 | 47.79 | 48.52 | 49.25 | 49.99 | 50.72 | 51.45 | 52.18 |
| 13 | 38.28 | 39.02 | 39.75 | 40.48 | 41.21 | 41.94 | 42.67 | 43.40 | 44.13 | 44.87 |
| 12 | 30.97 | 31.70 | 32.43 | 33.16 | 33.90 | 34.63 | 35.36 | 36.09 | 36.82 | 37.55 |
| 11 | 23.66 | 24.39 | 25.12 | 25.85 | 26.58 | 27.31 | 28.04 | 28.78 | 29.51 | 30.24 |
| 10 | | | | | 0 | 20.00 | 20.73 | 21.46 | 22.19 | 22.93 |

表 5-66 中学生理想体质 14 岁女生坐位体前屈评分　　　　　　单位：分

| 厘米 | .0 | .1 | .2 | .3 | .4 | .5 | .6 | .7 | .8 | .9 |
|---|---|---|---|---|---|---|---|---|---|---|
| 24 | 96.37 | 96.82 | 97.27 | 97.73 | 98.18 | 98.63 | 99.08 | 99.53 | 99.99 | 100 |
| 23 | 91.85 | 92.3 | 92.75 | 93.20 | 93.66 | 94.11 | 94.56 | 95.01 | 95.46 | 95.92 |
| 22 | 87.33 | 87.78 | 88.23 | 88.68 | 89.14 | 89.59 | 90.04 | 90.49 | 90.94 | 91.40 |
| 21 | 82.81 | 83.26 | 83.71 | 84.16 | 84.61 | 85.07 | 85.52 | 85.97 | 86.42 | 86.87 |
| 20 | 78.28 | 78.74 | 79.19 | 79.64 | 80.09 | 80.54 | 81.00 | 81.45 | 81.90 | 82.35 |
| 19 | 73.76 | 74.22 | 74.67 | 75.12 | 75.57 | 76.02 | 76.48 | 76.93 | 77.38 | 77.83 |
| 18 | 69.24 | 69.69 | 70.15 | 70.60 | 71.05 | 71.50 | 71.95 | 72.41 | 72.86 | 73.31 |
| 17 | 64.72 | 65.17 | 65.63 | 66.08 | 66.53 | 66.98 | 67.43 | 67.89 | 68.34 | 68.79 |

| 厘米 | .0 | .1 | .2 | .3 | .4 | .5 | .6 | .7 | .8 | .9 |
|---|---|---|---|---|---|---|---|---|---|---|
| 16 | 60.20 | 60.65 | 61.10 | 61.56 | 62.01 | 62.46 | 62.91 | 63.36 | 63.82 | 64.27 |
| 15 | 52.29 | 53.09 | 53.90 | 54.71 | 55.51 | 56.32 | 57.13 | 57.94 | 58.74 | 59.55 |
| 14 | 44.21 | 45.02 | 45.83 | 46.64 | 47.44 | 48.25 | 49.06 | 49.86 | 50.67 | 51.48 |
| 13 | 36.14 | 36.95 | 37.76 | 38.56 | 39.37 | 40.18 | 40.99 | 41.79 | 42.60 | 43.41 |
| 12 | 28.07 | 28.88 | 29.69 | 30.49 | 31.30 | 32.11 | 32.91 | 33.72 | 34.53 | 35.34 |
| 11 | 20.00 | 20.81 | 21.61 | 22.42 | 23.23 | 24.04 | 24.84 | 25.65 | 26.46 | 27.26 |
| 10 | | | | | | | | | | 0 |

表 5-67　中学生理想体质 15 岁女生坐位体前屈评分　　　单位：分

| 厘米 | .0 | .1 | .2 | .3 | .4 | .5 | .6 | .7 | .8 | .9 |
|---|---|---|---|---|---|---|---|---|---|---|
| 25 | 99.72 | 100 | | | | | | | | |
| 24 | 95.07 | 95.54 | 96.00 | 96.47 | 96.93 | 97.40 | 97.86 | 98.33 | 98.79 | 99.25 |
| 23 | 90.43 | 90.89 | 91.36 | 91.82 | 92.29 | 92.75 | 93.21 | 93.68 | 94.14 | 94.61 |
| 22 | 85.78 | 86.25 | 86.71 | 87.17 | 87.64 | 88.10 | 88.57 | 89.03 | 89.50 | 89.96 |
| 21 | 81.14 | 81.6 | 82.06 | 82.53 | 82.99 | 83.46 | 83.92 | 84.39 | 84.85 | 85.32 |
| 20 | 76.49 | 76.95 | 77.42 | 77.88 | 78.35 | 78.81 | 79.28 | 79.74 | 80.21 | 80.67 |
| 19 | 71.84 | 72.31 | 72.77 | 73.24 | 73.70 | 74.17 | 74.63 | 75.10 | 75.56 | 76.02 |
| 18 | 67.20 | 67.66 | 68.13 | 68.59 | 69.06 | 69.52 | 69.98 | 70.45 | 70.91 | 71.38 |
| 17 | 62.55 | 63.02 | 63.48 | 63.95 | 64.41 | 64.87 | 65.34 | 65.80 | 66.27 | 66.73 |
| 16 | 56.43 | 57.22 | 58.01 | 58.81 | 59.60 | 60.23 | 60.69 | 61.16 | 61.62 | 62.09 |
| 15 | 48.51 | 49.30 | 50.09 | 50.89 | 51.68 | 52.47 | 53.26 | 54.05 | 54.85 | 55.64 |
| 14 | 40.59 | 41.38 | 42.17 | 42.97 | 43.76 | 44.55 | 45.34 | 46.13 | 46.93 | 47.72 |
| 13 | 32.67 | 33.46 | 34.25 | 35.05 | 35.84 | 36.63 | 37.42 | 38.21 | 39.01 | 39.80 |
| 12 | 24.75 | 25.54 | 26.34 | 27.13 | 27.92 | 28.71 | 29.50 | 30.30 | 31.09 | 31.88 |
| 11 | | | 0 | 20.00 | 20.79 | 21.58 | 22.38 | 23.17 | 23.96 | |

表 5-68　中学生理想体质 16 岁女生坐位体前屈评分　　　　单位：分

| 厘米 | .0 | .1 | .2 | .3 | .4 | .5 | .6 | .7 | .8 | .9 |
|---|---|---|---|---|---|---|---|---|---|---|
| 25 | 95.76 | 96.24 | 96.71 | 97.18 | 97.66 | 98.13 | 98.60 | 99.07 | 99.55 | 100 |
| 24 | 91.03 | 91.5 | 91.98 | 92.45 | 92.92 | 93.4 | 93.87 | 94.34 | 94.82 | 95.29 |
| 23 | 86.30 | 86.77 | 87.25 | 87.72 | 88.19 | 88.67 | 89.14 | 89.61 | 90.09 | 90.56 |
| 22 | 81.57 | 82.04 | 82.52 | 82.99 | 83.46 | 83.93 | 84.41 | 84.88 | 85.35 | 85.83 |
| 21 | 76.84 | 77.31 | 77.78 | 78.26 | 78.73 | 79.20 | 79.68 | 80.15 | 80.62 | 81.10 |
| 20 | 72.11 | 72.58 | 73.05 | 73.53 | 74.00 | 74.47 | 74.95 | 75.42 | 75.89 | 76.36 |
| 19 | 67.38 | 67.85 | 68.32 | 68.79 | 69.27 | 69.74 | 70.21 | 70.69 | 71.16 | 71.63 |
| 18 | 62.64 | 63.12 | 63.59 | 64.06 | 64.54 | 65.01 | 65.48 | 65.96 | 66.43 | 66.90 |
| 17 | 56.03 | 56.93 | 57.83 | 58.73 | 59.63 | 60.28 | 60.75 | 61.22 | 61.70 | 62.17 |
| 16 | 47.02 | 47.92 | 48.82 | 49.72 | 50.62 | 51.52 | 52.42 | 53.33 | 54.23 | 55.13 |
| 15 | 38.01 | 38.91 | 39.81 | 40.72 | 41.62 | 42.52 | 43.42 | 44.32 | 45.22 | 46.12 |
| 14 | 29.01 | 29.91 | 30.81 | 31.71 | 32.61 | 33.51 | 34.41 | 35.31 | 36.21 | 37.11 |
| 13 | 20.00 | 20.90 | 21.80 | 22.70 | 23.60 | 24.50 | 25.40 | 26.30 | 27.21 | 28.11 |
| 12 | | | | | | | | | | 0 |

表 5-69　中学生理想体质 17 岁女生坐位体前屈评分　　　　单位：分

| 厘米 | .0 | .1 | .2 | .3 | .4 | .5 | .6 | .7 | .8 | .9 |
|---|---|---|---|---|---|---|---|---|---|---|
| 25 | 98.61 | 99.12 | 99.63 | 100 | | | | | | |
| 24 | 93.49 | 94.00 | 94.51 | 95.02 | 95.54 | 96.05 | 96.56 | 97.07 | 97.59 | 98.10 |
| 23 | 88.36 | 88.88 | 89.39 | 89.90 | 90.41 | 90.93 | 91.44 | 91.95 | 92.46 | 92.97 |
| 22 | 83.24 | 83.75 | 84.27 | 84.78 | 85.29 | 85.80 | 86.31 | 86.83 | 87.34 | 87.85 |
| 21 | 78.12 | 78.63 | 79.14 | 79.65 | 80.17 | 80.68 | 81.19 | 81.70 | 82.22 | 82.73 |
| 20 | 72.99 | 73.51 | 74.02 | 74.53 | 75.04 | 75.56 | 76.07 | 76.58 | 77.09 | 77.61 |
| 19 | 67.87 | 68.38 | 68.90 | 69.41 | 69.92 | 70.43 | 70.95 | 71.46 | 71.97 | 72.48 |
| 18 | 62.75 | 63.26 | 63.77 | 64.29 | 64.80 | 65.31 | 65.82 | 66.33 | 66.85 | 67.36 |
| 17 | 55.85 | 56.74 | 57.64 | 58.53 | 59.63 | 60.19 | 60.70 | 61.21 | 61.72 | 62.24 |
| 16 | 46.88 | 47.78 | 48.68 | 49.57 | 50.47 | 51.36 | 52.26 | 53.16 | 54.05 | 54.95 |
| 15 | 37.92 | 38.82 | 39.72 | 40.61 | 41.51 | 42.40 | 43.30 | 44.20 | 45.09 | 45.99 |
| 14 | 28.96 | 29.86 | 30.75 | 31.65 | 32.55 | 33.44 | 34.34 | 35.23 | 36.13 | 37.03 |
| 13 | 20.00 | 20.90 | 21.79 | 22.69 | 23.58 | 24.48 | 25.38 | 26.27 | 27.17 | 28.07 |
| 12 | | | | | | | | | | 0 |

表 5-70　中学生理想体质 18 岁女生坐位体前屈评分　　　　单位：分

| 厘米 | .0 | .1 | .2 | .3 | .4 | .5 | .6 | .7 | .8 | .9 |
|---|---|---|---|---|---|---|---|---|---|---|
| 25 | 96.67 | 97.22 | 97.77 | 98.31 | 98.86 | 99.41 | 99.96 | 100 | | |
| 24 | 91.19 | 91.74 | 92.29 | 92.83 | 93.38 | 93.93 | 94.48 | 95.03 | 95.57 | 96.12 |
| 23 | 85.71 | 86.26 | 86.81 | 87.36 | 87.90 | 88.45 | 89.00 | 89.55 | 90.10 | 90.64 |
| 22 | 80.23 | 80.78 | 81.33 | 81.88 | 82.43 | 82.97 | 83.52 | 84.07 | 84.62 | 85.16 |
| 21 | 74.76 | 75.30 | 75.85 | 76.40 | 76.95 | 77.50 | 78.04 | 78.59 | 79.14 | 79.69 |
| 20 | 69.28 | 69.83 | 70.37 | 70.92 | 71.47 | 72.02 | 72.56 | 73.11 | 73.66 | 74.21 |
| 19 | 63.80 | 64.35 | 64.89 | 65.44 | 65.99 | 66.54 | 67.09 | 67.63 | 68.18 | 68.73 |
| 18 | 57.45 | 58.28 | 59.11 | 59.95 | 60.51 | 61.06 | 61.61 | 62.16 | 62.70 | 63.25 |
| 17 | 49.13 | 49.96 | 50.79 | 51.62 | 52.46 | 53.29 | 54.12 | 54.95 | 55.78 | 56.62 |
| 16 | 40.80 | 41.64 | 42.47 | 43.30 | 44.13 | 44.97 | 45.80 | 46.63 | 47.46 | 48.29 |
| 15 | 32.48 | 33.32 | 34.15 | 34.98 | 35.81 | 36.64 | 37.48 | 38.31 | 39.14 | 39.97 |
| 14 | 24.16 | 24.99 | 25.83 | 26.66 | 27.49 | 28.32 | 29.15 | 29.99 | 30.82 | 31.65 |
| 13 | | | | 0 | 20.00 | 20.83 | 21.66 | 22.50 | 23.33 | |

## 7. 仰卧起坐

表 5-71　中学生理想体质 13~18 岁女生仰卧起坐评分　　　　单位：分

| 次 | 13 岁 | 14 岁 | 15 岁 | 16 岁 | 17 岁 | 18 岁 |
|---|---|---|---|---|---|---|
| 53 | | | | | 100 | |
| 52 | | | | | 98.85 | 100 |
| 51 | | | | | 95.86 | 97.31 |
| 50 | | | | | 92.88 | 94.18 |
| 49 | | 100 | 100 | 100 | 89.89 | 91.06 |
| 48 | | 97.59 | 97.38 | 96.95 | 86.90 | 87.93 |
| 47 | 100 | 94.66 | 94.37 | 93.86 | 83.92 | 84.81 |
| 46 | 97.45 | 91.72 | 91.36 | 90.77 | 80.93 | 81.68 |
| 45 | 94.47 | 88.78 | 88.35 | 87.67 | 77.94 | 78.56 |
| 44 | 91.48 | 85.85 | 85.34 | 84.58 | 74.96 | 75.43 |
| 43 | 88.50 | 82.91 | 82.33 | 81.48 | 71.97 | 72.31 |

续表

| 次 | 13 岁 | 14 岁 | 15 岁 | 16 岁 | 17 岁 | 18 岁 |
|---|---|---|---|---|---|---|
| 42 | 85. 51 | 79. 97 | 79. 31 | 78. 39 | 68. 98 | 69. 18 |
| 41 | 82. 53 | 77. 03 | 76. 30 | 75. 29 | 66. 00 | 66. 06 |
| 40 | 79. 55 | 74. 10 | 73. 29 | 72. 20 | 63. 01 | 62. 93 |
| 39 | 76. 56 | 71. 16 | 70. 28 | 69. 11 | 60. 02 | 59. 65 |
| 38 | 73. 58 | 68. 22 | 67. 27 | 66. 01 | 55. 04 | 53. 98 |
| 37 | 70. 59 | 65. 29 | 64. 26 | 62. 92 | 50. 03 | 48. 32 |
| 36 | 67. 61 | 62. 35 | 61. 25 | 59. 62 | 45. 03 | 42. 66 |
| 35 | 64. 63 | 58. 89 | 56. 45 | 53. 02 | 40. 02 | 36. 99 |
| 34 | 61. 64 | 53. 33 | 56. 45 | 46. 41 | 35. 02 | 31. 33 |
| 33 | 57. 21 | 47. 78 | 50. 37 | 39. 81 | 30. 01 | 25. 66 |
| 32 | 51. 01 | 42. 22 | 44. 30 | 33. 21 | 25. 01 | 20. 00 |
| 31 | 44. 81 | 36. 67 | 38. 22 | 26. 60 | 20. 00 | 0 |
| 30 | 38. 60 | 31. 11 | 32. 15 | 20. 00 | 0 | |
| 29 | 32. 40 | 25. 56 | 26. 07 | 0 | | |
| 28 | 26. 20 | 20. 00 | 20. 00 | | | |
| 27 | 20. 00 | 0 | 0 | | | |
| 26 | 0 | | | | | |

# 第六章　中学生理想体质综合评价结果分析及评价体系检验

## 第一节　河南省中学生理想体质综合评价结果分析

在对中学生理想体质进行综合评价时，可以使用以下两种方法。一是查表法：通过对照相应性别、年龄定性评价指标筛查界值范围进行健康筛查，通过健康筛查的学生再对照定量评价指标评分表结合指标权重计算最终得分，主要用于个体的绝对评价。二是公式计算法：通过制定的中学生理想体质评价公式及不同性别、年龄临界范围，代入相应的数据进行计算得分，适用于个体的绝对评价和群体的相对评价。本研究评价结果使用的是公式计算法进行评价。

通过制定的中学生理想体质评价界值范围，代入 2014 年河南省学生体质与健康调研数据进行综合评价。结果见表 6-1。结果显示，河南省中学生未通过定性评价的人数为 64.00%，男、女生呈现随年龄增加，未通过人数逐步增多的现象，18 岁未通过人数有所下降，但总体处于 60.00% 以上。通过第四章研究中各定性评价指标筛查结果的分析，目前，青少年生长迟缓在社会和经济的发展过程中已经得到遏制，营养不良也出现下降趋势，然而青少年肥胖问题及心理问题出现上升趋势。说明中学生身心健康问题已成为目前较为严重的普遍问题，健康是人体最基本的保障，这与不良的生活方式有直接的关系。这些和我国现行的教育、卫生政策有关，但更多的是随着社会、经济发展而出现的"不适应"，如中学生课余活动主要以静态活动方式为主，导致肥胖学生大量增加；在心理波动较大的青春期缺少健康教育的引导及学习压力的增加，导致有心理问题的学生不断增加。

而在健康人群中，未达到理想体质标准的人数为 34.42%，达到理想体质标准的人数只有1.58%。身体素质的下降已成为目前我国青少年普遍存在的问题，但理想体质标准是依据各项机能、素质全面发展，处于较高水平原则制定的，对各项机能、素质不但单项指标要求水平较高，而且需要全部指标同时达到一定水平，经查河南省中学生理想体质综合评价结果，处于40分至60分的人数男生699人、女生708人，占60分以下人数的34.54%，且与《国家学生体质健康标准（2014年修订）》对比，基本达到及格以上水平。因此，进行正确引导积极参加身体锻炼，是可以达到理想体质水平的。

表6-1 2014年河南省部分地市中学生体质筛查、评分情况

| 年龄 | 健康筛查人数（人） | | | | 60分以下人数（人） | | | | 60分以上人数（人） | | | |
|---|---|---|---|---|---|---|---|---|---|---|---|---|
| | 男生 | 女生 | 合计 | % | 男生 | 女生 | 合计 | % | 男生 | 女生 | 合计 | % |
| 13 | 639 | 541 | 1180 | 59.36 | 347 | 427 | 774 | 38.93 | 13 | 21 | 34 | 1.71 |
| 14 | 648 | 563 | 1211 | 62.65 | 327 | 356 | 683 | 35.33 | 17 | 22 | 39 | 2.02 |
| 15 | 669 | 605 | 1274 | 63.89 | 305 | 366 | 671 | 33.65 | 20 | 29 | 49 | 2.46 |
| 16 | 678 | 640 | 1318 | 66.20 | 299 | 339 | 638 | 32.04 | 17 | 18 | 35 | 1.76 |
| 17 | 713 | 632 | 1345 | 67.59 | 272 | 358 | 630 | 31.66 | 7 | 8 | 15 | 0.75 |
| 18 | 639 | 607 | 1246 | 64.29 | 339 | 338 | 677 | 34.93 | 6 | 9 | 15 | 0.77 |
| 合计 | 3986 | 3588 | 7574 | 64.00 | 1889 | 2184 | 4073 | 34.42 | 80 | 107 | 187 | 1.58 |

在个体的综合评价中，筛选不同性别各年龄组最好成绩、60分临界点成绩、最差成绩作为中学生理想体质绝对评价结果进行展示。见表6-2、表6-3。

结果显示，14岁、15岁男生，14岁、16岁女生最好成绩达到80分以上，其他年龄组均在80分以下，较为符合身体素质发育敏感期规律。在达到60分临界点各年龄成绩较为均衡，能够表现出全面发展的特点。而在最差成绩中，各年龄全部出现0分现象，但各指标成绩参差不齐，在河南省中学生理想体质综合评价结果总体成绩中每个年龄组出现30人以内的0分成绩，表现不是特别严重。在与《国家学生体质健康标准（2014年修订）》对比中发现，达不到及格分数的身体素质指标主要为力量素质及女生50米跑，相差较大，再与个人身高握力水平对比，也呈现出较差水平，且此类人群已经经过健康筛查，不存在超重、肥胖问题。而在整体人群中发现，力量素质出现不同程度的低于其他素质分值，应引起重视。其他指标均接近及格线或及格区域中间位置。

表6-2　河南省中学生理想体质综合评价部分成绩（男生）

| ID | 年龄 | 身高 | BMI | BI | 心理 | 身高肺活量 | | 身高握力 | | 50米 | | 1000米 | | 立定跳远 | | 坐位体前屈 | | 引体向上 | | 总分 |
|---|---|---|---|---|---|---|---|---|---|---|---|---|---|---|---|---|---|---|---|---|
| | | | | | | 成绩 | 得分 | 成绩 | 得分 | 成绩 | 得分 | 成绩 | 得分 | 成绩 | 得分 | 成绩 | 得分 | 成绩 | 得分 | |
| 41040252 | 13 | 164.8 | 18.37 | 136.68 | 1.78 | 24.64 | 98.59 | 27.85 | 100.00 | 7.4 | 80.07 | 259.8 | 56.26 | 225.0 | 76.09 | 15.7 | 70.15 | 6 | 76.11 | 78.89 |
| 41020008 | 13 | 159.6 | 18.69 | 120.00 | 1.63 | 16.60 | 29.85 | 26.57 | 92.97 | 7.8 | 65.84 | 250.7 | 64.12 | 215.0 | 64.75 | 17.0 | 75.52 | 4 | 60.61 | 64.04 |
| 41070043 | 13 | 157.8 | 20.60 | 144.42 | 1.77 | 14.77 | 0.00 | 13.75 | 0.00 | 8.9 | 0.00 | 321.4 | 0.00 | 158.0 | 0.00 | 3.5 | 0.00 | 0 | 0.00 | 0.00 |
| 41040297 | 14 | 168.0 | 19.45 | 140.40 | 1.32 | 21.71 | 67.60 | 28.87 | 93.78 | 7.2 | 79.20 | 233.7 | 73.23 | 243.0 | 86.56 | 26.8 | 100.00 | 12 | 100.00 | 85.18 |
| 41020283 | 14 | 160.2 | 18.39 | 147.84 | 1.60 | 24.51 | 87.94 | 23.66 | 62.63 | 7.9 | 45.15 | 244.9 | 63.64 | 210.0 | 38.84 | 15.5 | 59.56 | 6 | 65.02 | 60.05 |
| 13010183 | 14 | 173.5 | 22.59 | 152.44 | 1.28 | 14.25 | 0.00 | 16.94 | 0.00 | 9.0 | 0.00 | 324.7 | 0.00 | 169.0 | 0.00 | 3.1 | 0.00 | 0 | 0.00 | 0.00 |
| 11070006 | 15 | 164.6 | 20.63 | 151.20 | 1.77 | 30.01 | 100.00 | 26.85 | 71.07 | 6.9 | 86.33 | 207.2 | 91.28 | 255.0 | 89.68 | 23.4 | 86.00 | 16 | 100.00 | 89.62 |
| 41084013 | 15 | 164.5 | 17.85 | 137.20 | 1.87 | 24.86 | 77.13 | 23.47 | 49.59 | 7.3 | 67.22 | 220.2 | 78.57 | 248.0 | 80.44 | 14.2 | 41.34 | 6 | 53.41 | 64.88 |
| 41070233 | 15 | 169.6 | 17.59 | 151.32 | 1.42 | 16.95 | 0.00 | 14.09 | 0.00 | 9.3 | 0.00 | 325.3 | 0.00 | 159.0 | 0.00 | 1.9 | 0.00 | 0 | 0.00 | 0.00 |
| 41060047 | 16 | 166.6 | 21.83 | 121.60 | 1.87 | 21.55 | 25.05 | 33.85 | 100.00 | 6.9 | 81.94 | 217.6 | 73.68 | 263.0 | 92.97 | 21.3 | 76.22 | 12 | 91.05 | 76.76 |
| 41030004 | 16 | 160.4 | 19.51 | 156.00 | 1.53 | 21.40 | 22.89 | 23.38 | 23.31 | 6.9 | 81.94 | 231.5 | 58.16 | 266.0 | 97.28 | 15.5 | 44.79 | 11 | 84.96 | 60.42 |
| 13050346 | 16 | 164.0 | 19.11 | 157.50 | 1.65 | 17.49 | 0.00 | 18.05 | 0.00 | 8.7 | 0.00 | 281.6 | 0.00 | 190.0 | 0.00 | 8.0 | 0.00 | 1 | 0.00 | 0.00 |
| 41030280 | 17 | 172.5 | 18.28 | 126.00 | 1.35 | 34.84 | 100.00 | 35.08 | 100.00 | 7.1 | 64.84 | 248.4 | 24.33 | 241.0 | 52.58 | 24.0 | 85.99 | 11 | 78.26 | 70.67 |
| 11050222 | 17 | 174.5 | 19.08 | 160.00 | 1.40 | 23.47 | 41.35 | 31.29 | 89.37 | 6.7 | 87.71 | 225.4 | 61.79 | 270.0 | 100.00 | 14.5 | 33.62 | 6 | 33.90 | 64.19 |
| 41030288 | 17 | 171.9 | 23.62 | 160.00 | 1.35 | 19.37 | 0.00 | 16.35 | 0.00 | 9.1 | 0.00 | 267.0 | 0.00 | 192.0 | 0.00 | 9.4 | 0.00 | 0 | 0.00 | 0.00 |
| 11050295 | 18 | 174.5 | 21.35 | 136.80 | 1.17 | 26.36 | 67.21 | 35.42 | 100.00 | 6.4 | 100.00 | 201.8 | 87.97 | 262.0 | 84.28 | 16.9 | 48.44 | 10 | 66.47 | 79.31 |
| 11070686 | 18 | 173.5 | 20.40 | 151.20 | 1.40 | 31.58 | 100.00 | 26.40 | 38.82 | 7.0 | 68.16 | 207.0 | 81.76 | 246.0 | 56.23 | 15.3 | 36.77 | 7 | 33.81 | 60.51 |
| 11050350 | 18 | 170.0 | 19.72 | 158.40 | 1.43 | 22.04 | 0.00 | 20.59 | 0.00 | 11.2 | 0.00 | 287.0 | 0.00 | 208.0 | 0.00 | 11.0 | 0.00 | 1 | 0.00 | 0.00 |

表6-3 河南省中学生理想体质综合评价部分成绩（女生）

| ID | 年龄 | 身高 | BMI | BI | 心理 | 身高肺活量 | | 身高握力 | | 50米 | | 1000米 | | 立定跳远 | | 坐位体前屈 | | 仰卧起坐 | | 总分 |
|---|---|---|---|---|---|---|---|---|---|---|---|---|---|---|---|---|---|---|---|---|
| | | | | | | 成绩 | 得分 | 成绩 | 得分 | 成绩 | 得分 | 成绩 | 得分 | 成绩 | 得分 | 成绩 | 得分 | 成绩 | 得分 | |
| 11040370 | 13 | 159.6 | 21.47 | 144.00 | 1.77 | 20.61 | 100.00 | 17.61 | 77.25 | 8.6 | 77.05 | 241.5 | 51.10 | 190.0 | 82.46 | 16.0 | 60.13 | 44 | 91.48 | 76.86 |
| 41040384 | 13 | 154.6 | 19.46 | 159.60 | 1.88 | 16.52 | 69.18 | 16.17 | 63.68 | 9.5 | 36.43 | 238.9 | 54.54 | 191.0 | 83.91 | 22.6 | 88.34 | 29 | 32.40 | 60.95 |
| 41093725 | 13 | 161.0 | 22.49 | 160.00 | 1.47 | 10.30 | 0.00 | 13.29 | 0.00 | 11.1 | 0.00 | 289.6 | 0.00 | 145.0 | 0.00 | 2.4 | 0.00 | 17 | 0.00 | 0.00 |
| 11050033 | 14 | 163.6 | 22.42 | 159.10 | 1.88 | 20.60 | 96.77 | 21.70 | 100.00 | 7.6 | 100.00 | 195.7 | 98.49 | 202.0 | 96.13 | 15.4 | 55.51 | 42 | 79.97 | 89.86 |
| 41050527 | 14 | 163.1 | 19.85 | 123.20 | 1.52 | 14.18 | 24.34 | 19.31 | 81.21 | 9.2 | 50.47 | 221.6 | 70.39 | 180.0 | 64.50 | 18.0 | 69.24 | 37 | 65.29 | 60.22 |
| 13080139 | 14 | 159.1 | 19.36 | 153.75 | 1.72 | 11.27 | 0.00 | 13.45 | 0.00 | 11.5 | 0.00 | 312.7 | 0.00 | 140.0 | 0.00 | 6.1 | 0.00 | 0 | 0.00 | 0.00 |
| 11070111 | 15 | 162.5 | 19.01 | 115.20 | 1.98 | 25.69 | 100.00 | 19.20 | 69.27 | 8.9 | 63.83 | 203.0 | 91.35 | 196.0 | 82.17 | 19.4 | 73.70 | 37 | 64.26 | 78.18 |
| 11070170 | 15 | 168.0 | 18.25 | 140.40 | 1.98 | 20.08 | 81.07 | 16.96 | 45.66 | 8.9 | 63.83 | 212.8 | 79.59 | 178.0 | 53.71 | 15.7 | 54.05 | 35 | 56.45 | 62.71 |
| 41050617 | 15 | 150.7 | 19.86 | 156.52 | 1.48 | 13.34 | 0.00 | 14.33 | 0.00 | 12.1 | 0.00 | 310.2 | 0.00 | 160.0 | 0.00 | 10.1 | 0.00 | 22 | 0.00 | 0.00 |
| 11030354 | 16 | 165.6 | 20.24 | 121.60 | 1.72 | 22.69 | 98.44 | 23.55 | 100.00 | 7.5 | 100.00 | 197.1 | 98.10 | 209.0 | 99.87 | 25.0 | 95.76 | 47 | 93.86 | 98.03 |
| 11070432 | 16 | 159.0 | 22.63 | 132.00 | 1.60 | 20.18 | 77.08 | 18.36 | 57.57 | 9.7 | 20.00 | 212.6 | 78.64 | 196.0 | 80.15 | 19.5 | 69.74 | 34 | 46.41 | 61.44 |
| 13050431 | 16 | 158.2 | 19.50 | 157.50 | 1.77 | 14.51 | 0.00 | 13.59 | 0.00 | 11.8 | 0.00 | 309.2 | 0.00 | 140.0 | 0.00 | 4.5 | 0.00 | 20 | 0.00 | 0.00 |
| 11030353 | 17 | 162.0 | 18.40 | 140.00 | 1.68 | 23.01 | 100.00 | 24.44 | 100.00 | 8.1 | 87.75 | 199.2 | 94.56 | 184.0 | 62.02 | 14.4 | 32.55 | 45 | 77.94 | 79.24 |
| 11030469 | 17 | 164.5 | 20.69 | 150.50 | 1.82 | 18.65 | 63.49 | 18.24 | 51.11 | 9.1 | 50.99 | 234.4 | 43.85 | 205.0 | 94.60 | 22.4 | 85.29 | 35 | 40.02 | 61.47 |
| 41060387 | 17 | 170.3 | 20.24 | 158.40 | 1.52 | 14.26 | 0.00 | 12.51 | 0.00 | 13.2 | 0.00 | 342.8 | 0.00 | 115.0 | 0.00 | 3.5 | 0.00 | 3 | 0.00 | 0.00 |
| 41090580 | 18 | 157.7 | 23.88 | 134.40 | 1.30 | 17.18 | 37.30 | 21.18 | 74.24 | 8.3 | 77.22 | 150.3 | 100.00 | 187.0 | 63.72 | 18.8 | 62.70 | 50 | 94.18 | 72.99 |
| 41060598 | 18 | 163.9 | 21.93 | 144.00 | 1.90 | 18.36 | 56.20 | 24.71 | 100.00 | 9.4 | 30.43 | 234.9 | 42.79 | 181.0 | 50.79 | 22.3 | 81.88 | 47 | 84.81 | 62.03 |
| 13050909 | 18 | 154.5 | 21.91 | 152.00 | 1.45 | 9.68 | 0.00 | 13.33 | 0.00 | 10.5 | 0.00 | 280.6 | 0.00 | 153.0 | 0.00 | 4.0 | 0.00 | 25 | 0.00 | 0.00 |

# 第二节　中学生理想体质综合评价体系效度检验

鉴别效度和会聚效度是检验量表结构效度的常用方式。理想的综合评价体系应能够反映出不同群体的实际情况，而且各评价内容之间的相关程度既不能太低，也不能太高，应具有较好的会聚效度。

## 一、鉴别度检验

统计学通常用临界比值法（CR 值法）对指标体系鉴别度进行检验，要求的高低分组一般是将对各层面总分分别进行排序，找到各层面高低分组（27%）的临界分数。本轮测试全部受试者男生为 1969 位，27%的受试者等于 1970×27% = 531.63 ≈ 532，男生体质总分按升序排列，第 532 位受试者对应的分数是 13.90，即 13.90 为男生低分组临界值；按降序排列，第 532 位受试者对应的分数是 37.61，即 37.61 为男生高分组临界值。同样，可以计算出女生低分组临界值为 15.71，高分组临界值为 37.60，具体分组统计结果见表 6-4 和表 6-5，男女生高低组独立样本检验见表 6-6 和表 6-7。

男女生独立样本 T 检验结果显示，中学生理想体质各指标检验 $P = 0.000 < 0.05$，t 值的绝对值均大于 3.000，说明各指标检验的临界比值显著性均达到 0.05 水平，对不同受试者都有较好的鉴别能力。

表 6-4　综合评价各指标成绩高低分组统计（男生）

| 指标 | 组别 | N | 均值 | 标准差 | 均值的标准误 |
|---|---|---|---|---|---|
| 身高肺活量 | ≤13.90 | 532 | 8.3583 | 18.81096 | 0.81556 |
| | 37.61+ | 533 | 58.0613 | 33.80103 | 1.46409 |
| 身高握力 | ≤13.90 | 532 | 17.5856 | 23.66524 | 1.02602 |
| | 37.61+ | 533 | 66.4915 | 23.97616 | 1.03852 |
| 50 米跑 | ≤13.90 | 532 | 3.8877 | 10.55323 | 0.45754 |
| | 37.61+ | 533 | 53.3764 | 28.52618 | 1.23561 |

续表

| 指标 | 组别 | N | 均值 | 标准差 | 均值的标准误 |
|------|------|---|------|--------|--------------|
| 耐力跑 | ≤ = 13.90 | 532 | 4.8206 | 13.22893 | 0.57355 |
| | 37.61+ | 533 | 42.4498 | 29.66052 | 1.28474 |
| 立定跳远 | ≤ = 13.90 | 532 | 5.4001 | 13.65354 | 0.59196 |
| | 37.61+ | 533 | 57.4373 | 25.02215 | 1.08383 |
| 坐位体前屈 | ≤ = 13.90 | 532 | 9.2970 | 18.77281 | 0.81390 |
| | 37.61+ | 533 | 39.9515 | 31.05341 | 1.34507 |
| 力量 | ≤ = 13.90 | 532 | 1.9527 | 8.01453 | 0.34747 |
| | 37.61+ | 533 | 34.1671 | 32.16653 | 1.39329 |

**表 6-5　综合评价各指标成绩高低分组统计（女生）**

| 指标 | 组别 | N | 均值 | 标准差 | 均值的标准误 |
|------|------|---|------|--------|--------------|
| 身高肺活量 | ≤ = 15.71 | 620 | 6.1997 | 15.66399 | 0.62908 |
| | 37.60+ | 619 | 53.0316 | 34.03209 | 1.36787 |
| 身高握力 | ≤ = 15.71 | 620 | 17.6836 | 24.68562 | 0.99140 |
| | 37.60+ | 619 | 57.4693 | 31.25321 | 1.25617 |
| 50米跑 | ≤ = 15.71 | 620 | 3.2086 | 10.29042 | 0.41327 |
| | 37.60+ | 619 | 44.0966 | 29.40992 | 1.18208 |
| 耐力跑 | ≤ = 15.71 | 620 | 4.7310 | 13.30019 | 0.53415 |
| | 37.60+ | 619 | 47.3882 | 28.20553 | 1.13368 |
| 立定跳远 | ≤ = 15.71 | 620 | 6.2983 | 14.56503 | 0.58495 |
| | 37.60+ | 619 | 55.9605 | 26.02894 | 1.04619 |
| 坐位体前屈 | ≤ = 15.71 | 620 | 17.2421 | 25.65413 | 1.03029 |
| | 37.60+ | 619 | 54.3662 | 32.87197 | 1.32124 |
| 力量 | ≤ = 15.71 | 620 | 6.1505 | 14.87494 | 0.59739 |
| | 37.60+ | 619 | 39.9225 | 29.88442 | 1.20116 |

表 6-6 综合评价各指标成绩独立样本检验（男生）

| 指标 | 组别 | 方差方程的 Levene 检验 | | 均值方程的 t 检验 | | | | | 差分的 95%置信区间 | |
|---|---|---|---|---|---|---|---|---|---|---|
| | | F 检验 | 显著性 | t | df | 显著性（双侧） | 均值差值 | 标准误差值 | 下限 | 上限 |
| 身高 | 假设方差相等 | 228.127 | 0.000 | -29.643 | 1063 | 0.000 | -49.70301 | 1.67674 | -52.99311 | -46.41291 |
| | 假设方差不相等 | | | -29.657 | 833.021 | 0.000 | -49.70301 | 1.67591 | -52.99252 | -46.41351 |
| 肺活量 | 假设方差相等 | 3.347 | 0.068 | -33.500 | 1063 | 0.000 | -48.90584 | 1.45990 | -51.77044 | -46.04123 |
| | 假设方差不相等 | | | -33.500 | 1062.867 | 0.000 | -48.90584 | 1.45988 | -51.77041 | -46.04127 |
| 身高握力 | 假设方差相等 | 467.097 | 0.000 | -37.533 | 1063 | 0.000 | -49.48870 | 1.31854 | -52.07594 | -46.90147 |
| | 假设方差不相等 | | | -37.560 | 675.179 | 0.000 | -49.48870 | 1.31760 | -52.07579 | -46.90162 |
| 50米跑 | 假设方差相等 | 477.234 | 0.000 | -26.728 | 1063 | 0.000 | -37.62921 | 1.40784 | -40.39166 | -34.86676 |
| | 假设方差不相等 | | | -26.745 | 735.901 | 0.000 | -37.62921 | 1.40695 | -40.39133 | -34.86709 |
| 耐力跑 | 假设方差相等 | 182.040 | 0.000 | -42.116 | 1063 | 0.000 | -52.03716 | 1.23558 | -54.46160 | -49.61271 |
| | 假设方差不相等 | | | -42.137 | 823.332 | 0.000 | -52.03716 | 1.23495 | -54.46118 | -49.61314 |
| 立定跳远 | 假设方差相等 | 236.834 | 0.000 | -19.490 | 1063 | 0.000 | -30.65445 | 1.57284 | -33.74067 | -27.56823 |
| | 假设方差不相等 | | | -19.498 | 875.331 | 0.000 | -30.65445 | 1.57215 | -33.74007 | -27.56882 |
| 坐位体前屈力量 | 假设方差相等 | 1236.607 | 0.000 | -22.415 | 1063 | 0.000 | -32.21440 | 1.43715 | -35.03438 | -29.39442 |
| | 假设方差不相等 | | | -22.434 | 597.917 | 0.000 | -32.21440 | 1.43596 | -35.03454 | -29.39426 |

表6-7　综合评价各指标成绩独立样本检验（女生）

| 指标 | 组别 | 方差方程的 Levene 检验 | | 均值方程的 t 检验 | | | | | 差分的 95% 置信区间 | |
|---|---|---|---|---|---|---|---|---|---|---|
| | | F 检验 | 显著性 | t | df | 显著性（双侧） | 均值差值 | 标准误差值 | 下限 | 上限 |
| 身高 | 假设方差相等 | 494.671 | 0.000 | -31.122 | 1237 | 0.000 | -46.83186 | 1.50480 | -49.78410 | -43.87963 |
| | 假设方差不相等 | | | -31.105 | 868.290 | 0.000 | -46.83186 | 1.50559 | -49.78688 | -43.87685 |
| 肺活量 | 假设方差相等 | 29.218 | 0.000 | -24.867 | 1237 | 0.000 | -39.78572 | 1.59996 | -42.92466 | -36.64678 |
| | 假设方差不相等 | | | -24.862 | 1173.202 | 0.000 | -39.78572 | 1.60026 | -42.92542 | -36.64602 |
| 50米跑 | 假设方差相等 | 688.074 | 0.000 | -32.672 | 1237 | 0.000 | -40.88793 | 1.25145 | -43.34314 | -38.43272 |
| | 假设方差不相等 | | | -32.652 | 766.871 | 0.000 | -40.88793 | 1.25225 | -43.34617 | -38.42970 |
| 耐力跑 | 假设方差相等 | 386.207 | 0.000 | -34.056 | 1237 | 0.000 | -42.65724 | 1.25257 | -45.11463 | -40.19986 |
| | 假设方差不相等 | | | -34.038 | 879.567 | 0.000 | -42.65724 | 1.25321 | -45.11688 | -40.19761 |
| 立定跳远 | 假设方差相等 | 216.877 | 0.000 | -41.450 | 1237 | 0.000 | -49.66219 | 1.19811 | -52.01274 | -47.31164 |
| | 假设方差不相等 | | | -41.433 | 970.131 | 0.000 | -49.66219 | 1.19861 | -52.01436 | -47.31001 |
| 坐位体前屈 | 假设方差相等 | 46.984 | 0.000 | -22.162 | 1237 | 0.000 | -37.12408 | 1.67513 | -40.41049 | -33.83766 |
| | 假设方差不相等 | | | -22.158 | 1167.209 | 0.000 | -37.12408 | 1.67546 | -40.41133 | -33.83682 |
| 力量 | 假设方差相等 | 413.541 | 0.000 | -25.137 | 1237 | 0.000 | -33.77206 | 1.34086 | -36.40267 | -31.14146 |
| | 假设方差不相等 | | | -25.175 | 906.187 | 0.000 | -33.77206 | 1.34151 | -36.40490 | -31.13923 |

## 二、会聚度检验

中学生理想体质各指标与理想体质总分相关性分析结果见表 6-8 和表 6-9。

**表 6-8　中学生理想体质指标评分相关检验（男生）**

| 类别 | 特征 | 身高肺活量 | 身高握力 | 50 米跑 | 耐力跑 | 立定跳远 | 坐位体前屈 | 力量 | 总分 |
|---|---|---|---|---|---|---|---|---|---|
| 身高肺活量 | Pearson 相关性 | 1 | 0.272** | 0.203** | 0.128** | 0.222** | 0.155** | 0.108** | 0.551** |
| | 显著性（双侧） | | 0.000 | 0.000 | 0.000 | 0.000 | 0.000 | 0.000 | 0.000 |
| | N | 1969 | 1969 | 1969 | 1969 | 1969 | 1969 | 1969 | 1969 |
| 身高握力 | Pearson 相关性 | 0.272** | 1 | 0.277** | 0.203** | 0.296** | 0.198** | 0.343** | 0.611** |
| | 显著性（双侧） | 0.000 | | 0.000 | 0.000 | 0.000 | 0.000 | 0.000 | 0.000 |
| | N | 1969 | 1969 | 1969 | 1969 | 1969 | 1969 | 1969 | 1969 |
| 50 米跑 | Pearson 相关性 | 0.203** | 0.277** | 1 | 0.410** | 0.487** | 0.026 | 0.286** | 0.671** |
| | 显著性（双侧） | 0.000 | 0.000 | | 0.000 | 0.000 | 0.252 | 0.000 | 0.000 |
| | N | 1969 | 1969 | 1969 | 1969 | 1969 | 1969 | 1969 | 1969 |
| 耐力跑 | Pearson 相关性 | 0.128** | 0.203** | 0.410** | 1 | 0.318** | 0.071** | 0.199** | 0.572** |
| | 显著性（双侧） | 0.000 | 0.000 | 0.000 | | 0.000 | 0.002 | 0.000 | 0.000 |
| | N | 1969 | 1969 | 1969 | 1969 | 1969 | 1969 | 1969 | 1969 |
| 立定跳远 | Pearson 相关性 | 0.222** | 0.296** | 0.487** | 0.318** | 1 | 0.186** | 0.298** | 0.697** |
| | 显著性（双侧） | 0.000 | 0.000 | 0.000 | 0.000 | | 0.000 | 0.000 | 0.000 |
| | N | 1969 | 1969 | 1969 | 1969 | 1969 | 1969 | 1969 | 1969 |
| 坐位体前屈 | Pearson 相关性 | 0.155** | 0.198** | 0.026 | 0.071** | 0.186** | 1 | 0.198** | 0.430** |
| | 显著性（双侧） | 0.000 | 0.000 | 0.252 | 0.002 | 0.000 | | 0.000 | 0.000 |
| | N | 1969 | 1969 | 1969 | 1969 | 1969 | 1969 | 1969 | 1969 |
| 力量 | Pearson 相关性 | 0.108** | 0.343** | 0.286** | 0.199** | 0.298** | 0.198** | 1 | 0.553** |
| | 显著性（双侧） | 0.000 | 0.000 | 0.000 | 0.000 | 0.000 | 0.000 | | 0.000 |
| | N | 1969 | 1969 | 1969 | 1969 | 1969 | 1969 | 1969 | 1969 |
| 总分 | Pearson 相关性 | 0.551** | 0.611** | 0.671** | 0.572** | 0.697** | 0.430** | 0.553** | 1 |
| | 显著性（双侧） | 0.000 | 0.000 | 0.000 | 0.000 | 0.000 | 0.000 | 0.000 | |
| | N | 1969 | 1969 | 1969 | 1969 | 1969 | 1969 | 1969 | 1969 |

注：** 在 0.01 水平（双侧）上显著相关。

表 6-9　中学生理想体质指标评分相关检验（女生）

| 类别 | 特征 | 身高肺活量 | 身高握力 | 50米跑 | 耐力跑 | 立定跳远 | 坐位体前屈 | 力量 | 总分 |
|---|---|---|---|---|---|---|---|---|---|
| 身高肺活量 | Pearson 相关性 | 1 | 0.159** | 0.163** | 0.190** | 0.196** | 0.136** | 0.225** | 0.549** |
| | 显著性（双侧） | | 0.000 | 0.000 | 0.000 | 0.000 | 0.000 | 0.000 | 0.000 |
| | N | 2291 | 2291 | 2291 | 2291 | 2291 | 2291 | 2291 | 2291 |
| 身高握力 | Pearson 相关性 | 0.159** | 1 | 0.196** | 0.124** | 0.257** | 0.090** | 0.078** | 0.468** |
| | 显著性（双侧） | 0.000 | | 0.000 | 0.000 | 0.000 | 0.000 | 0.000 | 0.000 |
| | N | 2291 | 2291 | 2291 | 2291 | 2291 | 2291 | 2291 | 2291 |
| 50米跑 | Pearson 相关性 | 0.163** | 0.196** | 1 | 0.445** | 0.411** | 0.020 | 0.299** | 0.632** |
| | 显著性（双侧） | 0.000 | 0.000 | | 0.000 | 0.000 | 0.331 | 0.000 | 0.000 |
| | N | 2291 | 2291 | 2291 | 2291 | 2291 | 2291 | 2291 | 2291 |
| 耐力跑 | Pearson 相关性 | 0.190** | 0.124** | 0.445** | 1 | 0.330** | 0.113** | 0.294** | 0.632** |
| | 显著性（双侧） | 0.000 | 0.000 | 0.000 | | 0.000 | 0.000 | 0.000 | 0.000 |
| | N | 2291 | 2291 | 2291 | 2291 | 2291 | 2291 | 2291 | 2291 |
| 立定跳远 | Pearson 相关性 | 0.196** | 0.257** | 0.411** | 0.330** | 1 | 0.232** | 0.259** | 0.686** |
| | 显著性（双侧） | 0.000 | 0.000 | 0.000 | 0.000 | | 0.000 | 0.000 | 0.000 |
| | N | 2291 | 2291 | 2291 | 2291 | 2291 | 2291 | 2291 | 2291 |
| 坐位体前屈 | Pearson 相关性 | 0.136** | 0.090** | 0.020 | 0.113** | 0.232** | 1 | 0.049* | 0.437** |
| | 显著性（双侧） | 0.000 | 0.000 | 0.331 | 0.000 | 0.000 | | 0.020 | 0.000 |
| | N | 2291 | 2291 | 2291 | 2291 | 2291 | 2291 | 2291 | 2291 |
| 力量 | Pearson 相关性 | 0.225** | 0.078** | 0.299** | 0.294** | 0.259** | 0.049* | 1 | 0.533** |
| | 显著性（双侧） | 0.000 | 0.000 | 0.000 | 0.000 | 0.000 | 0.020 | | 0.000 |
| | N | 2291 | 2291 | 2291 | 2291 | 2291 | 2291 | 2291 | 2291 |
| 总分 | Pearson 相关性 | 0.549** | 0.468** | 0.632** | 0.632** | 0.686** | 0.437** | 0.533** | 1 |
| | 显著性（双侧） | 0.000 | 0.000 | 0.000 | 0.000 | 0.000 | 0.000 | 0.000 | |
| | N | 2291 | 2291 | 2291 | 2291 | 2291 | 2291 | 2291 | 2291 |

注：** 在 0.01 水平（双侧）上显著相关，* 在 0.05 水平（双侧）上显著相关。

男生理想体质各指标指标与总分相关分析显示，除坐位体前屈与50米跑（r=0.026，p=0.252）、坐位体前屈与耐力跑（r=0.071，p=0.002）外其余各指标之间相关系数在0.100~0.500，各指标与体质总分相关系数在0.400~0.700，且均大于各指标之间的相关系数。而坐位体前屈与50米跑、坐位体前屈与耐力跑之间的相关程度小于0.100，处于微弱相关程度，说明中学生柔韧性与快速跑、耐久跑能力相关程度较小，与运动理论和实践基本一致。

女生理想体质各指标指标与总分相关分析显示，指标之间相关系数小于0.100的有四个，分别是坐位体前屈与50米跑、耐力跑、力量之间以及力量与身高握力比之间，女生力量测试项目为仰卧起坐，主要反映的腰腹力量而非上下肢力量，说明女生快速跑、耐久跑能力、腰腹力量与其柔韧性关系不大，腰腹力量与握力关系也不大，符合运动学理论。其余各指标之间相关系数在0.100~0.500，各指标与体质总分相关系数在0.400~0.700，且均大于各指标之间的相关系数。

相关性分析结果中虽然出现相关系数小于0.100的情况，但其与运动学相关理论和运动实践是相符的，不影响该评价体系具有较好的会聚效度。结合鉴别度检验结果，中学生理想体质综合评价体系具有较佳的结构效度。

# 第三节　中学生理想体质综合评价体系相关比较

## 一、中学生理想体质评价临界值与中学生体质 $P_{80}/P_{20}$ 水平比较

依据中国体育科学学会体质研究会第二届全国体质研究学术讨论会上专家们提出的评价理想体质，必须进行多指标综合评价，而且原则上应以同质人群较高水平（处于该人群第80百分位数以上）的数据，作为理想

体质的评价依据①的观点。为检验制定各指标临界值水平是否达到理想体质评价依据，将制定的定量评价指标临界值与样本数据 $P_{80}$（低优指标采用 $P_{20}$）进行比较。见表6-10、表6-11。

表6-10　中学生理想体质评价临界值与中学生体质 $P_{80}/P_{20}$ 水平比较（男生）

| 年龄 | 身高肺活量 | | 身高握力 | | 50米跑 | | 1000米跑 | | 立定跳远 | | 坐位体前屈 | | 引体向上 | |
|---|---|---|---|---|---|---|---|---|---|---|---|---|---|---|
| | $P_{80}$ | 临界值 | $P_{80}$ | 临界值 | $P_{20}$ | 临界值 | $P_{20}$ | 临界值 | $P_{80}$ | 临界值 | $P_{80}$ | 临界值 | $P_{80}$ | 临界值 |
| 13 | 18.9 | 19.1 | 20.2 | 20.9 | 8.1 | 8.0 | 260.4 | 256.3 | 205 | 211 | 12.7 | 13.2 | 3 | 4 |
| 14 | 20.6 | 20.7 | 22.9 | 23.2 | 7.8 | 7.7 | 251.0 | 249.1 | 216 | 221 | 14.6 | 15.6 | 4 | 5 |
| 15 | 22.9 | 22.6 | 25.0 | 25.1 | 7.5 | 7.5 | 240.0 | 239.2 | 230 | 233 | 16.5 | 17.1 | 6 | 6 |
| 16 | 24.4 | 24.0 | 26.3 | 26.5 | 7.3 | 7.3 | 232.0 | 230.4 | 239 | 240 | 18.0 | 17.6 | 7 | 7 |
| 17 | 24.9 | 24.8 | 27.1 | 27.3 | 7.2 | 7.2 | 230.0 | 227.0 | 240 | 244 | 18.3 | 18.4 | 8 | 8 |
| 18 | 25.5 | 25.4 | 27.9 | 28.1 | 7.2 | 7.1 | 227.9 | 225.2 | 245 | 247 | 19.0 | 18.5 | 9 | 9 |

表6-11　中学生理想体质评价临界值与中学生体质 $P_{80}/P_{20}$ 水平比较（女生）

| 年龄 | 身高肺活量 | | 身高握力 | | 50米跑 | | 800米跑 | | 立定跳远 | | 坐位体前屈 | | 仰卧起座 | |
|---|---|---|---|---|---|---|---|---|---|---|---|---|---|---|
| | $P_{80}$ | 临界值 | $P_{80}$ | 临界值 | $P_{20}$ | 临界值 | $P_{20}$ | 临界值 | $P_{80}$ | 临界值 | $P_{80}$ | 临界值 | $P_{80}$ | 临界值 |
| 13 | 15.9 | 15.5 | 15.9 | 15.8 | 9.2 | 9.1 | 239.9 | 234.8 | 170 | 174 | 16.0 | 16.0 | 34 | 33 |
| 14 | 16.5 | 16.5 | 17.0 | 16.9 | 9.1 | 9.0 | 235.0 | 231.2 | 173 | 177 | 16.7 | 16.0 | 35 | 35 |
| 15 | 17.5 | 17.6 | 17.7 | 18.1 | 9.1 | 9.0 | 230.3 | 229.1 | 177 | 181 | 17.5 | 16.5 | 37 | 36 |
| 16 | 18.2 | 18.1 | 18.3 | 18.5 | 9.1 | 9.0 | 227.1 | 227.4 | 180 | 183 | 18.8 | 17.4 | 37 | 36 |
| 17 | 18.4 | 18.3 | 18.6 | 18.9 | 9.0 | 8.9 | 228.7 | 226.5 | 180 | 183 | 19.0 | 17.5 | 40 | 39 |
| 18 | 18.6 | 18.6 | 19.0 | 19.4 | 9.0 | 8.8 | 227.3 | 227.3 | 180 | 185 | 19.0 | 18.3 | 40 | 39 |

结果显示，男生15~18岁身高肺活量出现低于样本数据 $P_{80}$ 水平，差值在0.1~0.4；16岁、18岁坐位体前屈出现低于样本数据 $P_{80}$ 水平，差值为0.4、0.5。女生13岁、16岁、17岁身高肺活量出现低于样本数据 $P_{80}$ 水平，差值在0.1~0.4；13岁、14岁身高握力出现低于样本数据 $P_{80}$ 水平，

---

① 陈明达.实用体质学［M］.北京：北京医科大学中国协和医科大学联合出版社，1993：2.

两个年龄组差值均为 0.1；16 岁 800 米跑出现高于样本数据 $P_{20}$ 水平，差值为 0.3；14~18 岁坐位体前屈出现低于样本数据 $P_{80}$ 水平，差值在 0.7~1.5；13 岁、15~18 岁仰卧起坐出现低于 $P_{80}$，各年龄差值均为 1。各年龄不同性别定量评价指标临界值以 $P_{80}$（低优指标为 $P_{20}$）为基准，均接近其水平位置，部分指标与其相等，没有发现过大或过小数值。中学生理想体质定量评价指标临界值的制定基本制定到理想体质评价依据，也遵循了进行多指标综合评价的原则。

## 二、中学生理想体质评价界值范围与《国家学生体质健康标准》比较

结合新时期青少年体质健康状况和学校体育工作实际，教育部组织对《国家学生体质健康标准》进行了修订，并于 2014 年 7 月 7 日印发了《国家学生体质健康标准（2014 年修订）》，该标准着重强化了教育激励、反馈调整和引导锻炼的功能，从学生身体形态、身体机能和身体素质方面综合评价体质健康水平。评分等级分为：90.0 分以上为优秀，80.0~89.9 分为良好，60.0~79.9 分为及格，59.9 分及以下为不及格，优秀、良好以 5 分为评分间距，及格以 2 分为评分间距，不及格以 10 分为评分间距，全面对不同水平学生体质进行评价。

为检验中学生理想体质综合评价定量评价指标界值范围的合理性及与《国家学生体质健康标准》的关系，将制定的中学生理想体质定量评价指标界值范围与《国家学生体质健康标准》评分等级进行比较。由于《国家学生体质健康标准》中学生组评价办法与中学生理想体质评价办法部分指标不相同，在此只对身体素质指标进行比较。

结果显示，50 米跑男生不同年龄临界值均在优秀范围内，界值范围上限值均在及格范围上等水平、下限值全部超出 100 分范围；女生不同年龄临界值均在及格范围上等水平，接近良好范围，界值范围上限值均在及格范围中等水平、下限值 13 岁、14 岁超出 100 分范围，其他年龄组均与 100 分持平。不同性别各年龄组界值范围评分范围、分数增长幅度趋于同一水

平内。见表6-12。

表 6-12　中学生理想体质 50 米跑评分范围与《国家学生体质健康标准》分数对比

| 年龄 | 男生 | | | | | | 女生 | | | | | |
|---|---|---|---|---|---|---|---|---|---|---|---|---|
| | 上限值 | 分数 | 临界值 | 分数 | 下限值 | 100分 | 上限值 | 分数 | 临界值 | 分数 | 下限值 | 100分 |
| 13 | 8.7 | 75 | 8.0 | 90 | 6.8 | 7.8 | 9.8 | 71 | 9.1 | 78 | 8.0 | 8.1 |
| 14 | 8.3 | 76 | 7.7 | 95 | 6.7 | 7.5 | 9.8 | 70 | 9.0 | 78 | 7.9 | 8.0 |
| 15 | 8.0 | 77 | 7.5 | 90 | 6.6 | 7.3 | 9.7 | 70 | 9.0 | 77 | 7.9 | 7.9 |
| 16 | 7.7 | 78 | 7.3 | 90 | 6.6 | 7.1 | 9.7 | 69 | 9.0 | 76 | 7.8 | 7.8 |
| 17 | 7.6 | 78 | 7.2 | 90 | 6.5 | 7.0 | 9.7 | 68 | 8.9 | 76 | 7.7 | 7.7 |
| 18 | 7.5 | 77 | 7.1 | 85 | 6.5 | 6.8 | 9.6 | 68 | 8.8 | 76 | 7.6 | 7.6 |

　　耐力跑男、女生不同年龄临界值均在良好范围内，界值范围上限值均在及格范围中等水平、下限值全部在加分范围。不同性别各年龄组界值范围评分范围、分数增长幅度趋于同一水平内。见表6-13。

表 6-13　中学生理想体质耐力跑评分范围与《国家学生体质健康标准》分数对比

| 年龄 | 男生（1000 米） | | | | | | 女生（800 米） | | | | | |
|---|---|---|---|---|---|---|---|---|---|---|---|---|
| | 上限值 | 分数 | 临界值 | 分数 | 下限值 | 分数 | 上限值 | 分数 | 临界值 | 分数 | 下限值 | 分数 |
| 13 | 293.5 | 65 | 256.3 | 89 | 202.2 | 109 | 264.5 | 72 | 234.8 | 83 | 191.8 | 105 |
| 14 | 279.6 | 65 | 249.1 | 84 | 202.4 | 108 | 257.5 | 71 | 231.2 | 84 | 194.3 | 103 |
| 15 | 265.0 | 68 | 239.2 | 84 | 198.3 | 106 | 251.7 | 73 | 229.1 | 84 | 195.8 | 102 |
| 16 | 254.9 | 70 | 230.4 | 84 | 193.0 | 104 | 246.9 | 73 | 227.4 | 83 | 195.6 | 102 |
| 17 | 251.0 | 69 | 227.0 | 83 | 191.6 | 103 | 245.6 | 73 | 226.5 | 82 | 194.9 | 102 |
| 18 | 246.7 | 70 | 225.2 | 80 | 191.7 | 102 | 244.8 | 72 | 227.3 | 82 | 195.1 | 101 |

　　立定跳远男生不同年龄临界值13岁达到优秀水平，其他年龄组均在良好范围内，界值范围下限值均在及格范围上等水平、上限值全部超出100分范围；女生不同年龄临界值均在良好范围中等水平，界值范围下限值在及格范围中等水平、上限值全部超出100分范围。不同性别各年龄组界值范围评分范围、分数增长幅度趋于同一水平内。见表6-14。

表6-14　中学生理想体质立定跳远评分范围与《国家学生体质健康标准》分数对比

| 年龄 | 男生 | | | | | | 女生 | | | | | |
|---|---|---|---|---|---|---|---|---|---|---|---|---|
| | 上限值 | 100分 | 临界值 | 分数 | 下限值 | 分数 | 上限值 | 100分 | 临界值 | 分数 | 下限值 | 分数 |
| 13 | 246 | 225 | 211 | 90 | 188 | 77 | 202 | 196 | 174 | 83 | 158 | 72 |
| 14 | 254 | 240 | 221 | 87 | 200 | 75 | 205 | 200 | 177 | 83 | 160 | 71 |
| 15 | 263 | 250 | 233 | 85 | 213 | 74 | 208 | 202 | 181 | 83 | 163 | 71 |
| 16 | 268 | 260 | 240 | 83 | 223 | 74 | 209 | 204 | 183 | 83 | 168 | 73 |
| 17 | 270 | 265 | 244 | 83 | 228 | 74 | 208 | 205 | 183 | 83 | 168 | 73 |
| 18 | 271 | 270 | 247 | 82 | 232 | 74 | 211 | 206 | 185 | 82 | 169 | 73 |

　　坐位体前屈男生不同年龄临界值18岁处于良好范围中等水平，其他年龄组均在优秀与良好之间，界值范围下限值均在及格范围上等水平、上限值全部超出100分范围；女生不同年龄临界值17岁、18岁处于及格与良好之间，其他年龄组均在良好范围中等水平，界值范围下限值在及格范围中等水平、上限值全部超出100分范围。不同性别各年龄组界值范围评分范围、分数增长幅度趋于同一水平内。见表6-15。

表6-15　中学生理想体质坐位体前屈评分范围与《国家学生体质健康标准》分数对比

| 年龄 | 男生 | | | | | | 女生 | | | | | |
|---|---|---|---|---|---|---|---|---|---|---|---|---|
| | 上限值 | 100分 | 临界值 | 分数 | 下限值 | 分数 | 上限值 | 100分 | 临界值 | 分数 | 下限值 | 分数 |
| 13 | 22.9 | 17.6 | 13.2 | 88 | 7.9 | 76 | 25.3 | 21.8 | 16.0 | 83 | 10.5 | 73 |
| 14 | 25.6 | 19.6 | 15.6 | 86 | 9.1 | 76 | 24.8 | 22.7 | 16.0 | 81 | 11.0 | 73 |
| 15 | 26.8 | 21.6 | 17.1 | 86 | 10.9 | 76 | 25.1 | 23.5 | 16.5 | 82 | 11.4 | 72 |
| 16 | 26.7 | 23.6 | 17.4 | 86 | 12.0 | 76 | 25.9 | 24.2 | 17.4 | 81 | 13.0 | 73 |
| 17 | 27.0 | 24.3 | 18.4 | 85 | 12.5 | 75 | 25.3 | 24.8 | 17.5 | 79 | 13.0 | 73 |
| 18 | 26.8 | 24.6 | 18.5 | 84 | 13.0 | 74 | 25.6 | 25.3 | 18.3 | 79 | 13.5 | 73 |

　　力量素质男生不同年龄临界值均处于及格线60分位置，界值范围下限值均处于不及格范围，初中组在40分位置，高中组在30分位置、上限值13岁、14岁处于良好范围，其他年龄组达到优秀；女生不同年龄临界值处于及格范围上等水平，界值范围下限值处于及格范围中等水平、上限值

均在优秀范围内。不同性别各年龄组界值范围评分范围、分数增长幅度趋于同一水平内。见表6-16。

表6-16 中学生理想体质力量评分范围与《国家学生体质健康标准》分数对比

| 年龄 | 男生（引体向上） | | | | | | 女生（仰卧起坐） | | | | | |
|---|---|---|---|---|---|---|---|---|---|---|---|---|
| | 上限值 | 分数 | 临界值 | 分数 | 下限值 | 分数 | 上限值 | 分数 | 临界值 | 分数 | 下限值 | 分数 |
| 13 | 9 | 80 | 4 | 60 | 2 | 40 | 47 | 94 | 33 | 73 | 27 | 67 |
| 14 | 11 | 85 | 5 | 60 | 3 | 40 | 49 | 95 | 35 | 74 | 28 | 67 |
| 15 | 13 | 90 | 6 | 60 | 4 | 40 | 49 | 93 | 36 | 74 | 29 | 67 |
| 16 | 14 | 90 | 7 | 60 | 4 | 30 | 49 | 90 | 36 | 73 | 30 | 67 |
| 17 | 15 | 90 | 8 | 60 | 5 | 30 | 52 | 95 | 39 | 75 | 31 | 67 |
| 18 | 16 | 90 | 9 | 60 | 6 | 30 | 52 | 93 | 39 | 74 | 32 | 67 |

综上，各身体素质指标除力量素质外，各指标界值范围与《国家学生体质健康标准》比较，均处于较高水平，临界值处于均良好优秀范围，界值范围下限（低优指标上限）值均处于及格中等水平以上、上限值（低优指标下限）值在100分以上水平。力量素质由于近年来河南省学生下降幅度较大，制定临界值也随之降低，这与河南省理想体质综合评价结果的分析结果一致，但所制订的临界值已达到同质人群 $P_{80}$ 水平。说明所制定的中学生理想体质评价标准适用于河南省中学生人群，即符合当前国家关于学生体质发展的要求，又高于现行国家标准，即保持了较好的一致性，又具有一定的前瞻性。

# 第七章 结论与展望

## 第一节 结论

本研究通过相关理论基础及概念的研究，将中学生理想体质定义为：中学生在遗传的基础上，遵循青春期生长发育规律，通过后天塑造使其达到身体形态、生理机能、身体素质、心理素质和社会适应能力全面发展，以能够满足生活、学习需要的整体良好的状态。主要表现为形态发育良好，体格健壮、体型匀称；呼吸系统、心血管系统、骨骼肌肉系统具有良好的生理功能；有较强的运动能力和学习劳动能力；心理发育健全、情绪乐观、意志坚强、思维敏捷、反应迅速；有较强的社会适应能力。

确定的中学生理想体质评价指标体系包括定性评价指标、定量评价指标两类。定性评价指标包括：身高、BMI、BI、心理状况，用于健康筛查；定量评价指标包括：身高肺活量、身高握力、50 米跑、耐力跑、立定跳远、坐位体前屈、力量，结合赋予的相应权重用于等级评定。并制定了适用于河南省中学生的理想体质评价标准。

构建了适用于河南省中学生理想体质评价的综合评价体系，并使用该评价体系对河南省中学生进行理想体质评价。结果显示，未达到健康标准人数比为 64.00%；通过健康筛查，未达到理想体质人数比为 34.42%，达到理想体质人数比为 1.58%。说明随着社会、经济发展，中学生身心健康问题已成为目前较为严重、较为普遍问题。

比值法（CR 值法）对中学生理想体质综合评价体系进行鉴别度检

验。经检验，中学生理想体质综合评价体系具有较佳的结构效度，能够有效的对河南省中学生进行理想体质综合评价。与提出的相关评价依据比较，各年龄不同性别定量评价指标临界值均接近 $P_{80}$（低优指标为 $P_{20}$）水平位置，部分指标与其相等。与《国家学生体质健康标准》比较，各身体素质指标除力量素质外，各指标界值范围均处于较高水平。但力量素质临界值已达到同质人群 $P_{80}$ 水平，说明河南省中学生力量素质较差。

# 第二节　创新点

20 世纪 80 年代，我国体质领域专家提出了理想体质的概念，随后虽有学者对其进行研究，但均为理论探讨，对实践的指导意义有限。本研究是在前人理论研究的基础上进行的应用研究，构建的综合评价体系实现了理想体质的定性评价和定量评价，实现了理想体质的可操作化。具体创新休现在以下几点：

第一，在评价指标上，虽然大多数学者认为心理状况及适应能力应包含在体质范畴中，但在实际操作中主要从身体形态、生理机能、身体素质三个方面进行评价，没有将心理状况及适应能力列入评价体系，《国家学生体质健康标准》亦如此。在"中学生理想体质指标体系"中将其纳入，较全面的对学生体质进行综合评价。邢文华教授在专家咨询反馈意见中写道：把评价指标分为五个维度，较全面地反映了体质的五要素，从以往研究中多从形态、机能、素质三个维度评价，不够全面，这种研究思路有新意！

第二，在评价方法上，由于健康是人类发展的基本需要，"中学生理想体质综合评价方法"根据各指标特点、作用及理想体质主要标志的评价思想进行分类评价。对影响生长发育、营养状况等定量指标进行定性化健康筛查，在个体健康的基础上，再对生理机能、身体素质等指标进行量化评价，符合"健康第一"的理念。

第三，在评价标准上，定性评价指标界值范围的确定是依据青春期生长发育特点及遗传因素，以其达到健康状态为标准，如身高指标，受遗传因素影响最大，在生长发育过程中个体的周期表现也不同，按照高低进行定量评价对学生不够公平；定量评价指标中各身体素质指标除力量素质外，各指标界值范围均处于《国家体质健康标准》评分范围的较高水平，能够较好的引导学生进行体育锻炼。

本研究所构建的"中学生理想体质综合评价体系"是对《国家学生体质健康标准》的有益补充和多元拓展，在进行《国家学生体质健康标准》测试、评价的同时，增加项目即可对理想体质状况进行评价。

# 第三节　研究展望

本研究是在青少年体质研究领域做了一些尝试，构建了希望能够积极引导学生参加体育锻炼，各项指标均衡、协调发展，有较高水平的体质综合评价体系，是体质评价思想和方法的研究。由于时间和精力有限，本研究还存在一些有待完善的空间，在后续着重从以下三个方面进行研究：

第一，虽然通过河南省中学生体质与健康调研数据进行分析，制定了适用于河南省中学生的理想体质评价标准，但由于本学科对体质研究的局限性，对中学生理想体质综合评价体系和评价结果的检验只运用了理论检验，后续将通过多学科的联合，对中学生理想体质综合评价体系和评价结果进行实证研究。并通过此思路和方法，运用相应的数据，制定适用于不同地域、不同学龄段的学生理想体质综合评价体系。

第二，体质研究是一项周期较长的研究课题，特别是在学生群体，受生长发育影响，身体各系统不断发生变化。如何正确把握不同学龄阶段学生生长发育规律，运用现代化的检测手段，对学生体质各指标进行监测、论证，不断充实学生理想体质综合评价指标体系，同时对学生体质进行队列研究将是下一步研究的重点。

第三，研究理想体质的目的是服务于实践，在理想体质理论研究的基础上，研发学生理想体质评价管理系统软件，使理想体质评价和结果反馈具有普及性、即时性，以提高学生体质评价管理效率，以及如何结合理想体质评价，研发切实有效的干预措施，引导青少年积极参与体育锻炼，不断提升体质水平，使其养成"终身体育"的生活方式将是本研究的最终目的。

# 参考文献

**中文文献：**

[1] 白春玉，陈容，张迪，等．男孩青春期生长发育规律的追踪研究［J］．中国校医，2004，18（04）：299-301．

[2] 百度百科．指标体系［OL］．2014-11-21．http：//baike．baidu．com/link-url．

[3] 蔡睿，江崇民，郑迎东，等．国民体质综合指数数学模型的建立［J］．体育科学，2005，25（3）：30-32．

[4] 陈明达．实用体质学［M］．北京：北京医科大学中国协和医科大学联合出版社，1993．

[5] 程颖，白春玉，张迪．女孩青春期身高生长突增规律的追踪研究［J］．中国校医，2000，14（01）：15-17．

[6] 崔炳建，郭蔚蔚，李岚，等．河南省青少年体质健康状况研究报告：2010年［M］．郑州：河南人民出版社，2012．

[7] 崔炳建，郭蔚蔚，李岚，等．河南省青少年体质健康状况研究报告1985—2005年［M］．郑州：河南人民出版社，2008．

[8] 大洋．体质专家讨论理想体质概念［J］．学校体育，1988（5）：58．

[9] 代波，赵莹莹，王人喜，等．儿童青少年肥胖现状及其与认知能力的关系［J］．中国学校卫生，2014，35（08）：1274-1276．

[10] 戴忠恒．心理与教育测量［M］．上海：华东师范大学出版社，1987．

[11] 风笑天．社会学研究方法［M］．北京：中国人民大学出版社，2005．

[12] 高刚，季浏．试述美国青少年体质健康测试发展及对我国的启示［J］．成都体育学院学报，2013，39（6）：22-26．

[13] 高刚．新时期优化青少年学生体质健康评价指标研究——以新疆地区为例［D］．上海：华东师范大学，2014．

[14] 戈莎，吕丛超，席薇．天津市中小学生体能发育现状及影响因素［J］．中国学校体育，2012（03）：81-82．

［15］龚大利．中日两国大学生现行体质健康标准及评价方法的比较研究［J］．北京体育大学学报，2006，29（9）：1222-1224.

［16］郝树源．论体质与健康论体质与健康［J］．体育学刊，2002，3（9）：124-125.

［17］何健，张丁，孙经，等．河南省中学生心理健康现况分析［J］．2013，24（3）：310-314.

［18］何仲岂．体质与健康关系的理论与实证研究［M］．北京：北京体育人学出版社，2009.

［19］黄蕾，陶芳标．儿童青少年体成分发育的种族特征与性别差异［J］．中国学校卫生，2009，30（12）：1150-1152.

［20］黄勇前．《国家体育锻炼标准》出台背景、实施情况研究［J］．体育文化导刊，2005，（5）：51-53.

［21］季成叶，胡佩瑾，何忠虎．中国儿童青少年生长长期趋势及其公共卫生意义［J］．北京大学学报（医学版），2007，39（02）：126-131.

［22］季成叶，李勇．1985—2000年中国青少年青春期生长长期变化趋势［J］．中国生育健康杂志，2003，14（05）：271-275.

［23］季成叶．儿童肥胖筛查方法研究的最新进展［J］．中国学校卫生，2006，27（4）：279-281.

［24］季成叶．儿童少年卫生学（第7版）［M］．北京：人民卫士出版社，2012.

［25］季成叶．生长发育一般规律及调查方法与评价［J］．中国学校卫生，2000，21（01）：77-78.

［26］季成叶．我国城市中小学生营养不良现状和20年动态变化［J］．中国儿童保健杂志，2008，16（06）：622-625.

［27］季成叶．正视和积极应对生长长期趋势的负面影响［J］．中国学校卫生，2011，32（10）：1153-1157.

［28］贾俊平，何晓群，金勇进．统计学（第四版）［M］．北京：中国人民大学出版社，2009.

［29］贾志勇．日本体力测定项目的发展变化［J］．中国学校体育，2001（6）：64.

［30］江崇民，张一民．中国体质研究的进程与发展趋势［J］．体育科学 2008，28（9）：25-32+88.

［31］江梅．LMS法：一种适用建立肺功能全年龄段正常参考值曲线方法［J］．中国卫生统计，2013，30（5）：766-768.

［32］教育部，国家体育总局，国家卫生计生委，国家民委科技部，财政部．教育部等六部门关于开展 2014 年全国学生体质与健康调研工作的通知［EB/OL］．http：//www. moe. Gov. cn/publicfiles/business/htmlfiles/moe/moe_947/201403/xxgk_165320. html. 2014-11-20.

［33］景浩．论体质与证的关系［J］．辽宁中医学院学报，1999，1（02）：10.

［34］静进．儿童青少年的认知发展［J］．中国学校卫生，2006，27（2）：182-184.

［35］匡调元．人体体质学［M］．上海：上海中医学院出版社，1991.

［36］李红娟，王正珍，罗曦娟．美国青少年体质测定系统的演进［J］．北京体育大学学报，2013，36（10）：51-58.

［37］廖文科．中国 7~18 汉族学生体质与健康动态变化与综合评价研究［D］．长沙：中南大学，2009.

［38］蔺平．山西省青少年儿童身体素质发展现状及规律研究［J］．教学与管理，2014（18）：37-39.

［39］刘东海，夏国军．重审并再论建立"适度体质"的思想及理论［J］．辽宁体育科技，2004，26（6）：5-6.

［40］刘东海，夏国军，等．体质概念的内涵、外延及其综合评价［J］．体育学刊，2003，10（1）：14-17.

［41］刘东海．论体质综合评价的战略思想［J］．体育学刊，1998，5（2）：60-61.

［42］刘励．儿童青少年体质健康的综合评价及影响因素研究［D］．武汉：华中科技大学，2009.

［43］刘鹏，龚继春，邓琼英，等．仫佬族儿童青少年体格发育状况［J］．中国学校卫生，2014，35（10）：1544-1546.

［44］刘万里，雷治军．关于 AHP 中判断矩阵校正方法的研究［J］．系统工程理论与实践，1997，17（6）：30-34.

［45］刘卫东．体力与智力辨析［J］．体育与科学，2000，9（21）：15-17.

［46］刘延东：切实加强学校体育工作 促进广人青少年全国青少年康成［R］．在全国学校休育工作会议上的讲话．2012-12-23.

［47］马军．儿童青少年高血压研究［J］．中国学校卫生，2012，33（02）：129-132+136.

［48］彭杰，卓勇，慕英杰．大学生体质与健康［M］．哈尔滨：黑龙江教育出版社，2009.

［49］邱长鹏，张红蕾，魏玉霞主编．新世纪青少年身体健康教育新概念（下册）［M］．拉萨：西藏人民出版社，2001.

［50］全国体育院校教材委员会．体育统计［M］．北京：人民体育出版社，2002.

［51］全国学生体质与健康调研组.2010 年全国学生体质与健康调研结果公布［J］.中国学校体育，2011（10）：16-17.

［52］任弘．体质研究中人体适应能力的理论与实证研究［D］．北京：北京体育大学，2004.

［53］史慧静．青春发动时相提前与青少年卫生系列述评（2）青少年健康研究应关注青春发动时相［J］．中国学校卫生，2008，29（04）：289-291.

［54］束莉，李李，博庆丽．婴儿喂养方式及生长发育与成年期疾病［J］．国外医学（卫生学分册），2009，36（05）：291-294.

［55］孙飙．以身体活动为核心的学校"健康管理"模式研究［J］．南京体育学院学报，2009，23（01）13-20+34.

［56］孙建军．定量分析方法［M］．南京：南京大学出版社，2002.

［57］孙杰．青少年体育锻炼标准将略降［N］．北京日报，2013-8-9：16.

［58］孙军玲，季成叶，张欣，等．培智学校学生体格发育及健康状况分析［J］．中国临床康复，2005，9（40）：104-106.

［59］孙振球，徐勇勇．医学统计学［M］．北京：人民卫生出版社，2005.

［60］孙振球．医学综合评价方法及其应用［M］．北京：化学工业出版社，2006.

［61］谭平，肖福元，许东华，等．中小学生体质健康综合评价研究述评［J］．中国学校卫生，2001，22（1）：59-60.

［62］陶芳标．青春发动时相提前与青少年卫生系列述评（1）：早期生长模式与青春发动时相提前［J］．中国学校卫生，2008，29（03）：193-195+199.

［63］万琼，刘沈燕．武汉市城区中小学生 1985—2005 年肺活量变化趋势分析［J］．中国学校卫生，2008，29（09）：855-856.

［64］王秉彝．体育科研数学方法［M］．广州：广东高等教育出版社，1998.

［65］王皋华．学生体质健康标准演变与发展的理性思考［J］．首都体育学院学报，2004，16（2）：1-4.

［66］王红，郝加虎，陶芳标．环境内分泌干扰物与青春发动时相提前［J］．实用儿科临床杂志，2009，24（20）：1604-1606.

［67］王红雨，岳松．沈阳市城乡中小学生 8 年肺活量变化趋势分析［J］．中国

校医，2010，24（06）：455-456.

[68] 王极盛，李焰，赫尔实．中国中学生心理健康量表的编制及其标准化［J］．社会心理科学，1997，（4）：15-20.

[69] 王静．美国德克萨斯州儿童青少年肌肉体质健康状况及影响因素研究［D］．上海：华东师范大学，2012.

[70] 王琦．中医体质三论［J］．北京中医药大学学报2008，31（10）：653-655.

[71] 王琦．中医体质学［M］．北京：中国医药科技出版社，1995.

[72] 王周伟，朱敏．SPSS统计分析与综合应用［M］．上海：上海交通大学出版社，2012.

[73] 卫生部学校卫生标准专业委员会．学龄儿童青少年营养不良筛查（国家标准）［M］．北京：中国标准出版社，2014.12.

[74] 吴明隆．SPSS统计应用实务［M］．北京：科学出版社，2003.

[75] 吴田英，毛红芳．儿童单纯性肥胖研究进展［J］．上海预防医学，2011，23（11）：577-579.

[76] 吴晓蓉．K-均值聚类算法初始中心选取相关问题的研究［D］．长沙：湖南大学，2005.

[77] 肖功洪，吴栩．体质综合评价的数学模型［J］．中国科技信息，2010（4）：160-161.

[78] 肖延风．内分泌干扰物对儿童青春期发育的影响［J］．中国儿童保健杂志，2013，21（03）：230-233.

[79] 徐国祥，等．统计学［M］．上海：上海财经大学出版社，2001.

[80] 许顶立，沈安娜．青少年高血压诊疗策略［J］．中国社区医师，2010（29）：5-6.

[81] 杨爱莲，熊伟，余毅震．某市学生形态发育与生理机能调查与分析［J］．公共卫生与预防医学，2010，21（02）：51-54.

[82] 杨梦利，娄晓民，彭玉林，等．大学生BMI与身体素质指标的相关性［J］．中国学校卫生，2013，34（9）：1093-1095+1098.

[83] 杨漾．上海学龄儿童青少年体质健康指标LMS曲线及相关参考标准的研究［D］．上海：上海体育学院，2014.

[84] 叶宜德．预防医学［M］．北京：高等教育出版社，2006.

[85] 佚名．布兰奇心功指数［J］．中国学校卫生，2000，21（2）：89.

［86］佚名．理想体质［J］．中国学校卫生，1999，20（6）：484.

［87］于道中．体质健康概念与我国学生体质健康状况［J］．山东体育学院学报，1994，10（02）：7-14.

［88］余小鸣．青春期心理发展及健康促进对策［J］．中国儿童保健杂志，2005（04）：333-335.

［89］岳建军，阎智力，季浏，等．美国青少年体质健康评价体系及其启示［J］．体育文化导刊，2013（7）：35-38.

［90］张春燕．青少年身体素质敏感期及锻炼方法［J］．中国青年政治学院学报，2014，12（05）：68-70.

［91］张吉军．模糊层次分析法（FAHP）［J］．模糊系统与数学，2000，14（2）：80-88.

［92］张林．女大学生骨质状况调查与相关影响因素分析［J］．中国体育科技，2007，43（2）：15-19.

［93］张维，雍怡敏．诊断学（第3版）［M］．北京：科学出版社，2012.

［94］张英根，赵富生．运用主成分分析方法对山西部分男大学生体质状况的评价［J］．中国校医，1999，13（3）：180-182.

［95］张妤．儿童青少年体质健康综合评价［D］．武汉：华中科技大学，2013.

［96］张玉青．关于体质、理想体质的初步探讨［J］．体育教学，1989（2）：54-55.

［97］赵地，张明明，陈芳芳，等．儿童期高血压对成年期罹患高血压的预测研究［J］．北京医学，2008，30（11）：657-660.

［98］郑殷玙，方爱莲，蔡金明，等．《国家学生体质健康标准》与《学生体质健康标准（试行方案）》的比较研究［J］．体育科学，2009，25（7）：92-96.

［99］中国肥胖问题工作组．中国学龄儿童青少年超重-肥胖筛查体重指数值分类标准［J］．中华流行病学杂志，2004，2（25）：97-102.

［100］中国体育科学学会体质研究会．体质测定［M］．北京：人民体育出版社，1984.

［101］中国学生体质综合评价研究协作组．中国学生体质综合评价方法及标准［M］．北京：人民体育出版社，1989.

［102］中华人民共和国教育部．教育部关于印发《国家学生体质健康标准（2014年修订）》的通知［EB/OL］．http：//www. moe. gov. cn/publicfiles/business/htmlfiles/moe /s3273/201407/xxgk_ 171692. html. 2014-12-02.

［103］中华人民共和国教育部．国家学生体质健康标准说明［EB/OL］．http：//www．csh．edu．cn/wtzx/bz/20141226/2c909e854a84301a014a8440085e000d．html．2014－07－28．

［104］中华人民共和国义务教育法［EB/OL］．http：//www．gov．cn/flfg/2006－06/30/content_ 323302．htm．2014－10－25．

［105］钟燕．儿童青少年的躯体发育特征与营养需求［J］．中国儿童保健杂志，2014，22（11）：1124-1125．

［106］周斌，杨玉．青春期生长机制的研究进展［J］．实用临床医学，2009，10（05）：122-124．

［107］朱家明，苏思美，赵天梅，等．基于聚类分析法的大学生体质健康评价［J］．通化师范学院学报（自然科学），2014，35（3）：20-23．

［108］邹志春．上海市青少年体质指标体系的初步建立与应用研究［D］．上海：上海体育学院，2011．

**外文文献：**

［1］Ahn J H, Lim S W, Song B S, et al. Age at menarche in the Korean female：secular trends and relationship to adulthood body mass index. Ann Pediatr Endocrinol Metab, 2013, 18（2）：60-64.

［2］Celermajer D S. Wait for weight or "waste" the waist：the benefits of early intervention in childhood obesity. J Am Coll Cardiol, 2009, 54（25）：2407-2408.

［3］Chakraborty U. A study on the physical fitness index, heart rate and blood pressure in different phases of lunar month on male human subjects. International Journal of Biometeorolgy, 2013, 57（5）：769-74.

［4］Choi J H, Yoo H W. Control of puberty：genetics, endocrinology, and environment. Curr Opin Endocrinol Diabetes Obes, 2013, 20（1）：62-68.

［5］Cole TJ. The LMS method for constructing valuealized grow standards. Eur J Clin Nutr, 1990, 44（1）：45-60.

［6］Cole TJ, Freeman JV, Preece MA. Body mass index reference curves for the uk, 1990. Arch Dis Child 1995；73：25-29.

［7］Cole TJ, Freeman JV, Preece MA. British 1990 growth reference centiles for weight, height, body mass index and head circumference fitted by maximum penalized likelihood. Stat Med, 1998；17：407-429.

［8］ Fisher M M, Eugster E A. What is in our environment that effects puberty？. Reprod Toxicol, 2014（44）：7-14.

［9］ Flash-Luzzatti S, Weil C, Shalev V, et al. Long-term secular trends in the age at menarche in Israel：a systematic literature review and pooled analysis. Horm Res Paediatr, 2014, 81（4）：266-271.

［10］ Franks, B. D. , Morrow, et al. Youth fitness testing：Validation, planning, and politics. Quest, 1988（40）：187-199.

［11］ Fredriks AM, Buuren SV, Wit SPV, et al. Body index measurements in 1996-1997 compared with 1980. Arch Dis Child, 2000, 82（1）：107-112.

［12］ HUANG YC, MALINA RM. BMI and health-related physical fitnessin Taiwanese youth 9~18 years. Med Sci Sports Exerc, 2007, 39（4）：701-708.

［13］ James R. Morrow, Jr. , Weimo Zhu, et al. 1958-2008：50 Years of Youth Fitness Tests in the United States. Research Quarterly for Exercise and Sport, 2009, 80（1）：1-11.

［14］ Jiang Yi-fang, Cole TJ, Pan Hui-qi, et al. Contruct body mass index centile curves and cut off points for over weight and obesity for Shanghai children. Chinese Journal of Child Health Care. 2004, 12（6）：461-464.

［15］ Keating, X. D., Silverman, S. Teachers' use of fitness tests in school-based physical education programs. Measurement in Physical Education and Exercise Science, 2004（8）：145-165.

［16］ Kraus H, Hirschland RP. Muscular fitness and health. JOHPER. 1953, 24（10）：17-19.

［17］ Kraus, H., Hirschland, R. P. . Minimum muscular fitness tests in school children. The Research Quarterly, 1954（25）：178-188.

［18］ Kraus, H., Hirschland, R. P. . Muscular fitness and health. Journal of Physical Education and Recreation, 1953, 24（10）：17-19.

［19］ Kumar, D. N., Reddy, M. J. AntColony OPtimi Zation fo rmulti osereservoiro Peration. Water Resources Managemen, 2006, 20（6）：879-598.

［20］ Meeker J D. Exposure to environmental endocrine disruptors and child development. Arch Pediatr Adolesc Med, 2012, 166（6）：E1-E7.

［21］ Morrow, James R, Jr., Fulton, Janet E., Brener, Nancy D., et al. Prevalence and Correlates of Physical Fitness Testing in U. S. Schools-2000. Research Quarterly for Exercise and Sport, 2008, 79（2）: 142.

［22］Paajanen T A, Oksala N K, Kuukasjarvi P, et al. Short stature is associated with coronary heart disease: a systematic review of the literature and a meta-analysis. Eur Heart J, 2010, 31（14）: 1802-1809.

［23］Park RJ. Measurement of physical fitness: A historical perspective. ODPHP Monograph Series. Washington, DC: U. S. Dept. of Health and Human Services, Public Health Service. 1988.

［24］Pathak P K, Tripathi N, Subramanian S V. Secular trends in menarcheal age in India - evidence from the Indian human development survey. PLoS One, 2014, 9（11）: e111027.

［25］Talma H, Schonbeck Y, van Dommelen P, et al. Trends in menarcheal age between 1955 and 2009 in the Netherlands. PLoS One, 2013, 8（4）: e60056.

［26］The World Health Organization Western Pacific Region, The International Association for the Study of Obesity, and The International Obesity Task Force. The Asia-Pacific perspective: redefining obesity and its treatment. Health Communications Australia Pty Linited, 2000.

［27］Torpy, Janet M. Fitness［J］. JAMA, 2005, 294（23）: 3048.